D1753849

Günter Ehnert

Rock in Deutschland

Lexikon deutscher
Rockgruppen und Interpreten

Taurus Press

Originalausgabe
(aktualisierte und erweiterte Auflage)

© TAURUS PRESS
Verlag populärer Musik-Literatur GmbH
Hebbelstr. 8, 2000 Hamburg 76
März 1979
Umschlagentwurf Ulfert Dirichs, Hamburg
Printed In Germany
ISBN 3-9800079-6-0

Inhalt

Zu diesem Buch	7
Rock in Deutschland	9
Amon Düül I	13
Amon Düül II	13
Ash Ra	20
Atlantis	23
Bastard	25
Baumann, Peter	26
Beatles Revival Band	27
Between	29
Big Balls & The Great White Idiot	31
Birth Control	32
Blonker	36
Bohn, Carsten	37
Bröselmaschine	38
Bullfrog	41
Bundt, Michael	42
Can	43
Caro	49
Checkpoint Charly	50
City	52
Cluster	52
Condor	55
Deuter	57
Dirty Dogs	59
Duesenberg	60
Dzyan	61
Eloy	62
Embryo	64
Emsland Hillbillies	70
Epitaph	71
Epsilon	72
Fleming, Joy	74
Floh de Cologne	76
Franz K.	80
Frumpy	82
Gate	84
Gila	85
Grobschnitt	87
Grunsky, Jack	90
Guru Guru Sunband	91
Hagen, Nina	96
Hamel, Peter Michael	98
Harlis	100
Harmonia	101
Harrison, Geff	102
Head, Heart & Hands	103
Held, Zeus B.	105
Herbolzheimer, Peter	106
Highway	110
Hölderlin	111
Hoenig, Michael	114
Ihre Kinder	115
Jakobi, Peter	118
Jane	119
Karthago	123
Kin Ping Meh	125
Kraan	127
Kraftwerk	131
Kriegel, Volker	135
Kühn, Joachim	139
La Düsseldorf	142
Lady	143
Lake	144
Landon, Neil	147
Lilac Angels	148
Lindenberg, Udo	150
Lokomotive Kreuzberg	158
Lords	160
Lucifer's Friend	162
Maffay, Peter	165
Mass	167
Meid, Lothar	168
Meinecke, Ulla	169
Meistersinger & Ihre Kinder	171
Message	172
Michels, Wolfgang	174
Michl, Willy	175
Missus Beastly	176
Müller-Westernhagen, Marius	179
Munich	180
Munju	182
Mythos	183
Neu	184

Nine Days Wonder	185	Schoener, Eberhard	236
Novalis	187	Schulze, Klaus	241
Octopus	190	Scorpions	244
Ougenweide	191	Second Movement	248
Pancake	194	Shaa Khan	249
Pappert, Alto	195	Snowball	250
Parzival	197	Sparifankal	252
Passport	198	Steffens, Dirk	254
Pell Mell	203	Straight Shooter	255
Popol Vuh	205	Strassenjungs	257
Puhdys	207	Streetmark	258
Ramblers	211	Subway	259
Ramses	212	Tangerine Dream	260
Randy Pie	213	Tiger B. Smith	267
Rattles	216	To Be	268
Reichel, Achim	219	Ton Steine Scherben	268
Release Music Orchestra	223	Torfrock	271
Riechmann, Wolfgang	225	Tritonus	272
Rother, Michael	226	Triumvirat	274
Rudolf Rock & Die Schocker	227	Truck Stop	278
Rumpf, Inga	229	Volks-Musik	280
Sahara	232	Wallenstein	282
Satin Whale	234	Weinhold, Jutta	285
Schicke, Führs, Fröhling	235	Wolfsmond	287
		Wynn, Michael	288

Zu diesem Buch

«Rock in Deutschland» erschien erstmals im März 1975. Das erste Lexikon deutscher Rockinterpreten wurde von Presse und Rundfunk zustimmend aber auch kritisch kommentiert. Sprach der NDR vom «Gewinn für das Bücherbord» und der Besprechungsdienst Buch und Bibliothek von einem «Lexikon, das für jede Bibliothek unentbehrlich ist», so vermißte der Fränkische Sonntag die Gruppen Spinach und Die Anderen; die Oberhessische Presse hätte gern etwas über Limbus und Xhol gelesen.

Nun, die Auswahl der Gruppen und Interpreten wird immer der wunde Punkt eines Lexikons sein. Es ist eben unmöglich, alle in Frage kommenden Gruppen zu berücksichtigen. Zum ‹Filter› gehören deshalb die Stichworte musikalisches Niveau, bundesweite Präsenz und Produktion mindestens einer Langspielplatte.

Die Erstausgabe enthielt 99 Namen. Davon wurden 31 wieder gestrichen. Durchweg handelt es sich dabei um Gruppen, die sich inzwischen wieder aufgelöst haben und so wenig Spuren hinterließen, daß auch ihre Schallplatten vom Markt verschwunden sind. Die quantitative Entwicklung der deutschen Rockkultur dokumentiert sich in den 68 Neuaufnahmen für dieses Buch, das über 131 Rockgruppen bzw. Solisten Auskunft gibt.

Weitere kritische Anmerkungen zur Erstausgabe bezogen sich auf die Beurteilung der Gruppen und deren Arbeiten (Schallplatten). So wünschte die Zeitschrift Sounds «der Autor würde Farbe bekennen». Das größte Problem eines Autors besteht sicherlich darin, den Interpreten ‹gerecht› zu werden, d. h. ihre Musik nicht durch eine wie auch immer gefärbte Brille zu sehen. Für die Beurteilung von Texten, Melodien, Arrangements, Verpackungen und Live-Präsentationen fanden daher exemplarische Zeitungskritiken, Eigenzitate und – zunehmend – Kommentare des Autors Verwendung, in denen er «Farbe bekennt».

Die Diskografie enthält neben den Langspielplatten der Gruppen auch die Solo-Projekte einzelner Mitglieder. Um den Leser nicht mit Daten zu verwirren, wurde bei allen Platten, die aus den Katalogen der Plattenfirmen gestrichen sind, auf die Bestellnummer verzichtet. Das angegebene Datum bezieht sich auf den Zeitpunkt der Veröffentlichung durch die Plattenfirma (während bisweilen im Text vom Aufnahme-Datum die Rede ist). Die Besetzungsangaben geben nicht nur darüber Auskunft, welche Instrumente die Musiker spielen, sondern auch, wer in welcher Funktion als Gastmusiker mitgewirkt hat. Dadurch erhellen sich interessante Querverbindungen der deutschen Rockszene.

Das Manuskript wurde im Dezember 1978 abgeschlossen.

Günter Ehnert

Rock in Deutschland

(Bemerkungen zur ersten Auflage, März 1975)

Mindestens eine Handvoll deutscher Bands hat inzwischen Platten-Produktionen veröffentlicht, die gutes internationales Niveau haben, zahlreiche Formationen zwischen Flensburg und Konstanz sind keinen Deut schlechter als das Gros ihrer angelsächsischen Konkurrenz.

Gegen diesen positiven Wert-Maßstab deutscher Rockmusik spricht freilich ihre geringe internationale Anerkennung. Doch dafür gibt es Gründe: Deutsche Musiker sind nicht – wie in England und Amerika – mit Rockmusik (bzw. ihren Quellen Blues, Rhythm & Blues, Country & Western etc.) aufgewachsen, sondern wurden frühestens in den 50er Jahren mit Rock'n'Roll-Rhythmen konfrontiert. Daraus ergab sich, daß deutsche Rock- (früher Beat-) Musiker zunächst lediglich ihre englisch/amerikanischen Vorbilder imitierten. Aber nicht nur die Akteure, sondern auch Produzenten, Studio-Techniker und Vertriebs-Fachleute hinkten bei der Präsentation, Aufbereitung und Verpackung von Rock-Rhythmen hinterdrein. Verständlich also, daß Konsumenten und Kommunikations-Fachleute (Journalisten, Redakteure beim Funk und Fernsehen) fast immer das Original dem Zweitaufguß vorzogen.

Heute stimmt dieses Bild nicht mehr. Die deutsche Rockmusik ist flügge geworden, der Nachahmung folgte die Weiterentwicklung, die Entdeckung eigener Traditionen (Klassik, Folklore) und der kreative Vorstoß in musikalisches Neuland. Einige Musiker (z. B. Klaus Voorman, Michael Schenker) gehören bereits zur internationalen Spitze, zahlreiche Bands (vor allem die elektronisch orientierten) sind auf dem besten Wege dazu. Zudem arbeiten auch deutsche Produzenten, Studios und Platten-Hersteller auf Welt-Niveau. Die Folge: Rock-Produkte aus deutschen Landen sind konkurrenzfähig. Nur haben es bislang die wenigsten zur Kenntnis genommen, weder die Meinungsmacher (Presse, Funk, Fernsehen) noch die Konsumenten. Immer noch zählen Platten-Produkte deutscher Formationen hierzulande zu den Ladenhütern (während z. B. Tangerine Dream und Lucifer's Friend im Ausland 100 000er Umsätze machen), werden deutsche Rock-Produkte nur in Ausnahmefällen in den Medien vorgestellt. Trotzdem: So ganz schuldlos sind die deutschen Musiker an der Profillosigkeit deutscher Rockmusik nicht. Zu amateurhaft ist vielfach ihr Management, zu lässig ihr Umgang mit den Finanzen, zu ignorant ihre Haltung gegenüber Publikum und Medien. Michael Winzkowski, Epsilon-Gitarrist: «Deutsche Musiker versuchen, ganz introvertiert und intellektuell Musik zu machen und nur mit ihrem Können zu überzeugen – und das läuft nicht.» Jürgen Fritz, Triumvirat-Organist: «Ich versteh' heute haargenau, warum es in Deutschland niemand schafft – weil da die Organisation fürchterlich schlecht ist.»

Das heute immer noch englische und amerikanische Rockmusik den Ton angibt, liegt vielleicht an der schlechten Organisation der deutschen Musiker, vielleicht an der Rückständigkeit der Medien-Macher, vielleicht an der Schwerfälligkeit des deutschen Publikums, wahrscheinlich aber an allem zusammen. Denn «warum», so der Nektar-Bassist Derek Moore, «sollen die in England und Amerika nicht mal nach Deutschland gucken?»

(Bemerkungen zur zweiten Auflage, März 1979)

Was hat sich in vier Jahren getan? Inzwischen haben die in England und Amerika schon mehrfach nach Deutschland geguckt. Einige deutsche Bands brachten ihre Platten sogar in den englischen und amerikanischen Charts unter. Und auch in Frankreich und Italien weiß man, daß die Weltspitze der elektronischen Rockmusik weitgehend von deutschen Musikern gebildet wird.

Andere haben den Traum vom Milch- und Honig-Land aufgegeben und sich auf das Gebiet konzentriert, in dem man – als deutsche Band – immer noch am schnellsten Karriere machen kann: Deutschland. Dabei zeigte sich, daß man mit Heavy-Rock, Jazz-Rock, Folk-Rock und elektronischem Rock hierzulande zu Umsätzen kommen kann, von denen renommierte ausländische Bands nur träumen.

Woran liegt es nun, wenn viele deutsche Rockgruppen heute 10 000 Exemplare und mehr von einer Langspielplatte verkaufen und einige sogar die 100 000er Zahl erreichen? Es liegt natürlich an der Musik. Sie ist besser geworden; das Angebot ist breiter. Es liegt an den Musikern. Sie agieren nicht mehr mit dem Habitus eines Musikdozenten sondern spielen mit Spaß fürs Publikum. Es liegt am Publikum. Das ist jünger geworden und damit (weil weniger durch die frühere anglo-amerikanische Vorherrschaft beeinflußt) objektiver, aufgeschlossener. Es liegt auch an den Medien. Im Funk und vorallem im Fernsehen sind Ansätze zu erkennen, deutsche Gruppen den ausländischen Formationen gleichzustellen. So standen in fast allen Musiksendungen, von Rockpop über Disco, Pop, Szene bis zur Plattenküche deutsche Bands vor den Kameras. Und wenn beim Rockpalast-Festival zur Jahreswende 78/79 mit Grobschnitt «überraschend» eine deutsche Gruppe auf Platz 1 nach Auszählung der Zuschauerwünsche landete, sollte dies ein Anstoß sein, in deutschen Redaktionsstuben noch einmal mehr über die Programmzusammensetzung nachzudenken.

Der Pferdefuß des deutschen Rock-Alltags liegt eindeutig beim Management. «Es gibt bei uns nur Zufalls- oder Hobby-Manager», so der Musiker Peter Herbolzheimer, «die weder den Elan amerikanischer oder englischer Manager haben, noch deren Wissen und Können». In der Tat: Nur eine Handvoll der hiesigen «Manager» bekommt die finanztechnischen Probleme in den Griff, kann mit Schallplattenfirmen gute Verträge aushandeln und kennt die Gepflogenheiten der Öffentlichkeitsarbeit. Die meisten sind weder interessiert noch fähig, einen Musiker oder eine Band langfristig aufzubauen.

Wenn es trotzdem Gruppen zu internationalem Ansehen und erheblichen Verkaufszahlen gebracht haben, dann spricht das für die deutschen Rockmusiker. Ihnen ist dieses Buch gewidmet.

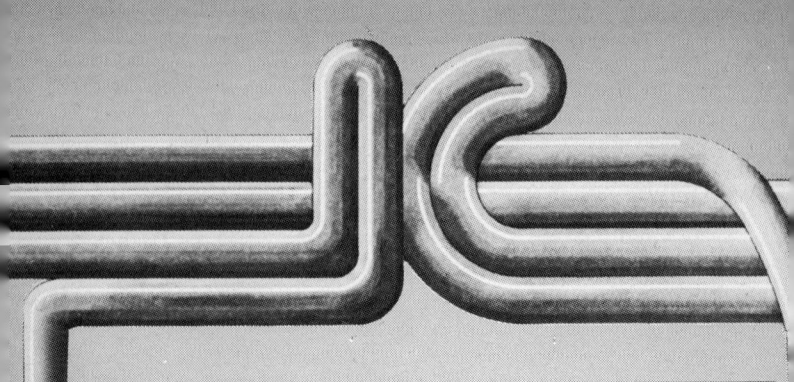

INNOVATIVE COMMUNICATION

IC heißt ein neues Label, gegründet von KLAUS SCHULZE.
"Innovative Communication" heißt das Schlagwort, das hinter "IC" steht.
"IC" wird aber auch "I See" (ich verstehe) ausgesprochen.
Innovativ, das meint eine musikalische Erneuerung.

KLAUS SCHULZE zur Aufgabe des Labels: "Die Einbeziehung neuer Klänge und Formen gehört ebenso dazu, wie die Förderung elektronisch produzierter Musik."

Die vielen guten Musiker überall auf dieser Welt, mit denen KLAUS SCHULZE in freundschaftlichem Kontakt steht, erlauben es dem IC Label, auch international interessante Künstler für sich zu gewinnen.

"Wir sind voller Ideen, wir haben daraus ein Konzept gemacht und verwirklichen es jetzt. In der WEA Musik haben wir endlich den richtigen Partner für unsere Ideen gefunden."

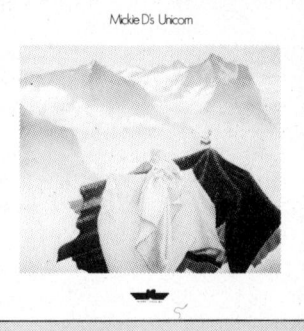

Mickie D's Unicorn IC 58 064

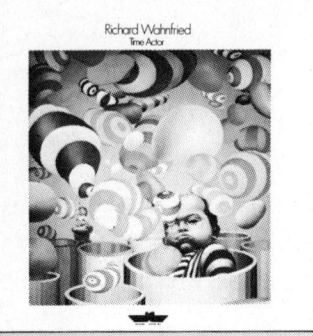

Richard Wahnfried „Time Actor" IC 58 065

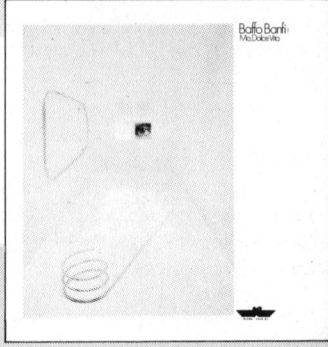

Baffo Banfi „Ma, Dolce Vita" IC 58 066

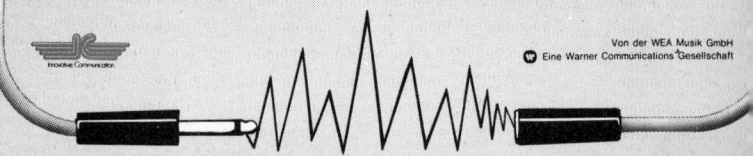

Von der WEA Musik GmbH
Eine Warner Communications Gesellschaft

Amon Düül I (aufgelöst)

Zu der Münchener Musik-Kommune, die sich 1967 zusammenfand, gehörten u. a. die ehemaligen Jazzer Chris Karrer, Ulli und Peter Leopold und Rainer Bauer. Für ihre als Multi-Media-Show konzipierten Auftritte wählten sie den Namen «Amon Düül», eine Wortschöpfung aus einem ägyptischen Götternamen und einem türkischen Begriff. Aus ihren Lebens- und Drogen-Erfahrungen entwickelten sie einen Musizier-Stil, der sie zur Underground-Gruppe abstempelte. Zwar machte sie «der Bruch mit allen musikalischen Gesetzen und die Unbefangenheit den Instrumenten gegenüber» (Ingeborg Schober) bekannt, aber nicht reich. Als sie 1968 anläßlich der Essener Song-Tage in der Gruga-Halle aufspielten, empfanden sie viele als «musikalische Enttäuschung» (Werner Burkhardt). Die Grundidee – «wir sind elf Erwachsene und zwei Kinder und haben uns entschlossen, alles gemeinsam zu machen, auch Musik» – ging dann zu Bruch, als Rainer Bauer und die Brüder Leopold sich vertärkt politisch betätigten. Während Amon Düül I im Studio die erste LP produzierte (dazu gehörten die Berliner «Kommune I» und das Top-Modell Uschi Obermeier), formierte sich um Chris Karrer → Amon Düül II. Der Schlagzeuger Peter Leopold wechselte nach der «Amon Düül»-LP zur Gruppe Amon Düül II über. Die Gruppe löste sich 1971 nach musikalischen und persönlichen Differenzen auf.

AMON DÜÜL (1969 – nicht lieferbar)
Rainer Bauer (Gitarre, Gesang), Ullrich Leopold (Bass), Peter Leopold (Schlagzeug), Helga Filanda (Gesang, Konga, Amboß), Wolfgang Krischke (Piano, Trommel), «Elenora Romana» Ella Bauer (Gesang, Percussion), Angelika Filanda (Gesang, Trommel), Uschi Obermaier (Percussion)

PARA DIESWÄRTS DÜÜL (1969 – nicht lieferbar)
Rainer Bauer (Gitarre, Gesang), Ullrich Leopold (Bass, Gesang), Klaus Esser (Gitarre), Helga Filanda (Schlagzeug, Gesang), «Elenora Romana» Ella Bauer (Gesang)

Amon Düül II

Klaus Ebert, Gitarre, Gesang (19. 2. 1955, Gummersbach)
Chris Karrer, Gitarre, Geige, Gesang (20. 1. 1947, Kempen)
Stefan Zauner, Keyboards, Gesang (30. 6. 1952, Göttingen)
Peter Stimmel, Bass
Peter Leopold, Schlagzeug, Percussion (15. 8. 1945, Bückeburg)

Amon Düül, eine Münchner Kommune mit elf Erwachsenen und zwei Kindern, meldete sich zwar geschlossen zu den Essener Songtagen im Herbst 1968 an, zerfiel aber kurz vor dem Festival in → Amon Düül I und Amon Düül II. Während Amon Düül I sich stark politisch engagierte und mit der Berliner «Kommune I» operierte, formierte Christoph «Chris» Karrer den Kunst- und Kommunikationskreis Amon Düül II. Dazu gehörten Johannes «John» Weinzierl (Gitarre), Falk Ulrich Rogner (zunächst Bass, später Orgel), Renate Knaup (Gesang), Shrat (Geige, Gesang), Dieter Serfas (Schlagzeug) und – nachdem er zunächst bei Amon Düül I weiterspielte – im November 1968 auch Peter Leopold (Schlagzeug).

Chris Karrer wuchs, wie auch Peter Leopold, im Internat Markt Oberdorf (Allgäu) auf, begann ein Fachlehrerstudium für Zeichnen und engagierte sich zunehmend für den Free Jazz. Auch John Weinzierl, schon mit sechs Jahren an die Gitarre gewöhnt, war Internatsschüler (Hohenschwangau), ebenso Falk Rogner, der zusammen mit Chris Karrer die Malschule Waki Zöllners besuchte. Renate «Krötenschwanz» Knaup war nach einer kaufmännischen Lehre in Sonthofen als Au-pair-Mädchen in England.

Die musikalische Ausrichtung der Gruppe war durch ihre gesellschaftliche Position und die musikalischen Fähigkeiten ihrer Mitglieder (einige lernten erst den Umgang mit Instrumenten) vorgezeichnet.

Nachdem die als «Underground-Gruppe» Eingestuften «allmontaglich ihre treuen Fans zu den chaotischen und unvergeßlichen Auftritten ins Münchner PN lockten» (Schober), entdeckte die SÜDDEUTSCHE ZEITUNG «eine Pop-Band, die den Vergleich mit Pink Floyd oder Andy Warhols Velvet Underground nicht nur nicht zu scheuen braucht, sondern die sogar ganz sicher besser, einfallsreicher und progressiver ist als diese Stars aus England und Amerika». Zu den Aufnahmen für das Debüt-Album «Phallus Dei», einem improvisatorischen Werk, das inzwischen ein Psychodelic-Klassiker ist, verstärkte sich die Band durch den Bassisten Dave Anderson, einen früheren Roadie bei Kippington Lodge. Rüdiger Nüchtern lichtete ein Konzert der Gruppe ab und stellte davon den Musikfilm «Amon Düül Plays Phallus Dei» zusammen. Für den Spielfilm «San Domingo» schrieben sie die Filmmusik und erhielten dafür den Bundesfilmpreis. Im Herbst 1969 traten Amon Düül bei den Essener Songtagen auf.

Ohne Dieter Serfas ging die Band Anfang 1970 in die Studios, um «Yeti» aufzunehmen. Die Amon-Düül-Klänge wurden auch im Ausland mit Erstaunen registriert. Das französische Magazin ROCK & FOLK: «Für uns ist es die Entdeckung einer neuen Dimension der Popmusik: eines fanatischen Surrealismus, eines neuen Schauspiels.»

1970 trat Amon Düül als erste deutsche Band im Bremer «Beatclub» auf, trennte sich von Shrat und von Dave Anderson (der in England bei Hawkwind einstieg). Kurzfristig – drei Monate lang – spielte Keith Forsey als zweiter Schlagzeuger in der Münchner Gruppe. Im Pop-Poll 1970 des MUSIK EXPRESS wurde Amon Düül zur beliebtesten Underground-Gruppe und zur zweitbesten Blues-Gruppe (!), «Yeti» als Album des Jahres gewählt. Zu den Aufnahmen des dritten

Albums «Tanz der Lemminge» fanden sich der Bassist → Lothar Meid und der Orgel- und Elektronik-Spezialist Karl-Heinz Hausmann neu ein. Meid jazzte vordem im Ensemble Gunter Hampels und verdingte sich dann im Münchner «Tambarin» als Popmusiker. Das Doppelalbum «Tanz der Lemminge», wurde vom NEW MUSICAL EXPRESS als «das beste der Glanzlichter des Deutschen Rocks» gewürdigt. Auch die Gruppe selbst beurteilte die Lage günstig, angelsächsische Rock-Hochburgen einzurennen: «Sie werden sich umgucken da drüben. Die englische Pop-Musik erschöpft sich bald in sterilen Wiederholungen. Sie haben Angst vor uns, weil wir noch frisch und unverbraucht unsere eigenen Sachen spielen.»

Schlagzeilen machte die Band 1971, als sie – während einer Deutschland-Tournee – im Kölner «Keks»-Club auftrat und dort bei einem Brand (dem 4 Jugendliche zum Opfer fielen) die gesamte Ausrüstung verlor. Beim «Euro-Music-Festival» im Aachener Reiterstation traten sie als einzige deutsche Gruppe auf.

Auf «Carnival in Babylon», das Ende 1971 aufgenommen wurde, wirkte Falk Rogner, der sich im Sommer 1971 von der Gruppe absetzte, nur noch als Gastmusiker mit; dagegen wurde der Schlagzeuger Danny Fichelscher als neues Amon-Düül-Mitglied integriert. «Carnival in Babylon», obwohl «weniger mysteriös, weniger science-fiction-haft, dafür einfacher, vokalhafter und nicht so agresiv teutonisch wie ihre früheren Werke» (MELODY MAKER), fand in der heimischen Presse weit weniger Anklang, denn mit «ihren schwer nachzuvollziehenden thematischen Sprüngen innerhalb eines Stückes entfernen sie sich musikalisch immer mehr von ihrem Publikum» (MUSIK EXPRESS). Im 71er Pop-Poll (vor der Babylon-Veröffentlichung) belegten sie beim MUSIK-EXPRESS Platz 1 der beliebtesten Underground-Gruppen, POPFOTO zeichnete Amon Düül als beste Live-Gruppe aus.

Chris Karrer, John Weinzierl, Renate Knaup, Danny Fichelscher und die Neuzugänge Reinhold Spiegelfeld (Bass) und Rainer Schnelle (Orgel) starteten im Juni 1972 zur ersten England-Tournee der Gruppe. (Hausmann und Leopold trennten sich zum Jahresende 1971 von der Band; Peter Leopold begann ein Medizin-Studium.) Nach der 10-Tage-Tour, die sie u. a. in den Marquee-Club führte, rühmten zwar englische Journalisten die «individuelle und kreative Musik der neben → Can bedeutendsten deutschen Rockband» (DISC), zweifelten aber an einer größeren Gefolgschaft, denn «dafür sind sie zu intellektuell». Mit dem wieder eingetroffenen Falk Rogner nahm Amon Düül im Juli 1972 «Wolf City» auf, «ein gutes Beispiel für ihren Fortschritt, der ihnen vor allem durch stark verbesserte Texte gelang» (MELODY MAKER). Ihr Underground-Image versuchten sie mit (ausgewogenen, melodiösen Kompositionen» (Schober) und «Klängen, die im Bereich der Kunstmusik innerhalb des Rock angesiedelt sind» (Pressetext), loszuwerden.

Zur zweiten England-Tournee im Dezember 1972 fand sich neben Chris Karrer, John Weinzierl, Renate Knaup, Danny Fichelscher und Falk Rogner auch Peter Leopold wieder ein. Ihr Konzert am 16. 12. im Londoner «Greyhound» wurde mitgeschnitten und – nahezu zwei Jahre später – unter «Live in London» als Platte veröffentlicht. Im Pop-Poll '72 des MELODY MAKER wurde Amon Düül auf Platz 7 der «größten internationalen Hoffnungen» gelistet.

Lothar Meid folgte nach der England-Tournee Keith Forsey zu 18 Karat Gold und wurde mit Robby Heibl ersetzt. Ohne Danny Fichelscher (der danach mit → Popol Vuh arbeitete), spielte Amon Düül das Album «Vive La Trance» ein. Das siebente LP-Werk stieß auf Ablehnung, denn «die kälteste Band, die je zu hören war, hat nichts Originelles und Eigenständigen zu bieten» (MELODY MAKER).

Mit neuem Konzept – « Wir spielen jetzt für unser Publikum und nicht mehr für uns selbst» (Knaup) – und neuer Besetzung (mit Fichelscher und ohne Heibl, der zu Sameti ging) ging Amon Düül im Mai/Juni 1973 auf die dritte England-Tournee. Zwischendurch flogen sie für einen Auftritt zum German Rock Super Concert in der Frankfurter Festhalle (19. Mai). Nach einer Deutschland-Rundreise (zusammen mit Can), zu der auch ein Auftritt beim Krefelder Deutsch-Rock-Festival gehörte, kam es schließlich «zur Katastrophe, war der Traum aus, ging jeder seinen Weg» (Schober).

Für eine Frankreich-Tournee im Winter 73/74 engagierten Chris Karrer, John Weinzierl und Peter Leopold kurzfristig Conny Veit (Gitarre), Nick Woodland (Gitarre), Andy Vix (Bass) und → Jutta Weinhold (Gesang). Danach wurde es still um das Aushängeschild deutscher Rockmusik. Knapp ein Jahr später entschlossen sie sich – unter neuem Label – zum Comeback und produzierten «Hi Jack», das hierzulande lobend – «eine der besten Düül-Produktionen, die es je gab» (POP) –, im Ausland kritisch rezensiert wurde: «Nur drei Songs sind ungewöhnlich, der Rest eignet sich am besten als Background für eine Berliner Wimpy-Bar» (NEW MUSICAL EXPRESS); «ein Album, das die Identitätskrise der Band deutlich macht, textlich mit starker Anlehnung an Ian Hunter und David Bowie, musikalisch mit den gleichen Effekten und Techniken wie auf ‹Yeti›, läßt es den leitenden Faden vermissen und auf Konfusion schließen» (MELODY MAKER). ZIGZAG zählte Amon Düül im Poll '74 zu den fünf besten außerenglischen Bands. Ihren ersten Live-Auftritt in neuer Besetzung mit Renate Knaup (Gesang), Chris Karrer (Gitarre), John Weinzierl (Gitarre), Lothar Meid (Bass), Falk U. Rogner (Synthesizer) und Peter Leopold (Schlagzeug), gab die Gruppe am 18. Januar 1975 in der ARD-Sendung «Phonzeit». Gleichzeitig veröffentlichte ihre alte Plattenfirma die LP «Lemmingmania», die vor allem die Single-Produktionen vergangener Jahre enthält.

Lothar Meid verließ Amon Düül Im Frühjahr 1975 und widmete sich hauptsächlich seinen Solo-Projekten. Mit den neuen Mitgliedern

Robby Heibl (Bass) und Nando Tischer (Gitarre) nahm die Gruppe im Sommer 1975 das Konzeptalbum «Made in Germany» auf. Die «Schmalspur-Oper», so die Ankündigung der Plattenfirma, ist eine Amon Düül-spezifische Aufarbeitung der deutschen Geschichte, eine Klangcollage, in der sowohl klassische Fragmente als auch Rock-Rhythmen verarbeitet wurden. Auf vier Plattenseiten wird die obskure Geschichte eines Mr. Kraut erzählt, der in Ägypten verhaftet und auf den Mond geschossen wird. Dort trifft er berühmte Deutsche, wie Baron v. Richthofen, Otto Lilienthal, Wilhelm II., Ludwig II., Walther von der Vogelweide, und Eva Braun. Diese Berühmtheiten gründen in der Galaxis eine Rockband (mit dem Schlagzeuger Adolf Hitler) und kehren auf die Erde zurück. «Ein wenig erinnert die Musik von Amon Düül und ihr ambivalentes Verhältnis zum ‹Nationalen Charakter› an die Beteiligung von Negern in Minstrel-Shows des 19. Jahrhunderts», bemerkte HIFI-STEREOPHONIE, «sie haben die Rolle angenommen, die man ihnen, nicht in bester Absicht, zugedacht hat. Jedenfalls sind die dumpfen Klänge der deutschen Altrocker längst von zahlreichen neueren Bands überholt worden.»

Aufgrund eines Einspruchs der amerikanischen Plattenfirma wurde das Werk zerstückelt, «die brisantesten Stellen beseitigt» (Karrer), und mit neuer Hülle als Einzelplatte noch einmal veröffentlicht.

Im Oktober 1975 verstärkte sich Amon Düül durch den Keyboard-Spieler Stefan Zauner, der ein Jahr später mit dem Titel «Narziss» sein erstes poetisches Rock-Werk vorlegte. Auch auf seinem zweiten Solo-Album «Prism & Views», das er im August 1977 aufnahm, kann Zauner seine Vorliebe für Genesis- und Yes-Strukturen nicht verlegnen. Zauner begann seine musikalische Laufbahn 1965 als Schlagzeuger der Gruppe Changers. Ein Jahr später spielte er Bass bei Melodic Sound. Ab 1972 studierte er mehr als zwei Jahre Bildende Künste in Basel und arbeitete anschließend als Maler.

Robby Heibl, Nando Tischer und Renate Knaup beteiligten sich nicht mehr an der 76er Plattenaufnahme für «Pyragony X». Als neuer Gitarrist wurde der Deutschamerikaner Klaus Ebert verpflichtet. Ebert war 1973/74 Mitglied der kurzlebigen Gruppe 18 Karat Gold. Auch mit dem Album «Pyragony X» konnte Amon Düül nicht an die Erfolge früherer Jahre anschließen. Bei internen Querelen und finanziellen Schwierigkeiten (Karrer: «Wir arbeiten im Minus») und einer weitgehenden Bühnen-Abstinenz manövrierte sich die Gruppe ins Rock-Abseits. Nach zwei Auftritten im Münchner «Downtown» (Dez.1976) gastierte Amon Düül lediglich im Pariser «Theatre de Palast» (17. 1. 77), in Schweden, Spanien (Barcelona) und Portugal (Porto und Lissabon vor 9 000 Zuhörern).

Das Album «Almost Alive», kaum vergleichbar mit früheren Arbeiten, weil betont rockig und kommerziell, machte erneut die Richtungslosigkeit einer Band deutlich, deren «beste Alben «Yeti» und «Tanz der Lemminge» waren. Seitdem ist ihre Musik zwar kultivierter

Ingeborg Schober
TANZ DER LEMMINGE

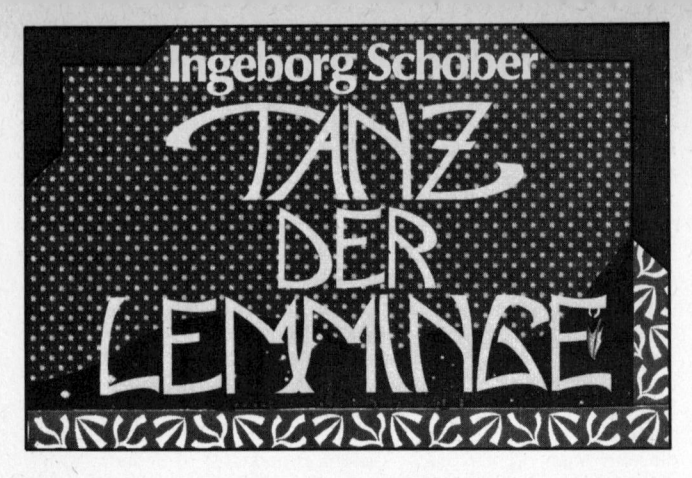

«Tanz der Lemminge» ist ein Stück deutsche Rockmusik-Geschichte der ersten Stunde. Im Sommer '67 wurde in San Francisco und London ein Lebensgefühl geboren, eine Art Musik zu machen, sich zu kleiden und zu lieben, zu rebellieren, das um die Welt ging.

Amon Düül ist über Jahre eine der wichtigsten, eine der stilprägenden deutschen Rockgruppen gewesen. In diesem Buch zeichnet Ingeborg Schober ihren Weg nach, die ersten Gigs und Lightshows, Plattenverträge, Auslandsreisen, der Anfang der Deutschrock-Labels und US-Erfolge der Krauts.

«Tanz der Lemminge» ist mehr als die Biografie einer guten Gruppe. Studentenunruhen und Flower Power, Landkommunen und LSD, Pink Floyd und Castaneda – dies ist die Geschichte der Jahre zwischen Gammeln und Aufbegehren und der Geburt deutscher Rockmusik.
Mit vielen Fotos und Grafiken, Interviews, Discografie und Songtexten.

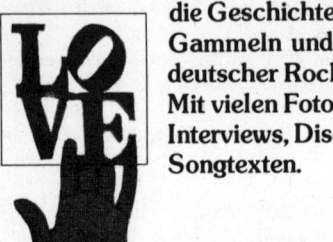

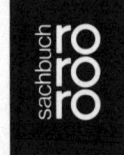

rororo sachbuch
7260 / DM 7,80

geworden, hat aber, und das ist entscheidender, viel von ihrer mystischen Kraft verloren» (THE ENCYCLOPEDIA OF ROCK).

Im Herbst 1977 verließ mit John Weinzierl ein weiteres Gründungsmitglied die Band. Zu einer November-Tournee 1978 trat Amon Düül mit dem neuen Bassisten Peter Stimmel und dem Sänger Tommi Piper an. Besonders der Einsatz Pipers, der mit Masken und Moden, Komik und Clownerie einen überzeugenden Einstand gab, bedeutete eine erhebliche Bereicherung für die Traditionsband des deutschen Rocks.

PHALLUS DEI (April 1969 – Sunset SLS 50 257)
Chris Karrer (Gitarre, Geige, Saxofon, Gesang), John Weinzierl (Gitarre), Falk Rogner (Bass), Renate Knaup (Gesang), Shrat (Geige, Gesang), Dieter Serfas (Schlagzeug), Peter Leopold (Schlagzeug) + Dave Anderson (Bass)

YETI (März 1970 – Liberty 83 35960)
Doppelalbum. Peter Leopold (Schlagzeug), Shrat (Bongos, Gesang), Renate Knaup (Gesang, Tambourin), John Weinzierl (Gitarre, 12-Seiten-Gitarre, Gesang), Chris Karrer (Violine, Gitarre, 12-Seiten-Gitarre, Gesang), Falk Rogner (Orgel), Dave Anderson (Bass) + Rainer Bauer (Gitarre, Gesang), Ulrich Leopold (Bass), Thomas Keyserling (Flöte)

TANZ DER LEMMINGE (Febr. 1971 – Liberty LBS 83 473/74)
Doppelalbum. Chris Karrer (Gitarre, Gesang, Violine), John Weinzierl (Gitarre, Gesang, Piano), Lothar Meid (Bass, Gesang), Falk Rogner (Orgel, Elektronik), Peter Leopold (Schlagzeug, Piano, Percussion), Karl-Heinz Hausmann (Elektronik) + Jimmy Jackson (Orgel, Piano), Al Gromer (Sitar), Renate Knaup (Gesang), Rolf Zacher (Gesang)

CARNIVAL IN BABYLON (Jan. 1972 – nicht lieferbar)

WOLF CITY (Sept. 1972 – nicht lieferbar)

VIVE LA TRANCE (Sept. 1973 – nicht lieferbar)

LIVE IN LONDON (Aug. 1974 – nicht lieferbar)

HI JACK (Okt. 1974 – Nova 6.22 056)
Renate Knaup (Gesang), Chris Karrer (Gitarren, Violine, Gesang, Tenorsaxofon), John Weinzierl (Gitarren), Peter Leopold (Schlagzeug, Percussion, Akustik-Gitarre), Lothar Meid (Bass, Gitarre, Gesang), Falk Rogner (Synthesizer) + Chris Balder (Strings), Ludwig Opp (Waldhorn), Lee Harper (Trompete), Bob Chatwin (Trompete), Bobby Jones (Saxofon), Rudy Nagora (Saxofon), Thor Baldursson (Keyboards), Olaf Kübler (Flöte, Sopransaxofon), Hermann Jalowitzki (Marschtrommel), Wild Willy (Akkordeon, Percussion, Gesang)

LEMMINGMANIA (Febr. 1975 – United Artists UAS 29 723)
Chris Karrer (Gitarre, Violine, Gesang), Lothar Meid (Bass, Gitarre, Gesang), John Weinzierl (Gitarre, Gesang), Falk Rogner (Orgel, Synthesizer), Renate Knaup (Gesang) + Peter Kramper (Synthesizer)

MADE IN GERMANY (Sep. 1975 – Nova 6.28 350)
Doppelalbum. Renate Knaup (Gesang), Robby Heibl (Gesang, Bass, Gitarre, Geige), Chris Karrer (Gesang, Gitarre, Banjo, Geige), Peter Leopold (Schlagzeug, Percussion), Falk-U. Rogner (Synthesizer, Orgel), Nando Tischer (Gesang, Gitarre), John Weinzierl (Gitarre) + Thor Baldursson (Keyboards), Heinz Becker (Percussion), Lee Harper (Trompete), Bobby Jones (Saxofon).

MADE IN GERMANY (Nov. 1975 – Nova 6.22 378)
Zusammenstellung aus dem Doppelalbum Made In Germany.

PYRAGONY X (Okt. 1976 – Nova 6.22 378)
Klaus Ebert (Gesang, Gitarre, Bass), Stefan Zauner (Gesang, Keyboards, Gitarre), Chris Karrer (Gesang, Gitarre, Geige, Saxofon), Peter Leopold (Schlagzeug), John Weinzierl (Gitarre, Gesang).

ALMOST ALIVE (Okt. 1977 – Nova 6.23 305)
Peter Leopold (Schlagzeug), John Weinzierl (Gitarre), Klaus Ebert (Gesang, Bass, Gitarre), Chris Karrer (Gesang, Gitarre, Saxofon, Mundharmonika, Gesang), Peter Leopold (Schlagzeug, Percussion), Stefan Zauner (Keyboards, Synthesizer, Bass, Percussion, Gesang.)

Stefan Zauner:
NARZISS (Sept. 1976 – Ariola 27 026 OT)
Stefan Zauner (Gesang, Synthesizer, Flügel, Piano, Mellotron, Gitarre, Bass, Schlagzeug) + Renard Hatzke (Schlagzeug).

PRISM & VIEWS (Dez. 1977 – Vinyl 6.23 451)
Stefan Zauner (Gesang, Keyboards) + Ewert van der Vaal (Schlagzeug, Percussion), Klaus Ebert (Gitarre, Bass).

Wolfgang Dorsch, Postfach 504, 8000 München 43, 0 89/28 82 03

Ash Ra

Manuel Göttsching, Gitarre, Keyboards, Elektronik (9. 9. 1952, Berlin)

Nach klassischem Gitarren-Unterricht und ersten Versuchen in verschiedenen Pop-Formationen gründeten Manuel Göttsching (Gitarre, Gesang) und Hartmut Enke (Bass, Gitarre) zusammen mit Volker Zibel (Mundharmonika) und Wolfgang Müller (Schlagzeug) im Oktober 1969 die Steeple Chase Bluesband. Im Studio des Avantgarde-Komponisten Thomas Kessler trafen Göttsching und Enke auf den → Tangerine Dream-Schlagzeuger → Klaus Schulze, mit dem sie im September 1970 die Gruppe Ash Ra Tempel ins Leben riefen (Ash = das Körperliche, Vergängliche, Begrenzte; Ra = Erkenntnis, Einsicht, aber noch nicht realisierbar; Tempel = Symbol für die Festigkeit des Seins). Im Frühjahr 1971 nahm das Trio das Debüt-Album «Ash Ra Tempel» auf. Gemäß dem Hüllen-Text («Ich sah die besten Köpfe meiner Generation vom Wahn zerstört, hungrig, hysterisch, nackt – mit Träumen, mit Drogen, mit aufpeitschendem Alpdruck, Alkohol, Schwanz und endlosen Hoden») versuchte Ash Ra Tempel darauf, «das Lebensbild des körperlichen Menschen zu zeichnen, das schön und naiv beginnt, lebhafter wird, allmählich in Aggression und Hysterie übergeht und schließlich in panischer Angst abreißt» (Göttsching), während sie auf der zweiten Seite versuchten, «dem Hörer die innere Ruhe des Kosmos zu schenken». Die bis dahin nur in Berlin live aufgetretene Band absolvierte im Spätsommer 1971 eine Schweiz-Tournee. Danach verließ Klaus Schulze die Gruppe und wandte sich Solo-Projekten zu. Schulzes Platz nahm der Steeple-Chase-Schlagzeuger

Wolfgang Müller ein. Im SOUNDS-Pop-Poll 1971 wurden Ash Ra Tempel nach Wolfgang Dauners Et Cetera auf Platz 2 der «Newcomer-Gruppen des Jahres» gewählt. Im Februar 1972 nahmen Göttsching, Enke und Müller die zweite Langspielplatte «Schwingungen» auf. Ihrer Zielvorstellung («Unsere Musik soll ein Katalysator zum Erkennen des Ichs, der Zusammenhänge des Lebens sein, eine Hilfe zur Bewußtwerdung») versuchten sie auf der Plattenhülle durch Metaphern wie «ich sehe die Menschen und weiß nicht, wo mein Bruder, den ich treffen möchte, seinen Tag beginnt, musizierend, schwimmend in den Schwingungen der Musik der Sterne, geboren in den Feuern der Protuberanzen» Ausdruck zu verleihen. Im April 1972 verließ Wolfgang Müller Ash Ra Tempel, die zwischen August und Oktober des gleichen Jahres in Bern mit Timothy Leary, dem «Lord of the Highs» (NEWSWEEK) die dritte Plattenaufnahme einspielten. Ash Ra Tempel, «die Naiven der Kosmischen Musik» (SOUNDS), schufen mit den Texten Learys einen «rockigen Führer durch die sieben Ebenen des Bewußtseins» (Pressetext). Im Dezember 1972 nahmen Manuel Göttsching und Hartmut Enke zusammen mit Rosemarie «Rosi» Müller, (die ab Mitte Dezember offizielles Gruppenmitglied wurde), und Klaus Schulze während einer Studio-Session «Join Inn», das vierte Album, auf, das einerseits «rhythmisch, aufpeitschend, dann beruhigend, meist aber in voller West-Coast-Manier mit kleinen Patzern» ausfiel und andererseits «einfältige Texte» (Rosi erzählt die Geschichte des Zusammentreffens mit Leary), aber «homogene und äußerst beruhigende Musik» (MUSIK EXPRESS) aufwies. Am 15. 2. 1973 gaben Ash Ra Tempel, neben und mit → Klaus Schulze und → Tangerine Dream, ein aufwendig inszeniertes Promotion-Konzert in Paris. Einen Monat später trennte sich Hartmut Enke von der Gruppe, die fortan nur noch als Duo und mit gelegentlicher Gastmusikern arbeitete. Sieben Göttsching-Kompositionen bildeten die Grundlage für die Plattenproduktion «Ash Ra Tempel starring Rosi», auf der das ehemalige Fotomodell und Mannequin «selbstgedachte kurze Science-Fiction-ähnliche Geschichten und Gedichte erzählt, haucht und singt» (Pressetext).

Im Sommer 1974 lieferte Manuel Göttsching die letzte Ash Ra Tempel-Produktion für Ohr-Musik ab. Göttsching, der im Ausland — vorallem in Frankreich, Italien und England — zu dem kreativen Kern jener deutschen Musiker gezählt wird, die die sogenannte elektronische Musik in die Ohren der Rock-Hörer trugen, demonstriert auf «Inventions For Electric Guitar» (ohne Synthesizer!) die Verfremdungsmöglichkeiten der elektrischen Gitarre. Das Ergebnis sind angenehm-friedvolle Klangstrukturen auf pulsierendem Rhythmus; vergleichbar mit den Arbeiten von → Tangerine Dream, → Klaus Schulze und → Michael Hoenig.

Die im Juni 1976 in seinem Berliner Studio aufgenommene LP «New Age Of Earth» erschien unter dem zeitgemäß gekürzten Namen

Ash Ra auf dem englischen Virgin-Label. Begeistert registrierte der MELODY MAKER, «Göttsching hat die Möglichkeiten der Verquikkung von Elektronik-Klängen und elektrischer Gitarre perfekt realisiert»; und der NEW MUSICAL EXPRESS bezeichnete seine Arbeit hemdsärmlig als «simples Zeug, aber effektiv».

Manuel Göttsching, Lieferant der Filmmusik zum TV-Lichtspiel «Winter» und dem Phillipe Garrel-Streifen «Le Gerceau de crystal» absolvierte im Dezember 1976 eine Solo-Tournee durch Frankreich.

Am 14. August 1977 stellte sich Ash Ra im Freiluft-Theater «Regents Park» englischen Zuhörern vor. Neben Manuel Göttsching standen Lutz Ulbrich (Gitarre, Synthesizer) und Harald Großkopf (Schlagzeug) auf der Bühne. Zu den «emotional enttäuschenden» (EVENING NEWS) Klängen von Ash Ra zelebrierten Spezialisten der französischen Firma Laser Graphics eine Laser-Show.

Sein bestes Werk, «Blackouts» betitelt, nahm Manuel Göttsching im Herbst 1977 auf. Göttsching zeigt dabei neue Wege der elektronischen Musik und Möglichkeiten für die elektrische Gitarre auf. «Er ist ein excellenter Spieler», lobte der NEW MUSICAL EXPRESS,» der die Gelöstheit eines Steve Hillage mit dem melodisch/rhythmischen Flair von Michael Karoli verbindet», Das englische Fachblatt MUSIC WEEK gab dem Schallplattenhandel zu verstehen, daß dies «eines der Meisterwerke dieses Jahres werden könnte».

ASH RA TEMPEL (Mai 1971 – nicht lieferbar)

SCHWINGUNGEN (April 1972 – nicht lieferbar)

SEVEN UP (März 1973 – nicht lieferbar)

JOIN INN (Febr. 1973 – nicht lieferbar)

ASH RA TEMPEL STARRING ROSI (Nov. 1973 – nicht lieferbar)

INVENTIONS FOR ELECTRIC GUITAR (März 1975 – nicht lieferbar)

NEW AGE OF EARTH (Juni 1977 – Virgin 28 958)
Manuel Göttsching (Keyboards, Synthesizer, Gitarre)

BLACKOUTS (Jan. 1978 – Virgin 25 686)
Manuel Göttsching (Gitarre, Keyboards)

Manuel Göttsching, Fuggerstr. 19, 1000 Berlin 30, 0 30/24 47 77

ERIC BURDON & THE ANIMALS
heißt eine von 20 informativen und packend geschriebenen Special-Stories aus dem Buch
ROCK GIANTS.
(250 Seiten, Fotos, kompl. Discografie, DM 12,80)
EIN BUCH VON TAURUS PRESS

Atlantis (aufgelöst)

«Atlantis» (der Name stammt von der durch Plato beschriebenen versunkenen Insel im Atlantischen Ozean) wurde im Spätsommer 1972 von den ehemaligen→Frumpy-Mitgliedern Inga Rumpf, Jean-Jacques Kravetz und Karl-Heinz Schott ins Leben gerufen. Zur ersten Formation gehörten noch der Gitarrist Frank Diez und der Schlagzeuger Curt Cress, der vordem bei Emergency trommelte. Nach einigen Gastspielen in Deutschland nahm Atlantis in den Londoner Island-Studios das erste Album auf. Nahezu nahtlos übernahm Atlantis Ende des Jahres 1972 die vorderen Poll-Plätze der vielgelobten Frumpy-Formation. Während POPFOTO Frumpy im September '72 noch als «beste Live-Popgruppe und vielversprechendste Gruppe der Zukunft» ausdruckte, wurde fünf Monate später Atlantis im SOUNDS-Pop-Poll unter die drei «Newcomer-Gruppen des Jahres» gewählt. Als im Februar 1973 das Start-Album «Atlantis» erschien, veröffentlichte die Plattenfirma nahezu synchron dazu ein Frumpy-Live-Album, das zudem bedeutend besseren Absatz fand. Das US-Fachblatt CASH BOX verglich Atlantis mit den Doobie Brothers und lobte Inga Rumpf's «gequälte Blues-Stimme». Da sich kurz vor der England-Tournee (Februar/März) Curt Cress – der zu→Passport ging – und Frank Diez absetzten, wurden kurzfristig→Udo Lindenberg und George Meier integriert. Nach dem vierwöchigen Inselbesuch, bei dem Atlantis zusammen mit Procol Harum, Traffic, Vinegar Joe und den Sharks auftraten, verließen die Aushilfskräfte Lindenberg und Meier wieder die Band, an ihrer Stelle spielten fortan Dieter Bornschlegel (Gitarre) und Ringo Funk (Schlagzeug). Dieter Bornschlegel spielte vorher bei «Traumtorte», Ringo Funk bei «Jeronimo».

Zweifellos gingen aber auch in dieser Formation – wie in den vorhergegangenen – die entscheidenden Impulse von Jean-Jacques Kravetz und Inga Rumpf aus, von deren Kompositionen die Band lebte. Kravetz: «Inga prägt unsere Band wie etwa Rod Stewart die Faces, und ihre Stimme macht unser Image.» Das zweite Atlantis-Album «It's Getting Better» wurde noch offensichtlicher durch Inga Rumpfs Vorliebe für schwarze Rhythmen geprägt: «Mein Interesse galt immer der schwarzen Blues-, Jazz- und Soul-Musik. Und da ich die meisten Stücke schreibe, hat das natürlich auch den Ausschlag gegeben.» Die Rezensenten lobten durchweg das «empfehlenswerte Werk» (MELODY MAKER) und bescheinigten Atlantis, «die ‹englischste› der deutschen Gruppen» (SOUNDS) zu sein, gaben aber zu bedenken, daß ihr «erfreuliches Album nichts enthält, was nicht schon viele Male vor ihnen gespielt worden ist» (NEW MUSICAL EXPRESS). Nach einem Auftritt im Pariser «Olympia» (1. 10.) brachen Atlantis zu einer weiteren vierwöchigen England-Tournee auf, während der sie auch in der Rock-Show «Old Grey Whistle Test» gastierten. Dabei mußte kurzfristig der Keyboard-Spieler Jean-Jacques Kravetz (der sich ein halbes Jahr später→Randy Pie anschloß) durch Rainer Schnelle ersetzt werden. Schnelle, am 21. 12. 1951 in Barmstedt geboren, agierte vorher bei «Family Tree». Auch am Jahresende '73 gehörte Atlantis zu den drei beliebtesten deutschen Gruppen (Poll MUSIKMARKT). Im Juni 1974 wurde dann eine weitere Umbesetzung vollzogen. Rainer Schnelle machte dem Engländer Adrian Askew Platz, und Dieter Bornschlegel gab die Lead-Gitarre an den Ex-Curly-Curve-Mann Alex Conti weiter. Die beiden Neulinge waren dann auch auf dem im Herbst erschienenen dritten Album «Ooh Baby» zu hören.

Immerhin trugen sieben der zehn Songs die Handschrift von Conti und Askew. Den Rest schrieb Inga Rumpf. Das Ergebnis war – dem derzeitigen Trend entsprechend – ein «gepfeffertes Funky-Album» (MUSIK EXPRESS) mit «einer Portion bestem deutschen Souls» (SOUNDS). Wann Atlantis am besten war, demonstrierte ihre Plattenfirma mit einem Doppelalbum, das aus Live-Aufnahmen der Jahre 1973–1975 zusammengestellt wurde. Die in der Hamburger «Fabrik» mitgeschnittenen Titel strotzen vor Spielfreude, Spontanität und musikalischer Kraft. Euphorisch schrieb POP (deren Leser in der ‹Hammer-Wahl› Inga Rumpf kurz zuvor zur besten deutschen Sängerin gewählt hatten) von einem «Weltklasse»-Album.

Im Sommer 1975 brachen Inga Rumpf, Alex Conti, Karl-Heinz Schott, Adrian Askew und Ringo Funk zu einer Amerika-Tournee auf. Dort stellten sie fest (zumeist als Vorgruppe von Lynyrd Skynyrd), daß «wir rockiger werden müssen. Die Zuhörer wollen mehr Action auf der Bühne haben». Wieder im Lande, wurde der Gitarrist Alex Conti gefeuert. Conti hatte danach entscheidenden Anteil am Erfolg von→Lake.

Das letzte Atlantis-Album «Get On Board» spielten neben Rumpf, Schott und Funk die neuen Gitarristen Frank Diez (der schon zur ersten Atlantis-Formation gehörte) und Rainer Marz ein. Weder «Get On Board» – auf dem deutlich die USA-Eindrücke herauszuhören sind – noch die Herbst-Deutschland-Tournee brachten kommerziellen Erfolg. So wundert es nicht, daß der Band, in der jeder einzelne ohnehin bestens als Studio- oder Gastmusiker beschäftigt war, der nötige Anreiz für weitere Investitionen in das Unternehmen Atlantis fehlte. Im Januar 1976 teilte→Inga Rumpf Frank Diez telefonisch mit, daß sie mit Karl-Heinz Schott aussteige. Damit existierte eine der besten deutschen Bands, zumindest aber «die wohl bekannteste Rock-Gruppe Deutschlands» (NEUE REVUE) nicht mehr. Das nachträglich veröffentlichte Album «Top Of The Bill» enthält Studio-Aufnahmen vom Dezember 1975 und März 1976.

ATLANTIS (Febr. 1973 – nicht lieferbar)

IT'S GETTING BETTER! (Okt. 1973 – nicht lieferbar)

OOH, BABY (Nov. 1974 – nicht lieferbar)

ATLANTIS LIVE (April 1975 – Vertigo 662 3900)
Doppelalbum. Inga Rumpf (Gesang, Akustik-Gitarre, Percussion), Adrian M. Askew (Keyboards, Gesang), Alex Conti (Gitarre, Gesang), Karl-Heinz Schott (Bass), Ringo Funk (Schlagzeug, Percussion)

GET ON BOARD (Okt. 1975 – nicht lieferbar)

BEST OF ATLANTIS (Fontana 643 4298)
Zusammenstellung aus Atlantis, Ooh, Baby und Get On Board

TOP OF THE BILL (April 1978 – Venus V78 AT-F 1002)
Inga Rumpf (Gesang), Frank Diez (Gitarre), Rainer Marz (Gitarre), Ringo Funk (Schlagzeug), Karl-Heinz Schott (Bass), Adrian Askew (Keyboards)+Ingo Bischoff (Keyboards), Gerald Hartwig (Bass)

Bastard

Karl-Heinz Rothert, Gesang, Bass (14. 8. 1951, Tuttlingen),
Ulli Meißner, Lead-Gitarre (26. 5. 1954, Hannover),
Günther Gruschkuhn, Gitarre (5. 5. 1955, Hannover),
Thomas Korn, Schlagzeug, Percussion (12. 12. 1952, Hannover)

Der Ex-Holde Fee-Schlagzeuger Lutz Meyer gründete im Juli 1973 in Hannover die Gruppe Petticoat. Mit dabei: Christian Reinhardt (Gitarre, Gesang), Günther von Jagow (Bass) und Hanno Grossmann (Gitarre). Zu der bisweilen auch als Petticoat Rock'n'Roll Show firmierenden Gruppe stieß im Dezember 1973 Thomas Korn, der Lutz Meyer am Schlagzeug ersetzte.

1975 verließen Christian Reinhardt und Günther von Jagow die Band, die in Günther Gruschkuhn Ersatz fand. Das Trio Grossmann (Gesang, Gitarre), Gruschkuhn (Gesang, Bass) und Korn (Gesang, Schlagzeug) machte Petticoat auf einer größeren Deutschland-Tournee bekannt. Zum Jahresende verließ Hanno Grossmann die Band, um mit Christian Reinhardt, Claus Zaake und dem ehemaligen→Jane-Musiker Werner Nadolny die Gruppe→Lady zu gründen.

Zu Korn und Gruschkuhn stießen 1976 Peter Ladwig (Gesang, Gitarre) und Ulli Meißner (Gitarre), der vordem bei der One Day Blues Band spielte. Als Meißner zum Zivildienst einberufen wurde, kam Reinhold Wolfslast in die Band. Zudem tauschten die Gruppen Petticoat und Fargo ihren Sänger aus: Karl-Heinz Rothert wurde neues Petticoat-Mitglied, Ladwig wanderte zu Fargo ab.

Das Quartett Rothert, Gruschkuhn, Wolfslast und Korn glaubte, «endlich den richtigen Dreh gefunden zu haben» (Pressetext). Anfang 1977 mußte Reinhold Wolfslast für den zurückgekehrten Ulli Meißner Platz machen.

Unter albernen Pseudonymen wie Carlos Bastardos (Rothert), Keith Kossoff (Gruschkuhn), Theo Tremelo (Meißner) und Toto Petticoato (Korn) präsentierten sie ab März 1977 ihren stark von AC/DC und Bad Company beeinflußten Schwermetall-Rock unter dem neuen Namen Bastard. Zum Debüt-Album «Back To The Nature» erklärte die Band, «wir wollen keine Kunst darbieten, lediglich das Gefühl des Zuhörers ansprechen. Wir haben auch kleine Patzer, wie einen falschen Ton, stehengelassen». Das mal als «geschliffener Heavy-Rock (MUSIK JOKER) gelobte, mal als «mieser Kirmes-Rock» (HAMBURGER MORGENPOST) gescholtene Werk fand auch im Ausland wohlwollende Beachtung.

Eindeutig verbessert stellte sich Bastard 1978 auf der zweiten Langspielplatte «Tearing Nights» vor, die durchsichtiger produziert wurde und ein eigenes Heavy-Rock-Konzept erkennen läßt.

BACK TO THE NATURE (Dez. 1977 – Nova 6.23288)
Karl-Heinz Rothert (Gesang, Bass), Ulli Meißner (Lead-Gitarre), Günther Gruschkuhn (Rhythmus-Gitarre), Thomas Korn (Schlagzeug)

TEARING NIGHTS (Okt. 1978 – Strand 6.23619)
Karl-Heinz Rothert (Bass, Gesang, Percussion), Ulli Meißner (Gitarre), Günther Gruschkuhn (Gitarre), Thomas Korn (Schlagzeug, Percussion) +Eckhart Hofmann (Saxofon)

Karl-Heinz Rothert, Fridastr. 18, 3000 Hannover 1, 05 11/31 76 01

Baumann, Peter

Als die Berliner Amateurband Burning Touch 1968 einen Organisten suchte, sprang Peter Baumann ein. Baumann, der Autodidakt: «Wer weiß, was ich heute machen würde, wenn seinerzeit ein Gitarrist oder ein Schlagzeuger gefehlt hätte».

Im Mai 1971 kam Peter Baumann (29. 1. 1953, Berlin) zu→Tangerine Dream und hatte maßgeblichen Anteil daran, daß die Gruppe – vor allem in England – der erfolgreichste und meistgelobte Vertreter deutscher Rockmusik wurde. Bevor er zum Jahresende 1977 die Band verließ, war er an acht LP-Produktionen beteiligt.

Baumanns Gruppen-Müdigkeit deutete sich bereits im April 1975 an, als er kurzzeitig bei Tangerine Dream ausstieg; (seinen Platz nahm während einer Australien-Tournee→Michael Hoenig ein). Der Realist Baumann resümierte: «Einerseits ist es fast unmöglich, daß jedes Gruppenmitglied innerhalb von sechs Jahren die gleiche Entwicklung durchmacht, andererseits ist jeder insoweit Egoist, daß er seine eigenen Vorstellungen verwirklichen möchte». Die Konsequenz war zunächst das Solo-Album «Romance 76», mit dem er deutlich vom Tangerine Dream Konzept abwich. Das «ausgezeichnete Solo-Debüt» (MELODY MAKER) ist in der Tat – zumindest die A-Seite – jedem Interessenten als «hervorragende Einführung in die elektronische Musik» (CASH BOX) zu empfehlen.

Baumann hat seine erheblichen Einnahmen in das Berliner Paragon-Studio investiert (ausgerüstet mit einer 24-Spur-Maschine), in dem u. a. auch→Cluster ihre jüngste LP produzierten. Für 1979 hat Peter Baumann ein weiteres Solo-Album und seine Bühnen-Rückkehr angekündigt.

ROMANCE 76 (Mai 1977 – Virgin 28311 XOT)
Peter Baumann (alle elektronischen Instrumente)+Philharmonisches Orchester München

Paragon-Studio, Bundesallee 86–88, 1000 Berlin 41, 0 30/8 52 20 07

Beatles Revival Band

Richard Kersten, Gitarre, Gesang (19. 6. 1949, Newcastle/England)
Klaus Larisch, Gitarre, Gesang (22. 2. 1953, Marne)
Robby Matthes, Bass, Gesang (17. 7. 1949, Burg)
Christian Engel, Schlagzeug, Piano, Gesang (22. 4. 1950, Offenburg)

An 2,5 Millionen in Deutschland im Jahre 1976 verkauften Langspielplatten und den seit 1973 ununterbrochen in deutschen Hitparaden plazierten Alben «The Beatles 62–66» und «The Beatles 67–70» zeigt sich, daß die Popularität der Liverpooler ungebrochen ist.

Dies registrierten auch die Frankfurter Richard Kersten, Robby Matthes, Klaus Larisch und Christian Engel, als sie im Freundeskreis Beatles-Songs vortrugen. Am 1. März 1976 stellten sich die Vier im Frankfurter «Sinkkasten» als Beatles Revival Band vor.

Richard Edward Kersten, gelernter Industriekaufmann und diplomierter Pädagoge, spielte 1964 mit Matthes in der Gruppe Cave Men, ging 1968 zu Papa Zoot und war ab 1974 bei der Formation Wanyetula zu finden. Hans-Robert Matthes lernte Industriekaufmann und gründete mit Kersten 1964 die Band Cave Men, um dann (mit Kersten und Engel) bei Papa Zoot zu spielen. Christian Karl Theodor Engel erhielt eine 5-jährige Klavier- und Musiktheorie-Ausbildung und spielte in diversen Bands, bis er in der Papa Zoot Band auf Kersten und Matthes stieß. Klaus Larisch, an der Frankfurter Universität als Jura-Student eingeschrieben, wurde an der klassischen Gitarre ausgebildet und spielte Rock-Rhythmen bei Solar Plexus und Foxhunters.

Mit ihrem Konzept, die Beatles musikalisch und optisch möglichst perfekt zu imitieren, verblüfften sie Fans und Fachleute. Die «Beatles Blaupause feiert Triumphe» meldete die FRANKFURTER ALLGEMEINE ZEITUNG und registrierte, daß die Zuschauer – wie bei den Originalen – «vor Begeisterung ausflippen» (BRAVO).

Noch im Start-Jahr durfte die Band, «die zum richtigen Zeitpunkt auf den Nostalgie-Zug gesprungen ist» (STERN), in der ARD Fernsehsendung «Songs von gestern – up to date» und dem ZDF «Journal» auftreten.

Nach einer Erhebung der Zeitschrift POPFOTO war die Beatles Revival Band nach den→Scorpions bis zum 31. 3. 77 mit 128 Konzerten die reisefreudigste deutsche Rockband. Die vom MUSIK JOKER zur «erfolgreichsten Amateurgruppe aller Zeiten» ernannte Band veröffentlichte mit «Beatles Songs in Deutsch» ihre erste Langspielplatte und konnte offensichtlich ein «echtes Bedürfnis bei vielen Fans befriedigen» (BRAVO). Mit der nahezu perfekten Klang-Imitation nahmen viele Fans die nun deutschen – und daher verständlichen – Versionen der Beatles Revival Band dankbar auf. So gelangten die Frankfurter in die «Disco», wurden in «Aspekte» vorgestellt und in «Kein Kommentar» gewürdigt. Am 1. Juli 1977 spielten sie beim Sommerfest das Bundeskanzlers zum Tanz auf.

Höchst fragwürdig ist allerdings ihre «Live»-Plattenveröffentlichung, auf der sie – englisch singend – mit den Platten der Liverpooler in einen hoffnungslosen Konkurrenzkampf eintreten. Nicht nur Kritiker empfanden das Werk als «schlichtweg deprimierend und provinziell» (AUDIO).

Bei Konzerten in vier DDR-Städten verursachten sie im Herbst 1977 «einen Rock-Rummel nach Liverpooler Art» (STERN). Nach einer Schweiz- und Österreich-Tournee und vier weiteren ausverkauften DDR-Konzerten im Januar 1978 (u. a. im Friedrichstadt-Palast) gehörten sie zum deutschen Beitrag der MIDEM-Gala, der unter dem Motto «Sound and Songs from Germany» stand.

Die von der Band Anfang 1977 geäußerte Meinung, «Wir können höchstens noch ein Jahr Geld aus der Sache holen, dann müssen wir uns etwas einfallen lassen», erwies sich als unrichtig. Auch 1978 jubelten ihnen zehntausende von DDR-Bürgern zu, als sie im Februar/März zu einer 38-Tage-Tournee über die Grenze kamen. Im Juli begeisterten sich Norweger, im September bestaunten sie Tschechen in einer Karel Gott Fernsehshow. Mit dem Album «Ein Flug in die DDR» (deutsche Zeile zu «Back In The USSR») knüpften sie an die Idee der ersten LP an und setzten bekannten Beatles-Songs verblüffend gute deutsche Texte auf.

BEATLES SONGS IN DEUTSCH (März 1977 – Telefunken 6.22998)
Richard Kersten (Gitarre, Gesang), Robby Matthes (Bass, Gesang), Klaus Larisch (Gitarre, Gesang), Christian Engel (Schlagzeug, Gesang)

LIVE (Okt. 1977 – Telefunken 6.23179)
Richard Kersten (Gitarre, Gesang), Robby Matthes (Bass, Gesang), Klaus Larisch (Gitarre, Gesang), Christian Engel (Schlagzeug, Gesang) + Thomas Schmitt (Piano), Reinhard Grohé (Orgel) u. Orchester

EIN FLUG IN DIE DDR (Aug. 1978 – Metronome 60.140)
Richard Kersten (Gitarre, Gesang), Robby Matthes (Bass, Gesang), Klaus Larisch (Gitarre, Gesang), Christian Engel (Schlagzeug, Percussion, Piano, Gesang) + Thomas Schmitt (Piano), Reinhard Grohé (Orgel) u. Orchester

Klaus Schmitt, Austr. 43, 6050 Offenbach, 06 11/8 22 11

Between

Peter Michael Hamel, Keyboards, Gesang (15. 7. 1947, München)
Roberto Détrée, Gitarre, Bass (14. 11. 1942, Buenos Aires/Argent.)
Robert Eliscu, Oboe, Flöte (1. 9. 1944, Georgia/USA)

Der Deutsche→Peter Michael Hamel, der Argentinier Roberto Détrée und der Amerikaner Robert Eliscu fanden ihre stark unterschiedliche musikalische Vergangenheit nicht hinderlich, um neue, gemeinsame Wege in Richtung «integraler Musik» zu gehen. Entsprechend ihren Bestrebungen nannten sie die 1970 entstandene Gruppe zunächst «Between The Chairs», «bis uns auffiel», so Peter Michael Hamel, «daß ‹zwischen den Stühlen› nur ein Sinnbild in der deutschen Sprache ist». Zur fortan «Between» genannten «Musik-Familie» (Hamel) stießen auch noch der Deutsche Ulrich Stranz und der Amerikaner Cottrell «Cotch» Black.

Hamel und Stranz brachten die Erfahrungen klassischen und modernen Kompositons-Studiums ein; Détrée, seit 1967 in München, wuchs mit Samba- und Bossa-Nova-Rhythmen auf; Eliscu studierte an der New Yorker Eastman School of Music und wurde in Deutschland Mitglied der Münchner Philharmoniker, des Münchner Bach-Orchesters und Gast-Solist bei den Berliner Philharmonikern; Black spielte in den USA mit verschiedenen Jazz- und Rock-Formationen (u. a. auch mit Bob Dylan und Sinto). Mit dem Klassik-Orchester-Musiker Jimmi Galway wuchs Between im Sommer 1971 zum Sextett an.

Between-Musik war entsprechend ihrer Selbstdarstellung «Kollektiv-Musik, intuitive Musik, Stegreif-Komposition» mit dem Traum «der blauen Blume zwischen den Meilensteinen auf dem Weg zu einer zukünftigen Weltmusik». Das Debüt-Album «Einstieg», wo «avantgardistische und klassische Elemente sowie intuitives Hören gleichberechtigt nebeneinander stehen» (Pressetext), wurde im August 1971 aufgenommen. Ohne Galway (der die Gruppe 1972 verließ) und Uli Stranz (der 1973 für ein elektronisches Studium in Utrecht abwanderte), nahm Between 1973 «And The Waters Opened» auf, wobei man «mehr zu modaler Musik strebte» (Hamel). Fünf der sechs Titel, auf denen sich «Meditation und Körperlichkeit zur musikalischen Form verdichten» (JAZZ PODIUM), wurden mit herkömmlichem Instrumentarium aufgenommen. Die elektronische Wirkung erzielte Roberto Détrée auf dem Motocello.

Between-Klänge ertönten live in München jeden zweiten Tag während der Olympischen Spiele. Für den WDR nahm die Gruppe in Zusammenarbeit mit Carl Orff 50 Improvisationsstücke auf. In der Sendereihe «Musik der Gegenwart» wurde am 13. März 1973 die Pop-Symphonie «Dharana» Peter Michael Hamels vom SFB uraufgeführt. «Dharansu cha yogyata ma nasah» (etwa: «Der Geist ist befreit durch die Konzentration auf die Einheit mit dem Allerhöchsten») wurde ein Jahr später auch Mittelpunkt der dritten Langspielplatte, die auch Charles Campbell (Between-Mitglied ab Herbst 1973) mit einspielte. (Campbell, der als Tänzer, Sänger, Schauspieler und Conga-Spieler agierte, gehörte seinerzeit zum ersten «Hair»-Ensemble.) Die «Komposition für Orchester mit freien Soli der Gruppe» (Hamel) entblätterte sich als «sakrale Improvisationsmusik mit angenehm fließenden Rhythmus-Parts, die sich ausgezeichnet als Unterstützung zum Denken, Meditieren und Entspannen eignet» (SOUNDS). Unter dem Titel «Hesse Between Music» kam im Januar 1975 ein Album auf den Mark, auf dem der Schauspieler Gerd Westphal Hesse Texte liest, die von Between musikalisch umrahmt werden. Neben Hamel, Détrée, Eliscu und Campbell musizierten der Vibraphonist Tom van der Geld, die Spezialisten indischer Musik Al Gromer und Peter Müller, der Münchner Domorganist Franz Lehndorfer und der Charles-Mingus-inspirierte Bobby Jones.

«Für den Versuch», so HIFI-STEREOPHONIE, «die heterogensten Texte des Dichters mit jeweils neuen musikalischen Komponenten zusammenzubringen, war die Gruppe Between wie dafür geschaffen». Entsprechend dem selbstgesteckten Programm «Between verbindet Einflüsse experimenteller, klassischer und mittelalterlicher Musik mit der Folklore Lateinamerikas und des Orients» setzte sich die Gruppe aus Musikern verschiedenster Herkunft mit bisweilen ungewöhnlichen und z. T. selbstgebauten Instrumenten zusammen. So blieben 1975 für Black und Campbell der Inder Chatterjee (Tablas), der farbige Conga-Spieler Jeffrey Biddeau aus Trinidad und der amerikanische Bassist Gary Todd als ständige Mitspieler bei Between. Zum Kern der Between-Truppe, bestehend aus Roberto Détrée, Robert Eliscu und Peter Michael Hamel gesellten sich die Gastmusiker Tom van der Geld (Vibraphon) und Ilona Pederson (Englischhorn). Jene Neun spielten die fünfte Between-LP «Contemplation» ein. Nicht Klangwälle beherrschen dieses Album, sondern «das behutsame Spiel mit losen Tönen und hypnotische, meditative Rhythmik» (SOUNDS). Das Between-Programm stellte der Bayerische Rundfunk unter dem Titel «Musik zwischen den Welten» im April 1976, im Mai 1977 und März 1978 vor. Auch bei den Donaueschinger Musiktagen (1973), der SWF-Jazz-Session (1975) im Amsterdamer «Kosmos» und beim Berliner Metamusik-Festival (1976) standen Between-Konzerte auf dem Programm.

EINSTIEG (Okt. 1971 – Wergo 1001)
Jimmy J. Galway (Flöte), Roberto Détrée (Gitarre, Motocello), Robert Eliscu (Oboe, Lotosflöte, Krummhorn, Stimme), Cotch Black (Pauken, Congas, Schlagzeug), Ulrich Stranz (Bratsche), Peter Michael Hamel (E-Orgel, Piano)

AND THE WATERS OPENED (Sept. 1973 – nicht lieferbar)

DHARANA (Nov. 1974 – Wergo SM 1011)
Robert Eliscu (Oboe), Roberto Détrée (Gitarre, Bass-Gitarre), Peter Michael Hamel (Gesang, Keyboards), Cotch Black (Congas), Charles Campbell (Congas)+Aparna Chakravarti (Tambourin), Anatol Arkus (Elektronik), Symphonie-Orchester des SWF

HESSE BETWEEN MUSIC (Jan. 1975 – Wergo SM 1015)
Peter Michael Hamel (Keyboards, Stimme, Tambourin, Elektronik), Roberto Détrée (Gitarre), Robert Eliscu (Oboe, Lotosflöte), Charles Campbell (Congas, Percussion)+Tom van der Geld (Vibraphon, Cembalo), Gary Todd (Bass), Jerzy Ziembrowski (Bass), Holger Brandt (Schlagzeug), Al Gromer (Sitar), Peter Müller (Sarangi), Bobby Jones (Klarinette, Sopran- u. Tenor-Saxofon), Franz Lehrndorfer (Orgel), Gert Westphal (Sprecher)

CONTEMPLATION (Juni 1977 – Wergo SM 1012)
Jeffrey Biddeau (Congatrommeln), Sankha Kumar Chatterjee (Tablatrommeln), Roberto Détrée (Gitarre), Robert Eliscu (Oboe), Tom van der Geld (Vibraphon), Peter Michael Hamel (Keyboards, Zither, Gesang), Peter Friedrich Müller (Tanpura), Ilona Pederson (Englischhorn), Gary Todd (Bass)

Ulrich Kraus, Inderstorferstraße 60, 8000 München 21, 0 89/5 80 15 68.

Big Balls & The Great White Idiot

Wolfgang Lorenz, Gitarre, Gesang (7. 7. 1955, Hamburg)
Atli Grund, Gitarre, Gesang (19. 12. 1956, Reykjavik/Island)
Alfred Grund, Bass, Gesang (4. 9. 1960, Lübeck)
Peter Grund, Schlagzeug, Gesang (24. 6. 1953, Reykjavik/Island)

Harten Rock im zeitgemäßen Stil wollten Peter Grund und Wolfgang «Wolle» Lorenz spielen. Für ihr Punkprogramm Big Balls & The Great White Idiot gewannen sie im Winter 1976 die beiden Grund-Brüder Atli und Alfred. In einem Hamburger Hot Dog-Laden gabelten sie den Sänger Willi Boelcke alias Baron Adolf Kaiser auf. Noch vor dem ersten Auftritt unterschrieb die Gruppe einen Schallplattenvertrag.

Verschreckt kommentierte der NDR ihren ersten öffentlichen Auftritt im August 1977 in der Hamburger Markthalle: «Sie erzeugen eine Atmosphäre aus brüllender Wut, Gestampfe und Gewalt. Vor der Bühne führt eine Horde Fans einen fürchterlichen Veitstanz auf, manche davon in Müllsäcke und Plastiktüten gekleidet. Der Sound ist eine Mischung aus Garagen- und Waschküchenmusik, in der Baron Adolf nicht etwa singt, sondern grölt, wimmert und schnaubt».

Ihr Plattenwerk bestückte «die garstige Konkurrenz der deutschen Pop-Szene» (ZEIT MAGAZIN) mit unseriösen Aufforderungen wie «Search and Destroy», «Anarchy In Germany» und «Kick Her In The Dirt». Die Gruppe bemühte sich zwar um «stilistische» Konsequenz bzw. Schönklang-Anarchie, aber, so SOUNDS, «das ist selbst für eine Punk-Band zu wenig». Schon während der Aufnahmen zur Debüt-LP wurde Baron Adolf Kaiser entlassen. Als neue Sängerin wurde im November 1977 die Engländerin Frenchie Newton verpflichtet, die aber die Band aufgrund wirtschaftlicher Schwierigkeiten im Februar 1978 wieder verließ. Nachdem sich auch Wolfgang Lorenz absetzte, wurde der ehemalige Seitensprung-Gitarrist Rüdiger Jürs auf die Bühne geholt.

Die Gruppe wurde in der Fernsehsendung «Kulturspiegel» porträtiert und absolvierte eine erfolgreiche 14-Tage-Tournee durch Island.

Mit 12 Grund-Stücken ging Big Balls & The Great White Idiot im Frühjahr 1978 ins Studio, um die zweite LP «Foolish Guys» aufzunehmen. Dabei wurde Wolfgang Lorenz wieder als ständiges Gruppenmitglied integriert.

Big Balls & The Great White Idiot ist neben→Strassenjungs und→The Ramblers die bekannteste deutsche Punk-Band.

BIG BALLS AND THE GREAT WHITE IDIOT (Okt. 1977 – Nova 6.23280)
Raron Adolf Kaiser (Gesang), Wolfgang Lorenz (Gitarre, Gesang), Atli Grund (Gitarre, Gesang), Peter Grund (Schlagzeug, Gesang)

FOOLISH GUYS (Sept. 1978 – Strand 6.23616)
Wolfgang Lorenz (Gitarre), Atli Grund (Gitarre), Alfred Grund (Bass, Gesang), Peter Grund (Schlagzeug, Gitarre) + Rüdiger Jürs (Gitarre)

Peter Grund, Fichtestr. 21, 2000 Hamburg 76, 0 40/20 60 51

Birth Control

Bernd Noske, Gesang, Percussion (17. 8. 1946, Berlin)
Bruno Frenzel, Gitarre (19. 6. 1944, Gottesberg)
Horst Stachelhaus, Bass (15. 10. 1950, Haan)
Manfred von Bohr, Schlagzeug (5. 11. 1950, Blieskastel)

Birth Control wurde 1968 von dem Dreher Bernd Koschmidder (Bass) zusammen mit Reinhold Sobotta (Orgel), Rolf Gurra (Saxofon, Gesang) und Egon Balder (Schlagzeug) gegründet. Durch den Gruppennamen bezog die Band zu der von Papst Paul verkündeten Enzyclica humanae vitae Stellung. Verstärkt durch einen Gitarristen, Trompeter und Solo-Sänger trat Birth Control als Septett auf. Mit dem Berliner Schlagzeuger Bernd Noske nahm die Gruppe Anfang 1969 ein 3-Monats-Engagement in Beirut (Libanon) an. Die Gruppe, die mit Julie-Driscoll-Titeln startete, schrumpfte durch drei Abwanderungen und den Zugang des ehemaligen Verwaltungsschülers Bruno Frenzel auf Quintett-Größe.

Ab April 1969 spielte Birth Control mit Bruno Frenzel (Gitrarre), Rolf Gurra (Saxofon, Gesang), Reinhold Sobotta (Orgel), Bernd Koschmidder (Bass) und Bernd Noske (Schlagzeug). Ohne Gurra, der Ende 1969 ausstieg, nahm die Band das erste, in einer Pillendose verpackte Album «Birth Control» auf. «Um leben zu können» (Noske), begleitete die Gruppe Michael Holm bei dessen Auftritten. Noch im gleichen Jahr durfte Birth Control im «Beat-Club» auftreten; im Pop-Poll des MUSIKMARKTES rangierte die Gruppe auf Platz 3 der geschätztesten «Underground»-Gruppen.

Für Presseschlagzeilen sorgten sie 1971 mit «Operation», ihrer zweiten LP, wegen deren Hülle (mit Abbildungen des Papstes und eines Baby-fressenden Monsters) sich einige Plattengeschäfte weigerten, das Pop-Produkt zu verkaufen. Die englische Cover-Version (die zwei große Präservative zeigt) veranlaßte die Packerinnen zu einem Streik. Auch ein Tourneeplakat, das neben den Porträts der Gruppenmitglieder den Papst, die Pille und ein Dutzend Babys zeigte, erregte Anstoß und wurde verschiedentlich – wie z. B. im Schweizer Konton Zug – verboten. Im Juli 1971 erhielt Birth Control Konzert-Angebote für vier Auftritte in England (u. a. Speakeasy, Marquee Club, Lyceum), trat im britischen Fernsehen und bei der MIDEM-Veranstaltung in Cannes auf. Der Pianist Reinhold Sobotta, der Bassist Bernd Koschmidder, der Schlagzeuger Bernd Noske belegten im MUSIK EXPRESS-Poll in ihren Spezial-Disziplinen erste Plätze, der Gitarrist Bruno Frenzel und der Sänger Bernd Noske 2. Ränge. «Operation» wurde zur zweitbesten Platte des Jahres gewählt.

Im Januar 1972 verließ der Organist Reinhold Sobotta die Gruppe. Seinen Platz nahm der Mönchengladbacher Hartmut Scheulgens ein. Scheulgens, gelernter Radio- und Fernsehtechniker mit einem siebenjährigen Klassik-Studium, wurde bereits ein halbes Jahr später durch den Siegener Wolfgang Neuser (Ex-Mushroom) ersetzt. Zum Jahresende nahmen Frenzel, Neuser, Koschmidder und Noske «Hoodoo Man», ihre dritte LP auf und «legten bei den Kompositionen mehr Wert auf einen duften Rhythmus als früher» (Frenzel). «Sie wissen, was sie tun und tun es gut», schrieb MUSIC WEEK; dagegen stufte sie der MELODY MAKER als «Kopisten ersten Ranges» ein, deren Album wie «eine billige Imitation von Deep Purple, Black Sabbath, Led Zeppelin, Emerson, Lake & Palmer und auch Jimmy Smith klingt». Im Pop-Poll 1972 wurde Birth Control, die in Burkhards (Nähe Frankfurt) das Gebäude einer ehemaligen Dampf-Molkerei bezog, als zweitbeste deutsche Gruppe (MUSIKMARKT) eingestuft.

Vor der ersten größeren Deutschland-Tournee im Frühjahr 1973, bei der die «explosivste deutsche Hard Rock-Band» (OBERPFÄLZER NACHRICHTEN) für «Rock-Orgien von höchstem Genuß» (AUGSBURGER ALLGEMEINE) sorgte, verließ Bernd Koschmidder die Band. Für ihn wechselte Peter Föller ein. Darauf folgten Festival-Auftritte in Berlin und Frankfurt (19. Mai); außerdem ein Fernseh-Special in der ARD-Sendung «Klatschmohn» (14. 7.). Im Juli wechselte die Besetzung noch einmal: Bernd Neuser machte für Bernd «Zeus» Held Platz; zudem verstärkte sich Birth Control durch den Gitarristen → Dirk Steffens. Im September tourte Birth Control noch einmal durch

23 deutsche Städte, dabei profilierte sich «Deutschlands Live-Gruppe Nr. 1» als «eine der deutschen Rock-Gruppen, die das Image von Underground-Maulwürfen mit einem Bild von musikalischer Selbstwertschätzung vertauscht haben» (FRANKFURTER RUNDSCHAU), aber auch durch «zumeist einfaches Geklampfe» (SÜDWESTPRESSE).

Im November 1973 nahm Birth Control das Album «Rebirth» auf, das «trotz einiger vermeidbarer Längen wirkliche musikalische Qualitäten erreicht» (WAZ) und «diejenigen in sich Gekehrten erfreuen wird, die in der Ecke stehend den Kopf auf und ab werfen» (RECORD MIRROR).

Dirk Steffens verließ im Januar 1974 Birth Control, die zur Deutschland-Tournee im Frühjahr wieder als Quartett auftraten. Mit Dieter Dierks «Recordomobile» wurden Gastspiele in Freiburg, Attendorn und Dorsten auf Band festgehalten und zum Herbst 1974 als «Live»-Doppelalbum veröffentlicht, das «mitreißenden Rock» (POP) dokumentierte. Nach einer sechswöchigen Deutschland-Tournee im September 1974 traten sie am 28. Oktober im Pariser «Palais des Sports» auf. Für die Leser des MUSIK EXPRESS war Birth Control die beste Live-Band des Jahres.

Auch im März 1975 wurde die Band auf einer Deutschland-Tournee «mit ihrem harten und lauten Heavy-Rock begeistert gefeiert» (BRAVO). Im Sommer tourte das Quartett zwei Monate lang in Spanien. Auf der Herbst-Deutschlandtournee stellten sie ihr neues Album «Plastic People» vor, auf dem sie den Weg von bekannten Heavy-Rock-Riffs zu anspruchsvolleren (und komplizierteren) Klang-Collagen suchten, sich aber in verschiedenen Leitfäden verhedderten. Als Vorgruppe von Blue Öyster Cult traten sie im November 1975 in vier englischen Städten auf.

Die Leser des deutschen Branchen-Blattes MUSIKMARKT wählten Birth Control hinter Silver Convention und→Kraftwerk zur besten deutschen Gruppe. Auf der Herbst-Tournee 1976 präsentierte Birth Control den verstörten Fans eine völlig neue Rock-Konzeption, die sich auf dem Album «Backdoor Possibilities» manifestierte. Im Kompliziertrock und mit gelegentlichen Jazz- und Klassik-Tendenzen erzählen sie die kaum verständliche Geschichte des «typischen Klischeeangestellten, der nichts im Kopf hat, und der sein ganzes Leben nach gewissen Ordnungen und Regeln konzipiert hat, bis er eines Tages auf ziemlich abstrakte Weise mit dem Tod konfrontiert wird» (Held). «Mit dieser Produktion», so der ROLLING STONE, «bleiben sie hinter ihren Fähigkeiten zurück und beschränken sich auf Imitationen ihrer Vorbilder Genesis, King Crimson und Yes».

Bereits auf den letzten fünf Konzerten der Frühjahrstournee 1977 stand für Peter Föller der ehemalige→Message-Bassist Horst Stachelhaus auf der Bühne. Im Mai verstärkte sich die Gruppe durch den Schlagzeuger Manfred von Bohr (der ebenfalls von Message kam).

Auch das Album «Increase», das die Band auf ihre – spärlich besuchte – Herbst-Deutschlandtournee mitnahm, erinnert – vor allem durch den Gesang Bernd Noskes – sehr stark an den LP-Vorläufer, ist aber rhythmischer und geschlossener als «Backdoor Possibilities».

1978 gab Birth Control nur ein einziges Konzert (Brain-Festival Essen, 26. 2. 78) und zog sich zur Denk- und Konsolidierungsphase zurück. Das Album «Titanic», im Sommer produziert, dokumentiert die Rückkehr zu «klassischen» Rock-Rhythmen und läßt vermuten, daß die Gruppe an die Erfolge der frühen siebziger Jahre anknüpft.

Nach Veröffentlichung der LP «Zeus' Amusement» setzte sich Mitte 1978 der Keyboard-Spieler→Zeus B. Held ab, um sich weiteren Solo-Projekten zu widmen.

BIRTH CONTROL (Febr. 1970 – Metronome 40.019)
Bruno Frenzel (Gitarre), Geinhold Sobotta (Orgel), Bernd Koschmidder (Bass), Bernd Noske (Schlagzeug)

OPERATION (Juni 1971 – nicht lieferbar)

HOODOO MAN (Jan. 1973 – CBS 65 316)
Bernd Noske (Schlagzeug, Percussion, Gesang), Wolfgang Neuser (Orgel, Keyboards, Synthesizer, Orgel, Vibraphone), Bruno Frenzel (Gitarre, Gesang), Bernd Koschmidder (Bass)

REBIRTH (Febr. 1974 – CBS 65 963)
Bernd Noske (Schlagzeug, Lead-Gesang, Percussion), Peter Föller (Bass-Gitarre, Lead-Gesang, Triangel), Dirk Steffens (Lead-Gitarre, Gesang, 12-Saiten-Gitarre), Bruno Frenzel (Lead-Gitarre, Gesang, Alt-Saxofon), Bernd Held (Orgel, E-Piano, Mellotron, Flöte, Trompete, Posaune)

LIVE (Sept. 1974 – CBS 88 088)
Doppelalbum. Bruno Frenzel (Gitarre, Gesang, Percussion), Peter Föller (Bass, Lead-Gesang, Percussion), Bernd Noske (Schlagzeug, Lead-Gesang, Percussion), Bernd Held (Orgel, Piano, Gesang, Percussion)

PLASTIC PEOPLE (Sept. 1975 – CBS 80 921)
Bruno Frenzel (Gitarre), Zeus B. Held (Keyboards, Saxofon, Trompete), Peter Föller (Bass, Gesang), Bernd Noske (Schlagzeug, Percussion, Gesang)+Jochen von Grumbkow (Cello), Christoph Noppeney (Bratsche), Friedemann Leinert (Flöte)

THE BEST OF BIRTH CONTROL (CBS 81 362)
Zusammenstellung aus Hoodoo Man, Rebirth und Plastic People.

BACKDOOR POSSIBILITIES (Sept. 1976 – Brain 60.019)
Bruno Frenzel (Gitarre), Zeus B. Held (Orgel, Piano, Synthesizer, Saxofon), Peter Föller (Bass), Bernd Noske (Gesang, Schlagzeug, Percussion)

INCREASE (Sept. 1977 – Brain 60.066)
Bruno Frenzel (Gitarre), Zeus B. Held (Synthesizer, Piano, Keyboards, Saxofon), Horst Stachelhaus (Bass), Bernd Noske (Gesang, Percussion), Manfred von Bohr (Schlagzeug, Percussion)

TITANIC (Sept. 1978 – Brain 60.149)
Bernd Noske (Gesang, Percussion), Bruno Frenzel (Gitarre), Zeus B. Held (Keyboards), Horst Stachelhaus (Bass), Manfred von Bohr (Schlagzeug)

Birth Control, Kleinfeldstr. 30, 5206 Neunkirchen-Seelscheid 1, 0 22 47/31 72

Blonker

Kay Jessen, Gesang (14. 7. 1952, Ahrensburg)
Michael Salamon, Gitarre (6. 8. 1950, Hamburg)
Nicolas Stallard, Keyboards (23. 6. 1952, Mexico-City)
Hermann Quetting, Keyboards (13. 4. 1951, Dortmund)
Thomas Grützmacher, Bass (1. 9. 1953, Hamburg)
Helge Tillmann, Schlagzeug (15. 9. 1954, Hamburg)

Unter dem Phantasienamen Blonker traten 1972 Dieter Geike (Gitarre), Helge Tillmann (Schlagzeug), Thomas Grützmacher (Bass), Michael Topulov (Gitarre) und Manfred Feuerhak (Gesang) in Hamburg erstmals auf. 1974 kam noch der Keyboard-Spieler Hermann Quetting hinzu. Wenig später wurde es still um Blonker.

Erst Anfang 1977 bekam die Band neuen Schwung: Manfred Feuerhak zog sich als Texter von der Bühne zurück und machte Kay Jessen Platz. Das Quintett nahm unter der Obhut des ehemaligen → Randy Pie-Mitglieds Jochen Petersen zum Jahresende die vielversprechende Debüt-LP «Die Zeit steht still» auf. Obwohl nicht immer homogen, gefallen sie darauf sowohl mit ihren intelligenten deutschen Texten, als auch mit leichtfüßigen Rock-Melodien.

Die Gruppe trat am 25. Februar 1978 beim Essener Brain-Festival auf und hinterließ «eine ziemlich schlechte Stimmung im Saal» (Tillmann). Dagegen wurden sie im Juni von 3000 Besuchern des Hamburger Stadtpark-Konzerts ebenso gefeiert, wie bei einem Auftritt im Rahmen der Kieler Woche.

Der Gitarrist und Komponist Dieter Geike verließ Blonker im August 1978. Für ihn kamen Hermann Quetting (Keyboards) und Michael Salamon (Gitarre) in die Band.

DIE ZEIT STEHT STILL (März 1978 – Brain 60.104)
Kay Jessen (Gesang, Percussion), Dieter Geike (Gitarre, Percussion), Nicolas Stallard (Keyboards), Thomas Grützmacher (Bass, Percussion), Helge Tillmann (Schlagzeug).

Kay Jessen, Eppendorfer Landstr. 109, 2000 Hamburg 20, 0 04/48 45 48

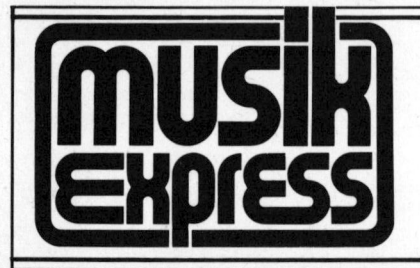

musik express

Boston auf Tour, Bruce Springsteen backstage, Billy Joel zuhause. Unsere Kameras, Mikrofone und Notizblöcke sind dabei.

Bohn, Carsten

Carsten Bohn gehört schon seit dem 8. August 1948 zur «Hamburger Szene». Das musikalische Fundament entstand bei Klavier-, Gesangs- und Ballett-Unterricht. Nachdem er die Beatles konsumiert hatte, gründete er die Schülerband The Rebels und spielte dort Schlagzeug, «denn die Beatles hatten ja auch kein Klavier».

Nach Gastspielen bei verschiedenen Hamburger Bands ersetzte Carsten Bohn schließlich → Udo Lindenberg am Schlagzeug der City Preacher. Am 7. März 1970 hob er mit Jean-Jaques Kravetz und Karlheinz Schott die Gruppe → Frumpy aus der Taufe. Nach der Frumpy-Ära zog sich Carsten Bohn aufs Land zurück, arbeitete mit dem Gitarristen Thomas Kretschmer am Projekt «Dennis» (benannt nach seinem Sohn). Die Experimentier-Band, zu der zeitweilig auch Klaus Briest (Bass), Manfred Rürup (Keyboards) und Michael Kobs (Keyboards) gehörten, spielte eine LP ein und gab ein halbes Dutzend Konzerte. Bohn wirkte bei Wolfgang «Zabba» Lindners Projekt «Vollbedienung» mit, das in zwei Aufführungen (Oktober 1972 in Hamburg, Februar 1973 in Hannover) verwirklicht wurde. Dabei agierten auf der Bühne sieben Schlagzeuger (Carsten Bohn, Zabba Lindner, Lucky Schmidt, Mani Neumeier, Gerd Paetzke, Udo Lindenberg und Hans-Joachim Irmler), ein Bassist, ein Tasten-Spezialist, eine 25köpfige Marsch-Kapelle, ein Ballett und Sketche vortragende Schauspieler. Später erschien unter dem Titel «Vollbedienung» auch eine Langspielplatte, die aber ausschließlich von Wolfgang Lindner und Carsten Bohn betrommelt wurde.

Mit Uli Trepte, dem Ex-Bassisten von → Guru Guru kreierte Carsten Bohn im Januar 1975 die Band Kickbit Information, für die sie auch Willi Pape, Fritz Hegi und Otto Richter gewannen. Im März nahmen Hans Hartmann und Wolfgang Grasekamp die Plätze von Trepte und Hegi ein. Kickbit Information, «eine kraftvolle Jazz-Rock-Head-Music-Band» kam ohne festes Konzept auf die Bühne und «spielte relativ wild drauflos» (Bohn). Die Konzertbesucher, die Verstärker-Brummen und das Stimmen von Instrumenten als Programmbestandteile zu akzeptieren hatten, machten entweder ihrer Entrüstung lautstark kund oder feierten die Darbietungen als neue Kunstformen. Kickbit Information gab das letzte Konzert am 26. Dezember 1975.

Nach einem Frumpy-Revival (die Band gab zehn äußerst erfolgreiche Konzerte) und einer Zeit der Besinnung (dazu gehörte ein dreimonatiger USA-Aufenthalt), startete Carsten Bohn am 2. Juni 1977 seine Solo-Ambitionen unter dem Namen Bandstand. Bohn trommelte Rainer Baumann (Gitarre), Manfred Rürup (Keyboards), Frank Fischer (Bass), Michael Schrader (Percussion), Wigbert Zelfel (Saxofon) und Mitcho Corea (Gitarre) zusammen und stellte auf sieben Hamburger Testkonzerten seine Eigenkompositionen vor.

Für das Album «Humor Rumor», eine autobiografische Bestandsaufnahme holte sich Bohn ein Dutzend Begleitmusiker ins Studio. Das gelungene Werk mit excellenten Arrangements kam als «lockere Platte» (MUSIK JOKER) und «flotter Funky-Rock» (HAMBURGER ABENDBLATT) ans Konsumenten-Ohr. Nach der TV-Sendung «Rockpop» (4. März 1978) ging Bandstand auf eine 10-Tage-Tournee durch Norddeutschland. Mit dabei: Richard Schumacher (Gitarre), Joram Bejarano (Bass), Manfred Rürup (Keyboards), Tommy Goldschmidt (Percussion), Michael Schrader (Percussion), Edna Bejarano (Gesang), Sibille Burghardt (Gesang) und Udo Dahmen (Schlagzeug). Carsten Bohn – «beim Trommeln kann ich nicht vernünftig singen» – spielte e-Piano, Gitarre und sang.

Carsten Bohn & «Zappa» W. Lindner:
VOLLBEDIENUNG (April 1974 – nicht lieferbar)

Dennis:
HYPERTHALAMUS (Nov. 1975 – Nova 6.22 352)
Thomas Kretschmer (Gitarre), Klaus Briest (Bass), Jim Wiley (Bass), Manfred Rürup (Keyboards), Michael Kobs (Keyboards), Willi Pape (Saxofon, Klarinette, Flöte), Olaf Casalich (Percussion), Carsten Bohn (Schlagzeug, Percussion).

Bandstand:
HUMOR RUMOR (Febr. 1978 – Erlkönig INT 148. 405)
Carsten Bohn (Schlagzeug, Gitarre, Gesang, Piano, Percussion), Frank Fischer (Bass), Manfred Rürup (Keyboards, Synthesizer), Rainer Baumann (Gitarre), Roman Bunka (Gitarre), Bob Reed (Percussion), Freya Wippich (Gesang), Muck Groh (Gitarre), Günther Reger (Saxofon), Micho Corea (Gitarre), Peter Wolbrandt (Gitarre), Linda Fields (Gesang).

Carsten Bohn, Schlüterstr. 18, 2000 Hamburg 13, 040/4 10 49 43

Bröselmaschine

Peter Bursch, Gitarre (14. 4. 1949, Duisburg)
Willi Kissmer, Gitarre (24. 12. 1951, Duisburg)
Klaus Dapper, Flöte, Saxofon, Tuba (8. 2. 1948, Duisburg)
Detlef Wiederhöft, Bass (1. 5. 1955, Duisburg)
Waldemar Karpenkiel, Schlagzeug, Percussion (8. 2. 1948, Krefeld)

Zum 68er Ostermarsch kam Joan Baez nach Deutschland und neben ihr marschierten und musizierten Peter Bursch, Lutz Ringer und zwei Sängerinnen, die anderenorts als «Die Anderen» mit Folk-Songs auftraten. Aus «Die Anderen» und dem Folk-Duo Jenni Schücker/Willi Kissmer entstand Ende 1968 die Gruppe Bröselmaschine. Peter Bursch, Lutz Ringer, Jenni Schücker, Willi Kissmer und Angie Theus brachten Erfahrungen mit irischer Folklore (Bert Jansch, Pentangle) bzw. amerikanischen West-Coast-Folksongs ein. Weil sie feststellten, daß sie zudem einen Schlagzeuger brauchten, wurde Mike Hellbach

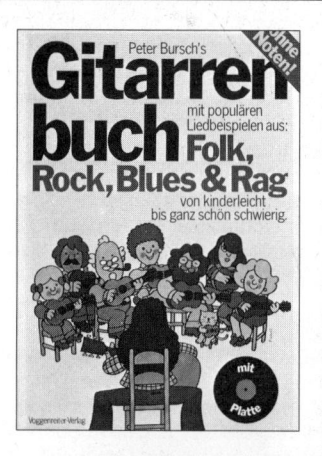

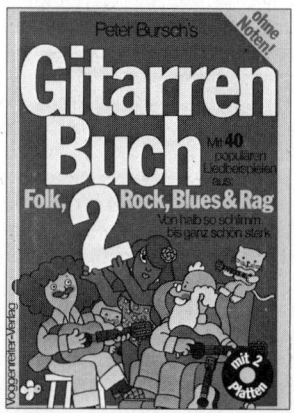

Peter Bursch's Gitarrenbuch Nr. 1

Anschauen, greifen, spielen – und das ohne Noten!
Auf einfache Weise, mit Hilfe populärer Songs, u. a. der Beatles,
der Rolling Stones, von Dylan, Guthrie u. v. m. werden
dem Anfänger, aber auch dem fortgeschrittenen Spieler
verschiedene Techniken erklärt. Dazu wird eine
Schallplatte geliefert, auf der alle Stücke angespielt sind.
Das ist das Geheimnis dieses erfolgreichen Buches,
das bisher über eine Viertel Million mal verkauft wurde.

DM 19,90

Peter Bursch's Gitarrenbuch Nr. 2

Schon das erste Buch hat gezeigt: Gitarrespielen ist
alles andere als stures Schrumm-Schrumm, selbst für den
Anfänger ohne Notenkenntnisse. Hier lernt man spielen
nach Gehör, Rhythmus, mit Köpfchen und „feeling". In diesem
zweiten Band werden die Techniken erweitert und verfeinert,
ohne daß man sich gleich dabei die Finger bricht.
Die Übungen mit Musikbeispielen von Peter Seeger, Donovan,
Simon & Garfunkel, Hannes Wader u.v.a. gehen leicht von
der Hand. Und nebenher erfährt man eine Menge aus
der Folk-Szene und ihrer Geschichte. Dazu gibt es dann
gleich zwei Schallplatten, die zeigen, wie weit man es
mit dieser Gitarrenschule bringen kann.

DM 24,80

Beide Bücher gibt es im Musikfachhandel.

als sechstes Mitglied integriert. Der Name Bröselmaschine bot sich durch die Hasch-Zerbrösel-Maschine und durch ein gleichnamiges Motorrad an, daß Jenni Schückers Freund fuhr. Bröselmaschine, die mit der von Procol Harum gekauften Anlage auf die Bühne gingen, boten neben freien Improvisationen bearbeitete Folksongs internationaler Herkunft. Ähnlich wie bei → Amon Düül, die etwa gleichzeitig starteten, entwickelte sich die Musik der Gruppe aus einem gemeinsamen politisch/gesellschaftlichem Programm. Die Mitglieder der Bröselmaschine lebten als Kommune in Duisburg, betrieben zeitweise eine öffentliche Teestube und beteiligten sich an der Underground-Zeitung «Der Metzger». So reiste zu Konzerten bisweilen ein 30-Mann-Tross an. Durch regelmäßige Burg Waldeck-Auftritte und andere Festival-Engagements «kamen wir mit der Deutsch-Rock-Szene in Verbindung» (Bursch). Daraus ergab sich eine Verbindung zu Rolf Ulrich Kaiser, dem enfant terrible der frühen deutschen Rock-Landschaft. Das Quintett Jenni Schücker (Gesang, Flöte), Willi Kissmer (Gesang, Gitarre, Zither), Lutz Ringer (Bass), Mike Hellbach (Conga, Tabla, Mellotron) und Peter Bursch (Gesang, Gitarre, Flöte) ging im August 1971 ins Studio und spielte die erste Langspielplatte ein. Dabei entstand die bis dahin wohl schönste und durchsichtigste Folkmusik-Produktion deutscher Herkunft.

Nach persönlichen Schwierigkeiten in der Band – ausgelöst durch die Wohngemeinschaft auf engstem Raum – setzten sich Anfang 1973 Mike Hellbach und Jenni Schücker nach Asien ab. Damit gab es Bröselmaschine nicht mehr.

Peter Bursch schloß sein Examen als Vermessungsingenieur ab, wurde Lehrer für Mathematik und Musik an der Gesamtschule und lernte in den USA von Blues- und Folk-Musikern (wie z. B. David Bromberg). In Köln studierte er indische Musik und komplettierte sein «Gitarrenbuch» (ohne Noten!), von dem inzwischen zwei Bände erschienen sind; (Voggenreiter Verlag, Bonn/Bad Godesberg).

Im Frühjahr 1975 rief Peter Bursch befreundete Musiker ins Studio, um sechs Eigenkompositionen und drei traditionelle Folksongs für sein Solo-Album «Peter Bursch und die Bröselmaschine» aufzunehmen. Das Album, stark im Rock angesiedelt (bedingt durch die Studiohilfe der Musiker von → Guru Guru und → Kraan) ist mit dem 71er Album nicht vergleichbar, löst aber durch die exzellente Gitarrenarbeit Peter Burschs durchweg Wohlbefinden aus.

Die Gruppe Bröselmaschine lebte im Sommer 1976 wieder auf, als zu dem Dreiergespann Peter Bursch, Willi Kissmer und Klaus Dapper noch der Bassist Detlef Wiederhöft und der Schlagzeuger Mike Gosen kamen. Diese Sechs (dazu kam noch gelegentlich die Sängerin Gundi Joecker) nahmen «I Feel Fine» auf, mit Sitar-Klängen, Tuba- und Zither-Tönen, elektrischen Gitarren und Saxofon-Sätzen entstand ein hörenswerter «Sofa-Rock» (Song-Titel), «ein grundsolides Vergnügen» (SOUNDS).

Mitte 1978 verließ der Schlagzeuger Mike Gosen die Band. Für ihn wurde Waldemar Karpenkiel als festes Gruppenmitglied integriert. Karpenkiel begann seine musikalische Laufbahn mitte der 60er Jahre bei den Generals, später spielte er mit Klaus Dapper in der Jazz-Rock-Formation Kollektiv.

BRÖSELMASCHINE (Okt. 1971 – nicht lieferbar)

PETER BURSCH UND DIE BRÖSELMASCHINE (März 1976 – Xenophon 161. 012)
Peter Bursch (Gitarre, Gesang), Klaus Dapper (Flöte, Bass, Saxofon, Tuba), Willi Kissmer (Gitarre, Zither), + Mahendra Kapadia (Tablas), Jan Fride (Congas, Schlagzeug), Mani Neumeier (Percussion), Roland Schaeffer (Bass).

I FEEL FINE (Febr. 1978 – Spiegelei 160. 610)
Peter Bursch (Gitarre, Sitar, Zither, Gesang), Klaus Dapper (Flöte, Saxofon, Tuba), Mike Gosen (Schlagzeug, Percussion), Willi Kissmer (Gitarre, Gesang) + Gundi Joecker (Gesang), Waldo Karpenkiel (Schlagzeug, Percussion).

Peter Bursch, Moränenstr. 9, 4330 Mülheim 1, 02 08/5 61 66

Bullfrog

Gerd Hoch, Gesang (16. 2. 1951, Freiburg)
Sebastian Leitner, Gitarre (17. 1. 1953, Freilassing)
Harald Kaltenecker, Keyboards (10. 1. 1950, München)
Vincent Trost, Bass (27. 6. 1942, Stuttgart)
Eddie Pfisterer, Schlagzeug (17. 6. 1951, Waldenberg)

Die Verträge, die eine Münchner Agentur fünf Musikern zuschickte, um die Retorten-Gruppe Bulldogg zu etablieren, trugen das Datum 3. August 1973. Empfänger waren der Österreicher Sebastian Leitner und die Deutschen Gerd Hoch, Vincent Trost, Harald Kaltenecker und Sepp Niemeyer. Alle fünf konnten einschlägige Erfahrungen in verschiedenen Rock-Gruppen vorweisen. Hoch wirkte als Sänger und Gitarrist bei Sound Edge; u. a. zusammen mit → Zeus B. Held. Leitner spielte seit 1967 Gitarre in diversen Amateur-Gruppen und schließlich in der österreichischen Profi-Gruppe Lazarus-Round. Trost gründete 1963 seine eigene Band The German Four, mit der er auch im Hamburger «Star Club» auftrat – um dann in mehreren Jazz-Formationen mitzumischen. Kaltenecker war Bandleader einer Münchner Gruppe, die sich Dream nannte. Als die schützende Hand des Finanziers wegfiel, zeigte sich, daß die musikalischen und menschlichen Gemeinsamkeiten die Basis für eine weitere Zusammenarbeit waren und die Gruppe zog in eine ehemalige Dampfmolkerei des Dorfes Burkhards ein.

Kurz bevor die Gruppe 1976 einen Vertrag mit dem jungen deutschen Rock-Label Sky schloß, wechselte sie neben dem Schlagzeuger (für Sepp Niemeyer kam der Italiener Bruno Perosa) auch den Gruppennamen. «Da schon etliche Gruppen mit dem Namen Bulldogg ihre Werke auf den Markt brachten», stand auf der im Herbst 1976 erschienenen Debüt-LP Bullfrog. Auf Platte brachte das Rock-Quintett jene Musik, die auch bei ihren Live-Auftritten bestens ankam: Schnörkellosen Hard-Rock. Erheblich verfeinert präsentierte sich Bullfrog auf ihrer zweiten Langspielplatte «High In Spirits», die im Dezember 1977 in die Läden kam. Für das exzellente Cover diente (wie schon bei der Debüt-Platte) ein Gemälde des Japaners Aoi Fujimoto als Vorlage und gab einem Album gute Verkaufschancen, das sich durch «lässig-lockeren Rock von sauberer Machart» (MUSIK JOKER) auszeichnete. Anfang 1978 wanderte der Italiener Bruno Perosa ab und machte Eddie Pfisterer Platz. Pfisterer war – ab 1973 – Mitglied der Lübecker Gruppe Waterloo, um danach bei Roxette, einer der ersten deutschen New Wave Bands einzusteigen. Nachdem er bei Roxette als «Eddy the Lad» trommelte, fand er bei Bullfrog als Eddie Pfisterer seine Identität wieder.

BULLFROG (Sep. 1976 – Sky 006)
Sebastian Leitner (Gitarre), Gerd Hoch (Gesang), Harald Kaltenecker (Keyboards), Vincent Trost (Bass), Bruno Perosa (Percussion).

HIGH IN SPIRITS (Dez. 1977 – Sky 012)
Sebastian Leitner (Gitarre), Gerd Hoch (Gesang), Harald Kaltenecker (Keyboards), Vincent Trost (Bass), Bruno Perosa (Percussion).

Bullfrog, Außerhalb 17, 6479 Schotten 17, 0 60 45/15 85

Bundt, Michael

1964, als die Beatlemania ihren Höhepunkt erreichte, lernte Michael Bundt (23. 3. 1949, Mannheim) in der Musikschule Pöhlert die ersten Gitarrengriffe. Zwei Jahre später spielte er bereits mit der Schülerband Masterminding Sounds zu Tanzveranstaltungen auf. 1968 gehörte er zu Mad Fashion, bei denen auch Gagey Mrozeck (Später → Kin Ping Meh) und Steve Robinson (später Aera) musizierten. Unter dem Namen Schildkröteninsel stellte Michael Bundt 1970 seine erste eigene Band zusammen, an der sich auch → Geff Harrison beteiligte.

Michael Bundts 72er Station war die Hard-Rock-Band Medusa, zu der auch Walter Seyffer (Gesang), Hans Frauenschuh (Gitarre) und Freddie Münster (Saxofon) gehörten. Im Dezember 1972 formierten jene vier Medusa-Mitglieder mit dem Schlagzeuger Karl-Heinz Weiler die Band → Nine Days Wonder.

Am 23. März 1975 kündigte der Bassist Michael Bundt seine Nine Days Wonder-Mitgliedschaft und gründete wenig später Nerve. Mit dabei: Der Sänger Mick Pozz, der Gitarrist Hubert Stütz, der Keyboard-Spieler Steve Robinson und der Schlagzeuger Martin Roscoe; auch Chris Klöber (Keyboards) und Sidhatta Gautama (Schlagzeug) zählten kurzfristig zu Nerve. Nach nervigen und erfolglosen Verhandlungen mit verschiedenen Plattenfirmen gab die Gruppe im Juli 1976 ihren Geist auf.

Mit der Feststellung «jetzt mache ich fast alles alleine und laß den ganzen Gruppenmüll hinter mir» schrieb er die Musik zum Kinofilm «Der Traumtänzer» (und bekam darin auch eine Nebenrolle) und realisierte seine erste Solo-LP. Als Co-Autoren und Co-Produzenten gewann er für «Just Landed Cosmic Kid» den → Tritonus-Leiter Peter K. Seiler. Sein «Trivial-Elektronik-Album» (SOUNDS), dessen streckenweise angenehme Synthesizer-Klänge mit schwer einzuordnenden Tiergeräuschen, Texten und Beifallsäußerungen zerrissen sind, widmete er Madame Margaret Trudeau, «weil es mir imponiert hat, daß diese Frau aus ihrer Gesellschaft ausgestiegen ist» (Bundt). Das Album erschien zunächst auf dem Mini-Label Offers, später auf dem WEA-Etikett Asylum. Nach spärlichen Verkaufszahlen trat WEA von einer drei-LP-Option zurück und Bundt zweites Solo-Werk «Neon» wurde auf Blubber Lips veröffentlicht. Dafür suchte er in der Zeitschrift POP («Wer wird mein Covergirl») eine weibliche Person und fand sie in der Friseuse Uschi aus Castrop-Rauxel.

JUST LANDED COSMIC KID (Mai 1977 – Asylum AS 53 069)
Michael Bundt (Synthesizer, Keyboards), + Peter K. Seiler (Keyboards), Bernhard Schuh (Schlagzeug), Carlos Albrecht (Schlagzeug), Inge Laib (Gesang).

Michael Bundt, Theodor-Heuss-Str. 12, 6940 Weinheim, 0 62 01/6 81 95

Can

Michael Karoli, Gitarre (29. 4. 1948, Straubing)
Irmin Schmidt, Keyboards (29. 5. 1957, Berlin)
Jaki Liebezeit, Schlagzeug (26. 5. 1938, Ostrau)

Zur «vielversprechendsten Band der Welt» (NEW MUSICAL EXPRESS) kam es, als der klassisch ausgebildete Pianist und Orchesterleiter Irmin Schmidt und der amerikanische Flötist und Avantgarde-Komponist David Johnson 1968 beschlossen, «etwas Neues zu machen». Dafür waren auch Holger Czukay, Michael Karoli und Jaki Liebezeit zu begeistern.

Irmin Schmidt studierte am Konservatorium Dortmund Waldhorn und Klavier und gründete während dieser Zeit das Dortmunder Jugend-Orchester, mit dem er lokale Konzerte gab. An der Folkwang-Akademie setzte er in den Fächern Komposition, Theorie, Klavier und Orchesterdirigent sein klassisches Training fort; anschließend befaßte er sich in Köln unter Berio, Ligeti und vor allem Stockhausen mit Neuer Musik. Schließlich fand Schmidt, der an einem Opernhaus als Chor-Leiter und -Lehrer angestellt war und verschiedene Kammer- und Symphonieorchester leitete und dabei mehrere Preise gewann (u. a. den Deutschen Rundfunkpreis als bester Nachwuchsdirigent), daß «ich mit dem Konzert-Publikum nichts gemeinsam hatte». 1957 begann er – erstmals – Rock-Musik zu hören.

Auch Holger Czukay ließ sich klassisch an Gitarre und Bass ausbilden, studierte zusammen mit Schmidt bei Stockhausen und arbeitete zeitweise als Musiklehrer.

Michael Karoli lernte als Kind Geige, mit 11 Banjo und mit 14 Gitarre, ließ sich von Django Reinhardt, Wes Montgomery und Jimi Hendrix beeinflussen und schloß sich als Gitarrist verschiedenen Jazz- und Popformationen an.

Jaki Liebezeit spielte zunächst im Schulorchester Trompete, dann Flöte und Schlagzeug. Nach einem längeren Spanienaufenthalt trommelte er in der Free-Jazz-Formation Manfred-Schoof-Quintett.

«Ohne zu wissen, was wir exakt machen wollten» (Schmidt), starteten die Fünf am 19. Juli 1968 das Unternehmen «The Can», so benannt, «weil wir alle Einnahmen in eine gemeinsame Dose warfen». Noch im gleichen Monat mieteten sie sich im Schloß Nörvenich ein, das sie zu einem Studio umfunktionierten. Der farbige Amerikaner Malcolm Mooney empfahl sich im Herbst 1968 als Sänger und wurde sechstes Can-Mitglied. Kurz bevor im Januar 1969 die Gruppe im eigenen Studio die ersten Kompositionen einspielte, verließ David Johnson die Band. Als die Gruppe mit den ersten Bändern bei den Plattenfirmen abblitzte, ließen sie ihr Debüt-Album «Monster Movie» auf eigene Rechnung in 600 Exemplaren pressen. Ende des Jahres '69 veröffentlichte United Artists das Album, für das Liebhaber bereits DM 60,– zahlten, noch einmal.

Live spielte Can 1969 drei Monate lang im Stadttheater Zürich bei Max-Peter Ammans Aufführung des «Prometheus». Im Dezember 1969 trennte sich die Gruppe von dem psychisch kranken Malcolm Mooney, der heute in Harlem als Kunsterzieher arbeitet. Nachdem man über ein Dutzend Sänger ausprobiert hatte («Ihr Fehler war, daß sie richtig singen konnten» – Schmidt), engagierte man im Mai 1970 den Japaner Kenji «Damo» Suzuki. Der ehemalige Straßensänger Suzuki zeichnete sich dann auch dadurch aus, daß er «weniger singt als Worte ins Mikrofon atmet» (MELODY MAKER).

Wie erfolgreich sich Can inzwischen auf Filmmusiken spezialisiert hatte, zeigte sich im Herbst 1970, als ihre Plattenfirma ein «Soundtrack»-Album veröffentlichte, das Melodien aus den Filmen «Deadlock» (Roland Klick), «Cream» (Leonidas Capitanos), «Mädchen mit Gewalt» (Roger Fritz), «Deep End» (Jercy Skolimovsky) und «Bottom»

(Thomas Schamoni) enthielt.

Während des Winters arbeitete Can am Zweitwerk «Tago Mago» (betitelt nach einem Berg), das auf zwei Seiten «eine gewisse Vorstellung dessen gibt, was wir spielen wollen» (Schmidt), während die Seiten drei und vier «aus der Stimmung heraus entstanden, in der wir die ersten beiden Seiten gemacht haben – also etwa eine Entstehungsgeschichte der Platte» (Schmidt). Diese Musik, «eine eigenwillige Mischung aus schwerem Rock-Rhythmus, komplizierten Harmonie- und Melodiefolgen und elektronischen Effekten» (STERN) kam so gut an, daß das Album in der deutschen LP-Bestsellerliste (Platz 38) auftauchte.

Die Gruppe trat 1971 beim Herzberger Pop-Festival, in der Fernseh-Sendung «Berlin am Freitagnachmittag» und im «Beatclub» (7. 8. 71) auf. Danach vertauschten sie ihr Nörvenich-Domizil mit einem ehemaligen Kölner Kino, das sie zum Übungsraum und Studio machten. Der «Volltreffer ihres Lebens» (BRAVO) gelang ihnen mit der Titelmelodie «Spoon» zum Durbridge-Krimi «Das Messer», der im Dezember 1971 über die Bildschirme flimmerte. «Spoon» kletterte bis auf Platz 8 der deutschen Hitlisten und wurde in über 200 000 Exemplaren verkauft. Zudem schrieb Can die Melodien zu den Fernseh-Streifen «Das Millionenspiel», «Ein großer graublauer Vogel», «Tote Tauben», «Alice in den Städten» und «Die letzten Tage von Gomorrha».

Am 4. Februar 1972 gab Can vor knapp 10 000 Besuchern ein Freikonzert in der Kölner Stadthalle. Das mit farbigen Laserstrahlen, Akrobaten und Feuerwerfern bestückte Rock-Spektakel wurde im Auftrag der Gruppe gefilmt. (Ein 50-Minuten-Streifen lief im 3. Programm des WDR).

Als Can zur ersten England-Tournee (29. 4.–19. 5. 1972) aufbrachen, stellte der MELODY MAKER eine Band vor, «deren Musik sich genial vom Rock in England und Amerika unterscheidet, die stark instrumental betont ist, in jazz-ähnlicher Free-Form verläuft und mit einem Rhythmus gesegnet ist, den englische und amerikanische ‹Space Music›-Gruppen nicht besitzen».

Mitte des Jahres wurde die Gruppe vom Saarländischen Rundfunk mit der «Goldenen Europa», dem Sonderpreis der Jury, ausgezeichnet. Im Herbst erschien das Album «Ege Babyasi» betitelt nach einer gleichnamigen Dose mit türkischem Gemüse («Okraschoten aus der Ägäis»), dessen Hersteller «Can» heißt – «ein ausgesprochen hypnotisches Album» (DISC).

Der Name Can tauchte zur Jahreswende in allen relevanten Pop-Polls auf: Beste Pop-Gruppe auf Platten (MUSIK EXPRESS), Gruppe des Jahres (SOUNDS), Beste Pop-Gruppe (POP FOTO), Platz 3 Gruppen Inland (MUSIKMARKT).

Im Frühjahr 1973 ging das Quintett auf eine 60-Tage-Tournee durch England, Frankreich und Deutschland. Darauf folgten die Aufnahmen zur fünften Langspielplatte «Future Days», die – wie für alle anderen Produkte – in eigener Regie und für eigene Rechnung («Inner Space Productions») stattfanden. Es entstand «Can's zugänglichstes Album» (NEW MUSICAL EXPRESS), allerdings «geht alles nach mehrmaligem Hören aufgrund der auffällig dünnen Ideen in ein Ohr hinein und zum anderen heraus» (DISC).

Damo Suzuki (inzwischen verheiratet) verließ die Band am 24. November 1973, um Zeuge Jehovas zu werden. Zu viert ging Can auf eine Frankreich-Tournee, die ihnen zumeist «triumphale Erfolge» (POP) bescherte. Als beste Platten-Gruppe und beste Live-Gruppe wurden Can im Pop-Poll von POPFOTO gelistet.

Der dritte England-Besuch im Januar/Februar 1974 entpuppte sich als «höchst erfolgreiche Tournee» (MELODY MAKER); ihr Konzert im Londoner «Lyceum» wurde von der BBC aufgezeichnet und in der «In Concert»-Sendung wieder ausgestrahlt. Außerdem waren sie Gäste im «Old Grey Whistle Test». Zum sensationellen Preis von 97 p und in limitierter Auflage wurde im Oktober 1974 in England (ausschließlich) das Album «Limited Edition» veröffentlicht. 13 bislang nicht publizierte Stücke dokumentierten ihre Entwicklung von Malcolm Mooney's Tagen bis zur Gegenwart. Auf dem als «keineswegs fehlerlosen» (NEW MUSICAL EXPRESS) und «großartigen» (MELODY MAKER) rezensierten Werk zeigte sich, warum Can «musikalisch fast unangreifbar geworden ist: Sei es Stockhausen, Klassik, Jazz oder orientalische Musik – die Gruppe integriert die verrücktesten Einflüsse» (SOUNDS). Zwei Monate danach schickte die Gruppe das Neuprodukt «Soon Over Babaluma» in die Läden, das als «40 Jahre ihrer Zeit voraus» (NEW MUSICAL EXPRESS), als «großartiges Album einer der bedeutendsten europäischen Bands» (MELODY MAKER) empfunden wurde.

Zur Verkaufsunterstützung tourten Can wiederum durch England und gaben «ganz brillante» Konzerte (NEW MUSICAL EXPRESS). Anschließend stellte sich die vielgelobte Band in Belgien, Frankreich, Spanien und Portugal vor.

Eine 15-Tage-Tournee im Mai 1975 durch England und August-Auftritte in Frankreich (u. a. 6. 8. im Amphitheater Arles) unterstrichen, daß Can im westeuropäischen Ausland begehrter als in Deutschland war, wo sie sich lediglich in der Fernsehsendung «POP 75» blicken ließen. Irmin Schmidt: «In Deutschland ist jede Tournee für uns ein Risiko. Die Möglichkeit, Geld zu verlieren ist größer, als die Chance, etwas zu verdienen.»

Im November 1975 veröffentlichte die «konsequent experimentelle Gruppe» (THE ENCYCLOPEDIA OF ROCK) das Album «Landed», das mit «Hunters And Collectors» die Titelmelodie der TV-Serie «Eurogang» enthält. Damit festigten sie ihren Ruf als «eine der fortschrittlichsten Bands dieses Planeten» (MELODY MAKER) und erwiesen sich nach → Tangerine Dream und → Kraftwerk als im Ausland umsatzstärkste deutsche Rockgruppe. Am 18. November 1975 trat Can in der englischen TV-Sendung «Old Grey Whistle Test» auf, fünf Tage später gaben sie ein Konzert im Londoner «Dury Lane».

Das im Frühjahr 1976 erschienene Doppelalbum «Unlimited Edition» enthält sowohl die beiden Plattenseiten der (1974 veröffentlichten) «Limited Edition» als auch weitere, bislang nicht publizierte Can-Bänder aus den Jahren 1968–1975. Zu allen 19 Titeln notiert die Plattenhülle die jeweiligen Aufnahmedaten. Irmin Schmidt erklärte zur Arbeitsweise der Band: «Der Titel ‹Cutaway› auf dieser LP ist eine Collage von Sachen, die durch sieben Jahre hindurchgehen, teilweise in verschiedenen Geschwindigkeiten hintereinander kopiert, übereinander usw. Das ist eine der möglichen Techniken: das aufgenommene Material einfach als Material zu betrachten, mit dem man nochmal Musik macht. Wir schließen eigentlich überhaupt keine Möglichkeit aus, auf was auch immer für eine Art Musik zu machen, sofern daraus welche wird».

Mit einem völlig neuen Album-Konzept wartete Can bei «Flow Motion» auf, das im Gegensatz zu den früheren experimentellen und zum Teil anarchistischen Werken leicht eingängige Themen im Disco-Beat mit Walzer-, Tango- und Reggae-Rhythmen beinhaltet. Das «monotone und unambitionierte Album» (ROLLING STONE) enthält auch die Single «I Want More» mit der Can im Herbst 1976 in die englischen Charts (Platz 19) einzog und in der Sendung «Top Of The Pops» zu sehen war.

Zum Weihnachtsfest überraschte die Gruppe auf einer Single mit einer eigenwilligen Disco-Version von «Silent Night». Vor Jahresende und zur Produktion des Albums «Saw Delight» stießen der Bassist Rosko Gee (früher bei Traffic) und der Perkussionist Reebop Kwaku Baah zu Can. Fortan zog sich Holger Czukay vom Bass zurück um mittels Transistorradio, Recorder und Bandgerät zu experimentieren. So blendete er während der Konzerte etwa Sportübertragungen oder laufende Musiksendungen ein, die er mittels einer Morsetaste auf den Can-Rhythmus synchronisierte. In dieser Funktion agierte Czykay auch auf «Saw Delight», einem Album, das an frühere experimentelle Arbeiten anschließt, jedoch durch «Bassmann Rosko Gee und das Perkussions-As Reepob einen ungewohnten afrikanischen Einschlag enthält» (MUSIC WEEK).

Vom 10.–27. März 1977 absolvierte Can erneut eine England-Tournee. Nach dem 15. April tourten sie in Deutschland, Spanien, Frankreich, Portugal und der Schweiz. Das deutsche Fernsehen präsentierte Can in der «Info-Show» (19. 6.) und in «Musik Extra 3». Das im Winter 1977 – ohne Holger Czukay – aufgenommene Can-Produkt «Out Of Reach» läßt die Kreativität und Durchsichtigkeit früherer Produkte vermissen und muß zu den schwächsten Werken der Band – «Gute Nacht» (NEW MUSICAL EXPRESS) – gezählt werden.

Warum Can zu den international anerkannten avantgardistischen

Rockgruppen gerechnet wird, dokumentiert «Cannibalism», ein nur in England veröffentlichtes Album, das ausschließlich aus früheren Arbeiten besteht, die von der Gruppe «bearbeitet» und angeglichen wurden.

Am 21. 10. 1978 stellte Can in der «Plattenküche» (mit Bassist Holger Czukay) die Single «Can Can» vor. Bedingt durch eine 10-jährige Zusammenarbeit «nach der jeder mal seine eigenen Wege gehen möchte» (Schmidt) bestand Can Ende 1978 nur noch aus Michael Karoli, Irmin Schmidt und Jaki Liebezeit. Holger Czukay, Rosko Gee und Reepob Kwaku Baah wurden als «assoziierte Mitglieder» geführt.

MONSTER MOVIE (Dez. 1969 – United Artists LBS 83 342 I)
Irmin Schmidt (Orgel), Jaki Liebezeit (Schlagzeug), Holger Czukay (Bass), Michael Karoli (Gitarre), Malcolm Mooney (Gesang)

SOUNDTRACKS (Okt. 1970 – United Artists LBS 83 437 I)
Irmin Schmidt (Orgel), Holger Czukay (Bass), Jaki Liebezeit (Percussion, Flöte), Michael Karoli (Gitarre), Damo Suzuki (Gesang, Malcolm Mooney (Gesang)

TAGO MAGO (Aug. 1971 – United Artists UAS 29 211/12 XD)
Doppelalbum. Holger Czukay (Bass), Michael Karoli (Gitarre), Jaki Liebezeit (Schlagzeug), Irmin Schmidt (Orgel, E-Piano), Damo Suzuki (Gesang)

EGE BAMYASI (Okt. 1972 – nicht lieferbar)
Michael Karoli (Gitarre), Damo Suzuki (Gesang), Jaki Liebezeit (Percussion, Flexaton), Irmin Schmidt (Orgel, E-Piano, Violine, Steel-Gitarre), Holger Czukay (Bass)

FUTURE DAYS (Sept. 1973 – United Artists UAS 29 505 I)
Michael Karoli (Gitarre), Damo Suzuki (Gesang), Jaki Liebezeit (Percussion), Irmin Schmidt (Keyboards), Holger Czukay (Bass)

LIMITED EDITION (Aug. 1974 – nicht lieferbar)

SOON OVER BABALUMA (Okt. 1974 – United Artists UAS 29 673 I)
Michael Karoli (Violine, Gitarre, Gesang), Irmin Schmidt (Orgel, E-Piano, Gesang, Percussion), Jaki Liebezeit (Percussion), Holger Czukay (Bass)

OPENER (Sunset SLS 50 400)
Zusammenstellung aus Ege Bamyasi, Future Days und Soon Over Babaluma

LANDED (Nov. 1975 – HÖRZU 1 C 062-29 600)
Michael Karoli (Gitarre, Geige, Gesang), Irmin Schmidt (Keyboards, Synthesizer, Gesang), Holger Czukay (Bass, Gesang), Jaki Liebezeit (Percussion) + Olav Kübler (Saxofon)

UNLIMITED EDITION (Mai 1976 – Harvest 1 C 148-29 653/54)
Doppelalbum. Michael Karoli (Gitarre), Irmin Schmidt (Keyboards), Holger Czukay (Bass), Jaki Liebezeit (Schlagzeug), Malcolm Mooney (Gesang), Damo Suzuki (Gesang)

FLOW MOTION (Okt. 1976 – Harvest 1 C 062-31 837)
Michael Karoli (Gitarre, Geige, Gesang), Holger Czukay (Bass, Gesang), Jaki Liebezeit (Percussion, Gesang), Irmin Schmidt (Keyboards, Synthesizer, Gesang), + Peter Gilmour (Gesang), René Tinner (Gesang)

SAW DELIGHT (April 1977 – Harvest 1 C 064-32 156)
Michael Karoli (Gitarre, Geige, Gesang), Irmin Schmidt (Keyboards, Synthesizer, Gesang), Holger Czukay (Spezialeffekte), Jaki Liebezeit (Schlagzeug, Gesang), Rosko Gee (Bass, Gesang), Reebop Kwaku Baah (Percussion, Gesang)

OUT OF REACH (März 1978 – Harvest 1C 066-32 715)
Michael Karoli (Gitarre, Geige), Irmin Schmidt (Keyboards), Jaki Liebezeit (Schlagzeug), Rosko Gee (Bass, Gesang), Reebop Kwaku Baah (Percussion, Synthesizer, Gesang)

CANNIBALISM (Okt. 1978 – nicht lieferbar)

CAN (Dez. 1978 – Harvest 1C 066-45 099)
Michael Karoli (Gitarre, Bass, Gesang), Irmin Schmidt (Keyboards, Synthesizer), Rosco Gee (Bass), Jaki Liebezeit (Schlagzeug), Reebop Kwaku Baah (Percussion)

Hildegard Schmidt, Postfach 350 205, 5000 Köln 30, 02 21/50 39 19

Caro

Josée Caroline Tollenaar (24. 2. 1958), Tochter eines holländischen Steptänzers, wuchs in Gießen auf. In der örtlichen Diskothek «Domizil» erzählten ihr «Leinemann» (eine Hamburger Skiffle-Rock-Band) von der Hamburger Szene. In Hamburg lernte sie Blues und Boogie Woogie, vor allem von dem Pianisten Vince Weber.

Im Spätherbst 1975 wurde sie Mitglied der Rock-Band Pussy: «Die spielten Rhythm & Blues-Stücke, die ich kannte, da konnte ich sofort einsteigen» (Caro). Pussy wurde im Sommer 1974 von Abraham Wallenstein (Gesang, Gitarre) und Peter Urban (Keyboards) gegründet. Ihre Mitspieler hießen Wolfgang Heinitz (Bass), Christian Seidenstikker (Gitarre) und Reinhard Lehmann (Schlagzeug). Abraham Wallenstein und Christian Seidensticker verabschiedeten sich im Mai 1976; dafür kam Karsten Hoock in die Band. Anfang 1977 übernahm Klaus Hormann den Bass von Wolfgang Heinitz.

Nahezu synchron mit einer STERN-Titelgeschichte über die deutschen Rockladys, zu denen Caro, «die Ansehnlichste», ebenso gezählt wurde, wie → Inga Rumpf, → Jutta Weinhold und Ingeburg Thomsen (→ Rudolf Rock und die Schocker), wurde Caro mit erheblichen Werbe- und Promotionsaufwand aus der Anonymität der Gruppe Pussy herausgehoben und als «Entdeckung des Jahres auf der deutschen Rockszene» (BRAVO) Medien und Konsumenten vorgestellt. Die übrigen Pussy-Mitglieder fungierten fortan unter der Bezeichnung JCT Band als Caros Begleitmusiker. Doch nun, so DER SPIEGEL, war «die Tollenaar, die durch Musizierlust die Hamburger-Szene in kleinen Pinten zum Jubeln brachte, nur noch die Hälfte wert.»

Durchweg positiv wurde ihr «Machwerk» (SOUNDS), die Debüt-LP «It's Nothin' But Higher» beurteilt. In ihrem Vortrag gefälliger Blues-Rock-Titel entdeckte die BWZ die «Unverblümtheit einer Emmylou Harris mit der bitteren Nachdenklichkeit einer Joni Mitchell und der exzentrischen Kraft einer Janis Joplin».

Spätestens in April 1978 war Caro kein «Geheimtip der Rockszenene» (POP) mehr. Die Deutsche Phono-Akademie zeichnete sie in der Kategorie «Künstler des Jahres/Nachwuchssolist Pop National» mit dem Deutschen Schallplattenpreis aus.

Mit dem seit Januar 1978 engagierten Schlagzeuger Sidhatta Gautama (für Reinhard Lehmann) stellte sich Caro und Band in zahlreichen Fernsehsendungen vor (u. a. «Pop 78», «Plattenküche», «Szene 77») und spielte im Vorprogramm der Climax Blues Band, wo sie allerdings wie ein «Absteiger» (HAMBURGER MORGENPOST) aussah. Im Herbst 1978 gab Caro ihren – vorläufigen – Bühnenrücktritt bekannt. «Ich will jetzt meinen eigenen Dingen nachgehen», ließ die sensible Sängerin wissen, «mehr Technik lernen, Songs schreiben und Distanz zu dem finden, was bislang gelaufen ist». Der Torso JCT Band alias Pussy war damit auch nicht mehr lebensfähig. Keyboard-Spieler Dr. phil. Peter Urban, (der mit der Arbeit «Die Poesie des Popsongs» promovierte): «So haben wir uns das nicht vorgestellt. Da denkt man mit Wehmut an die alten Tage».

IT'S NOTHIN' BUT HIGHER (Nov. 1977 – Pinball Records 6.23306)
Caro Tollenaar (Gesang), Peter Urban (Keyboards), Karsten Hoock (Gitarre), Bernd Gärtig (Gitarre), Dave King (Bass), Tom Holm (Schlagzeug), Peter Levinson (Percussion), Heinz von Hermann (Saxofon), Freddie Lhost (Klarinette), Ralf Balschun (Harmonika)

Pinball Records, Innocentiastr. 2, 2000 Hamburg 13, 0 40 /45 64 56

Checkpoint Charlie

Uwe von Trotha, Sprache (10. 8. 1941)
Wilfried Sahmen, Gitarre (17. 1. 1955, Karlsruhe)
Joachim Krebssalat, Keyboards (27. 11. 1952, Karlsruhe)
Jürgen Bräutigam, Bass, Gesang (24. 9. 1954, Karlsruhe)
Lothar Stahl, Schlagzeug (2. 12. 1954, Karlsruhe)

Mit Rockmusik und deutschen Texten gegen «Spießer, kalte Krieger, verkalkte Offiziere, ganz bestimmte Politiker und Schreibtischtäter mit Unterleibern von Käthe-Kruse-Puppen» trat 1967 die Gruppe Checkpoint Charly an.

Auf Straßen, Uni-Feten und in Jugendzentren nahmen die Politrocker unverschlüsselt zu Gegenwartsthemen Stellung und verfehlten dabei – durch bewußte Provokationen der Zuhörer – nicht selten ihr Ziel.

Checkpoint Charly gehörte – ebenso wie Reinhard May, Insterburg & Co oder Schobert & Black – zu den Vortragenden auf dem letzten «Burg Waldeck-Festival».

Ein Live-Mitschnitt eines Konzertes an der Uni Erlangen erschien 1970 als Langspielplatte. In der «Scheiße» betitelten «Rock-Operette» beschäftigten sie sich mit den Problemen des Umweltschutzes. Durch zahlreiche Auftritte gehörte Checkpoint Charly Ende der 60er Jahre ebenso zum festen Bestandteil der studentischen Oppositionsbewegung, wie → Floh de Cologne und → Ton Steine Scherben. Als Beispiel für die deutsche Rockszene und den Begriff «Rock und der Anspruch kuitischer Aufklärung» fand Checkpoint Charly Eingang in die 13-teilige NDR-Sendereihe «Sympathy For The Devil».

1971 löste sich die Gruppe wegen mangelnder gemeinsamer Zielvorstellungen kurzfristig auf. Mit dem Programm «Notwehr», einer antimilitärischen Show, ging Checkpoint Charly 1972 wieder auf die Straße. Mit dabei: Uwe von Trotha (Sprache), Joachim Krebssalat (Orgel), Harald Lindner (Gesang), Werner Heß (Bass) und Bernd Schneider (Schlagzeug). Ein 30-Minuten-Live-Mitschnitt ihres damaligen Programms wurde vom Hessischen Rundfunk im Fernsehen gezeigt.

Nach «Tourneestreß, ohne finanzielle Basis und 'nem Haufen Schulden» (Selbstdarstellung) verschwand das Rock-Theater 1973 von der Bildfläche.

Erst 1977 kehrten Uwe von Trotha (Sprache), Joachim Krebssalat (Keyboards), Wilfried Sahmen (Gitarre), Jürgen Bräutigam (Bass) und Lothar Stahl (Schlagzeug) mit der Rock-Revue «Blutsturz» in die Rock-Szene zurück. Die Gruppe beteiligte sich 1977 am Vlotho-Festival und der 78er Folgeveranstaltung an der Porta Westfalica, dem größten Subkultur-Festival Deutschlands.

Ihre LP «Frühling der Krüppel» erschien 1978 bei Schneeball Records (Musik im Vertrieb der Musiker) und hat Beschreibungen vom «Wahnsinn des deutschen Alltags» zum Inhalt: Auf nur drei Titeln prangern sie mit hintergründiger Rockmusik den Konsumterror an («Wenn sie dich verkaufen wollen, laß dich nicht von ihrem Wahnsinn überrollen»), zeichnen das Leben «Vom Fritzle» nach («Er gewöhnt sich jetzt das denken ab») und offerieren unverständliche Philosophien («Du schwarzer Spaziergänger mit den unparfümierten Gesichtszügen; der Stein in deinem Kopf, ein versteinerter Traum, ist wie die Steine dieser Stadt»).

GRÜSS GOTT MIT HELLEM KLANG (1970 – nicht lieferbar)

FRÜHLING DER KRÜPPEL (Mai 1978 – Schneeball 2015)
Uwe von Trotha (Sprache), Wilfried Sahmen (Gitarre), Joachim Krebssalat (Keyboards, Synthesizer), Jürgen Bräutigam (Bass), Lothar Stahl (Schlagzeug, Percussion)

Checkpoint Charly, Untere Hauptstr. 210, 6749 Freckenfeld, 06 34 23/2 09

City

Toni Krahl, Gesang, Gitarre (3. 10. 1949, Berlin)
Fritz Puppel, Gitarre (2. 12. 1945, Sprottau)
Georgi Gogow, Bass (12. 7. 1948, Momtschilgrad/Bulgarien)
Klaus Selmke, Schlagzeug (21. 4. 1950, Berlin)

Die Rockgruppe, die Anton Krahl, Klaus Selmke und Fritz Puppel im Mai 1974 mit dem Bulgaren Georgi Gogow gründeten, nannten sie City Rock Band. Krahl, Selmke und Puppel sind Absolventen der Spezialklasse für Tanzmusik an der Musikschule Berlin-Friedrichshain; Gogow studierte an der staatlichen Musikschule in Russe (Bulgarien). Das Programm, bestehend aus einer «Synthese zwischen dynamischer Rockmusik, Jazz-Rock und Folklore» (Selbstdarstellung) fand Anklang: 2. Platz Musikauktion Jena 1974, 1. Platz Musikauktion Berlin 1975, 1. Platz Musikauktion Cottbus 1976.

Im Juli 1978 durfte die neben den → Puhdys beliebteste DDR-Gruppe erstmals zu Konzerten in die Bundesrepublik reisen. Hier wirkte ihr Vortrag «primitiv, einstudiert und ohne Freude musiziert» und erst bei improvisierten Instrumentalstücken bemerkte die SÜDDEUTSCHE ZEITUNG «hohe Musikalität und technische Perfektion».

Ihr Debüt-Album «City», das in der DDR schon 120 000 Käufer fand, beinhaltet neben einer 17-Minuten-Version ihrer Erfolgs-Ballade «Am Fenster» fünf anspruchslose Rock-Songs.

CITY (Juni 1978 – Telefunken 6.23513)
Georgi Gogow (Bass), Toni Kahl (Gesang, Gitarre), Fritz Puppel (Gitarre), Klaus Selmke (Schlagzeug)

Pool Musikproduktion, Großbeerenstr. 88, 1000 Berlin 61, 0 30/2 51 05 21

Cluster

Dieter Moebius, Synthesizer, Gitarre (16. 1. 1944, Appenzell)
Hans-Joachim Roedelius, Keyboards, Gitarre (24. 10. 1934, Berlin)

Konrad «Conny» Schnitzler rief im November 1969 mit Dieter Moebius und Hans-Joachim Roedelius die Gruppe Kluster ins Leben. Moebius studierte in Berlin Grafik und lernte als Kneipenwirt Hans-Joachim Roedelius kennen.

Roedelius wurde in der DDR Soldat der Nationalen Volksarmee, versuchte zu desertieren und verbrachte zwei Jahre im Gefängnis Bauzen. Er war anschließend Krankenpfleger, Buchklubvertreter und studierte (in West-Berlin) Werbung. Zwischen 1963 und 1967 verbrachte er als Bauarbeiter, Kellner, Reiseleiter und Masseur auf Korsika. Erst 1969 begann er als Autodidakt Gitarre, Geige, Cello und Orgel zu spielen.

Auf ihrer ersten gemeinsamen Langspielplatte «Klopfzeichen» ließen sie nur auf eine Seite Musik pressen, die zweiten zwanzig Minuten waren Texten verschiedener Autoren vorbehalten, die sich mit Umweltproblemen beschäftigten. Auch die zweite, ein halbes Jahr später erschienene und wiederum bei Schwann verlegte Produktion «Kluster Zwei Osterei» war nach diesem Konzept angelegt.

Im September 1970 trat das Trio beim Pop-Festival in Fehmarn auf. Nach einem letzten Live-Konzert in Göttingen setzte sich im Mai 1971 Conny Schnitzler nach Berlin ab, wo er unter dem Namen «Kluster und Eruption» mit verschiedenen Musikern weiterarbeitete. Dieter Moebius und Hans-Joachim Roedelius spielten als Duo weiter und dokumentierten die Besetzungsänderung durch das C im Namen Cluster. Ihr erstes, von Philips veröffentlichtes Album («Cluster») erschien im Herbst 1971, das SOUNDS im Pop-Poll 1971 zu den 10 «Langspielplatten des Jahres» zählte. Die SÜDDEUTSCHE ZEITUNG: «Die Musik der Gruppe Cluster ist so neu und so wichtig, weil sie das, was man sonst als total unkommunikatives Experiment aus der elektronischen E-Musik kennt, mit dem musikalischen Geist der Popmusik beseelt, ohne wiederum die Methoden der Popmusik einfach zu übernehmen. Die stille Selbstverständlichkeit, mit der die sinnlichen Erfahrungen mit Popmusik plötzlich in eine neue Musikform einmünden, ist ein Prozeß, der einmal mehr beweist, daß die relevanten Impulse für eine neue Musik nicht von den Akademien und der kaum mehr verständlichen Musica-Viva-Experimentiererei ausgehen.»

Im Januar 1972 nahmen Moebius und Roedelius das zweite Cluster-Album auf. «Was sich da voluminös und träge heranwälzt, tönt wie das elektronische Klanggemälde zu einem Zeitlupenfilm der Schöpfung. Das ist Sphären-, Milchstraßen- und Lichtjahrmusik» (W. Trenkler). Die «Lärmsägen» (DIE WELT) erzeugten ihre «spontane elektronische quadrofonische Musik» (Selbstdarstellung) im eigenen Studio im niedersächsischen Dorf Forst und rückten gelegentlich mit den elektronischen Instrumenten aus, um live aufzutreten, vornehmlich in Kunsthallen und Museen, zudem auf der Spielstraße der Olympischen Spiele 1972 in München. Ab Mai 1973 arbeiteten Dieter Moebius und Hans-Joachim Roedelius zweigleisig. Zum einen setzten sie ihre Cluster-Experimente fort, zum anderen spielten sie als → Harmonia mit Michael Rother zusammen.

Mit der im Herbst 1974 aufgenommenen LP «Zuckerzeit» gelang ihnen, so SOUNDS, «ein kleines Meisterstück der ironischen Synthesizer-Kunst». Tatsächlich unterscheiden sich Moebius/Roedelius von den strengen Synthesizer-Arbeiten der Gruppen → Tangerine Dream und → Kraftwerk durch ‹verzuckerte› Klangfarben und heiteres Spiel.

Auch das Folge-Album «Sowieso» macht deutlich, daß die verträumt-friedlichen Elektronik-Klänge in einem ländlichen Anwesen im Weserbergland entstanden sind.

Im Frühsommer 1976 tauchte der englische Elektronik-Spezialist Brian Peter George Eno zur Zusammenarbeit im Weserbergland auf. Eno, früher Mitglied der Gruppe Roxy Music und im Duo mit Robert Fripp arbeitend, zählt zu den Rock-Avantgardisten. Eno lernte Moebius/Roedelius bei einem 74er Konzert in Hamburg kennen und äußerte: «Die wichtigste Rockmusik, die heutzutage gemacht wird». Das gemeinsame Plattenprodukt «Cluster & Eno» wirkte allerdings unhomogen. Obwohl «die pastoralen elektronischen Klangmalereien streckenweise angenehm im Ohr sind», befand der NEW MUSICAL EXPRESS, «ist es kein bemerkenswertes Album». Der österreichische Rundfunksender Ö 3 wählte die Produktion zur Instrumental-LP des Jahres 1977.

Eine besonders nuancenreiche Produktion entstand unter Einsatz herkömmlicher Instrumente und elektronischer Ausrüstung unter dem Stichwort «Lilienthal» durch eine Zusammenarbeit von Dieter Moebius, Helmut Hattler (→ Kraan), Conny Plank, → Alto Pappert, Okko Bekker und Asmus Tietchens.

Zu den elektronischen Experimentierwerken muß Roedelius' Solo-LP «Durch die Wüste» gezählt werden. Im Gegensatz zu den fließenden Klangmustern der Cluster-Werke und des «Lilienthal»-Albums kombiniert Roedelius «holpernder Rock, schräge orientalische Harmonien, afrikanische Rhythmik, neoromantisch-impressionistische Klavierklimpereien und konkrete Geräuscheinblendungen» (SOUNDS). Für die bereits 1976 aufgenommenen Titel konnte Hans-Joachim Roedelius erst 1978 eine Plattenfirma finden.

Weitere Zusammenkünfte des – live nie auftretenden – Duos Cluster mit dem Engländer Eno mündeten 1978 in das Album «After The Heat». Das Zweit-Werk des Trios ist geschlossener konzipiert, weniger pathetisch und dafür rockiger aufbereitet und somit wohl auch erfolgreicher.

KLOPFZEICHEN (Dez. 1970 – nicht lieferbar)

KLUSTER ZWEI OSTEREI (1971 – nicht lieferbar)

CLUSTER (1971 – nicht lieferbar)

CLUSTER II (April 1972 – Brain 1006)
Dieter Moebius, Hans-Joachim Roedelius (alle Instrumente)

ZUCKERZEIT (Febr. 1975 – Brain 1065)
Dieter Moebius, Hans-Joachim Roedelius (Orgel, Piano, Synthesizer, E-Gitarre, Hawai-Gitarre)

SOWIESOSO (Okt. 1976 – Sky 005)
Dieter Moebius, Hans-Joachim Roedelius (alle Instrumente)

CLUSTER & ENO (Okt. 1977 – Sky 010)
Dieter Moebius, Hans-Joachim Roedelius, Brian Eno + Holger Czukay (Bass), Okko Bekker (Gitarre), Asmus Tietchens (Synthesizer)

LILIENTHAL (April 1978 – Brain 60.117)
Dieter Moebius (Synthesizer, Gitarre, Percussion), Asmus Tietchens (Synthesizer, Schlagflügel), Okko Bekker (Synthesizer, Keyboards, Percussion, Gesang, Gitarre), Conny Plank (Synthesizer, Gitarre, Gesang), Alto Pappert (Saxofon, Schlagzeug, Bass, Flöte), Helmut Hattler (Bass)

DURCH DIE WÜSTE (Mai 1978 – Sky 014)
Hans-Joachim Roedelius (Keyboards, Percussion, Stimme, Bass), Joso Christo (Gitarre, Bass), Conny Plank (Gitarre, Percussion, Synthesizer), Dieter Moebius (Synthesizer)

AFTER THE HEAT (Dez. 1978 – Sky 021)
Dieter Moebius, Hans-Joachim Roedelius, Brian Eno + Holger Czukay (Bass)

Cluster, Alter Weserhof, 3454 Forst, 0 55 31/87 56

Condor

Axel Linstädt, Gesang, Gitarre, Keyboards (19. 8. 1947, Nürnberg)
Johnny Fickert, Gesang, Percussion (31. 10. 1947, Nürnberg)
Ulrich Ruppert, Bass (18. 5. 1947, Münchberg, Ofr.)
Rolf Gröschner, Schlagzeug (4. 12. 1947, Nürnberg)

Die Gruppe Condor hieß zehn Jahre lang Improved Sound Limited und ist wohl die am längsten in unveränderter Besatzung spielende deutsche Rockgruppe. Schon zu Schulzeiten (1961) skiffelten Axel Linstädt, Lothar «Johnny» Fickert, Uli Ruppert und Rolf Gröschner zusammen. Über den Modern Jazz kamen sie in der Beatles-Ära zum Pop. In jenen Tagen trat das Quartett unter dem Namen The Blizzards auf und wurde zeitweilig von Jonas Porst gemanagt, dem späteren Impressario, der gleichfalls in Nürnberg beheimateten → Ihre Kinder. 1965 begleiteten sie in den Schulferien den Schlagersänger Roy Black, beendeten aber die Zusammenarbeit vorzeitig («Den Dreck mach' bitte ohne uns.»). 1966 schrieb der Bayerische Rundfunk den Wettbewerb «Meet the Beat» aus. Improved Sound Ltd. belegten vor 80 Gruppen den 1. Platz. Als die Gruppe auf der Hochzeit des Verlegers und früheren «M»-Chefredakteurs Walther H. Schünemann zum Tanz aufspielte, wurde der Schwabinger Jungfilmer Rob Houwer auf sie aufmerksam. In den folgenden Jahren standen ihnen zahlreiche Film-Musik-Auftragsproduktionen ins Haus. U. a. komponierte Axel Linstädt, der an der Berliner Hochschule für Musik studierte, für Michael Verhoevens «Engelchen macht weiter, hoppe, hoppe Reiter», zu «Bettelstudent», «O.K.» und «Wer im Glashaus liebt». Verhoeven: «Das ist eine Wunderband, so etwas gibt es in ganz Deutschland nicht.» Aber auch Fernseh-Sendungen, so «Der Kommissar», «Die

Spielschule» und «Der 6. Tag» wurden mit Melodien von Improved Sound Ltd. unterlegt, die am 15. 4. 1969 als bürgerlich-rechtliche Gesellschaft formell etabliert wurde. Die erste Single-Aufnahme bei Polydor mit dem Wettbewerbs-Titel aus «Meet the Beat» wurde eine Pleite. Linstädt: «Wir waren blutige Amateure, und vom Geschäft verstanden wir nichts. Da muß man ganz anders reinbuttern, wenn man Erfolg haben will.» Als erste Langspielplatte wurde von ihnen der Soundtrack eines Filmes veröffentlicht. Mitte 1971 erschien ihr Doppelalbum «Improved Sound Limited», das von BRIGITTE als «musikalisch originell mit verzinkt-skurrilen Texten» eingestuft wurde. Besonders gelungen war dabei «On Mr. Bob Dylan», eine bissige Auseinandersetzung mit dem amerikanischen Super-Star. Diese und alle folgenden Texte der Gruppe stammen von Bernd Linstädt (1. 1. 1946), der damit das fünfte – wenn auch nicht aktive – Mitglied der Band ist.

Auch ihre dritte Langspielplatte, die im Herbst 1973 erschien, ist ausschließlich mit englischen Texten bestückt. Axel Linstädt: «Die wichtigen Worte, wie Mädchen, Liebe und so, sind im Englischen einsilbig. Das läßt sich leichter vertonen.» Das sanfte Country-Rock-Album «Catch A Singing Bird On The Road» fiel allgemein durch gute Kompositionen und ausgefeilte Arrangements auf und wurde gelobt, wenn auch der DIE ZEIT ihre «Reminiszenzen aus dem amerikanischen Westen, Geschichten von Landstreichern und Schwarzbrennern» als «zu preziös, zu literarisch» erschienen. Nicht zuletzt, weil «die Live-Szene in der Bundesrepublik ziemlich kaputt ist», konzentrierte sich das Quartett auf Auftragsarbeiten für Film, Bühne und Fernsehen; was sich «auf jeden Fall rentiert hat» (Linstädt). So vertonten sie den Michael Verhoeven-Film «Der Graben», Wim Wenders' «Im Lauf der Zeit» (offizieller deutscher Beitrag in Cannes 1976; ausgezeichnet mit dem Preis der internationalen Filmkritik) und den Erwin Keusch-Streifen «Das Brot des Bäckers» (Bundesfilmpreis 1977, Ernst Lubitsch Preis 1978). Auch die Bühnenstücke «Vietrock» (1968, Regie S. Dufexis), «Drei Herren aus Verona» (1972, Regie N. Brieger) und «Der Tausendjährige Krieg» (1974, Regie J. Lavelli) profitierten von der Kompositionsarbeit der Gruppe Improved Sound Ltd. Keine andere deutsche Rockgruppe wurde vom deutschen Fernsehen so oft mit Musik-Aufträgen eingedeckt. Denn die Nürnberger schrieben und spielten für die Themen «Ezra Pound», «Pulle und Pummi» und für die Serien «Pan-Optika», «Das Neugeborene», «Krempoli», «Hans und Lene», «Bier und Spiele» und «Gymnastik zum Mitmachen».

1976 wurde aus Improved Sound Limited die Gruppe Condor. Die Plattenfirma CBS bestand zur Veröffentlichung der LP «Rathbone Hotel» auf einer Namenänderung, da Condor «internationaler» klinge. «Rathbone Hotel», eine textlich/kompositorische Gemeinschaftsarbeit der Brüder Linstädt, ist der Extrakt einer längeren Amerika-Reise und eine «ironische Verneigung vor den Beatles, Buddy Holly und sich selbst» (PLAYBOY). Tatsächlich sind ihre Country-

Rock-Songs mit – gekonnten – musikalischen Anspielungen auf Vorbilder wie die Byrds oder die Everly Brothers gespickt.

Condor, «eine der kreativsten Gruppen der deutschen Rock-Szene» (AZ), war nur selten live zu sehen. Im April 1977 kamen die Nürnberger in den Genuß von vier Condor-Konzerten im «Casablanca»-Kino, im Mai war das Quartett im Berliner Kant-Kino und Juni auf einer Live-Veranstaltung des BR zu sehen.

ENGELCHEN MACHT WEITER – HOPPE, HOPPE REITER (1969 – nicht lieferbar)

IMPROVED SOUND LIMITED (Juni 1971 – nicht lieferbar)

CATCH A SINGING BIRD ON THE ROAD (Sept. 1973 – nicht lieferbar)

RATHBONE HOTEL (Jan. 1977 – CBS 81529)
Johnny Fickert (Gesang, Percussion), Axel Linstädt (Gesang, Gitarre, Keyboards, Mellotron), Ulrich Ruppert (Bass), Rolf Gröschner (Schlagzeug, + Frank Baum (Pedal Steel Gitarre)

Axel Linstädt, Ebenseestr. 2a, 8500 Nürnberg, 09 11 /57 17 25

Deuter

Georg Deuter, Jahrgang 1945, lernte zwar als Kind Flöte und Konzertgitarre spielen, kam aber erst über den Umweg des Grafikers bei der Münchner Tageszeitung «TZ» zur intensiveren Beschäftigung mit der Musik. «Aus Spaß» und ohne konkretere Ambitionen kaufte er verschiedene Instrumente an, so ein altes Kirchenharmonium, eine Sitar und ein unbekanntes Gerät aus Persien. Nach einer dreimonatigen Reise durch Persien im Jahre 1970 setzte er seine Eindrücke in seiner Ein-Zimmer-Wohnung in Musik um. Läßt man die Investitionen für technisches Gerät unberücksichtigt, dann kostete die von ihm selbst produzierte erste Langspielplatte DM 182,–. «Deuter», so der Titel, wurde von der kleinen Münchner Firma Kuckuck 1971 veröffentlicht. Deuter, der auf «primitiven Beat-Rhythmus» verzichtete, richtete seine Klang-Collagen darauf aus, «beim Hörer die Steigerung des Bewußtseins zu erreichen». Daher sind «alle Kompositionen auf einen tragenden Kontrapunkt aufgebaut, der im Hörer als Ruhepol reflektiert wird». Zudem setzt er Umweltgeräusche ein, denen er durch Zweckentfremdung (Loslösung aus der Alltagsfunktion) eine verborgene Musikalität zuspricht. Deuter: «In Asien habe ich oft wochenlang keine Musik gehört. Nach einiger Zeit begann ich, Umweltgeräusche (Wind, Wasser, Tierstimmen) bewußter zu hören und ihnen Stimmungen zu entnehmen, die ich sonst nur von der Musik kannte.» Diesem «transzendenten musikalischen Ziel» (SOUNDS) widmete er auch seine zweite LP «Aum», die nach einer mehrmonatigen Reise durch

Indien und Nepal entstand. AUM oder auch OM ist das wichtigste asiatische Mantra und entspricht etwa unserem Amen. Auch auf «Aum» arbeitet Deuter mit abstrakten und realen Umwelt-Geräuschen, über denen durch den Einsatz von Sitar, Tabla und getragenen Gesangspartien stark indisch orientierte Klangfelder liegen. Georg Deuter spielte auch auf seiner Langspielplatte alle Eigenkompositionen (im Playback-Verfahren) mit verschiedenen Instrumenten selbst ein, mischte und produzierte die Platte auf eigener Anlage.

Georg Deuter – «Irgendwie ahnte ich, daß ich einen Guru hatte» – sah ein Foto von Bhagwan Shree Rajneesh und «wußte, daß ich ihn gefunden hatte».

Deuter zog mit Hab und Gut, später auch mit allen Instrumenten und Geräten, nach Indien und schreibt dort als Chaitanya Hari («Göttliches Bewußtsein») für Bhagwan und seine Zuhörer die Meditationsmusik. Bhagwan, sowie «allen Freunden und Engeln» ist Deuters dritte Langspielplatte «Celebration» gewidmet, auf der er sehr behutsam asiatische Klangformen mit abendländischen Klangstrukturen verwebt und eine entspannte Atmosphäre für «eine Reise nach innen» schafft. Eindrucksvoll demonstriert Deuter, wie in anderer Form auch → Peter Michael Hamel und → Eberhard Schoener, den Reiz musikalischer Asien-Exkursionen.

«Ich kann noch träumen», schrieb Deuter auf die Hülle seines Albums «Haleakala», «weiß noch von der stillen Mitte, weiß, alles Tun ist ein Versäumen, und jedes Wort ist eine Bitte um Rückkehr in die Schweigsamkeit». Die – zumindest zeitweilige – Rückkehr in die Schweigsamkeit als erste Stufe innerer Einkehr und Besinnung weiß Deuter hervorragend musikalisch zu unterstützen. Auf seiner vierten Langspielplatte, auf der sich indische Klänge kaum heraushören lassen, beschäftigt sich Deuter mit dem Mysterium des Vulkans Haleakala auf der Hawaii-Insel Mani und beschreibt den – in friedvoll schöner Musik sich ausdrückenden – Kampf des Mani-Tiki-Tiki mit der Sonne.

DEUTER (Sept. 1971 – nicht lieferbar)

AUM (Aug. 1972 – Polydor 2459093)
Georg Deuter (alle Instrumente)

CELEBRATION (Aug. 1976 – Kuckuck 2375040)
Georg Deuter (alle Instrumente)

HALEAKALA (März 1978 – Kuckuck 2375042)
Georg Deuter (alle Instrumente)

Kuckuck Schallplatten, Habsburger Platz 2, 8000 München 40, 0 89/33 20 78

Dirty Dogs

Karl-Heinz Blumenberg, Gesang (29. 4. 1948, Hamburg)
Klaus Gerlach, Gitarre (24. 12. 1945, Norden)
Peter Bosch, Gitarre (24. 6. 1944, Surabaja/Java)
Gerd Speer, Klavier (28. 3. 1948, Offenburg)
Eckhart Hofman, Saxofon (22. 2. 1943, Hamburg)
Hans-Jürgen Semtner, Bass (25. 5. 1943, Braunschweig)
Michael Mietzner, Schlagzeug (28. 3. 1948, Offenburg)

«Sieben gestandene Kerle, mit schwarzem Leder auf der Haut und viel Randale im Kopf» (Pressetext) beschlossen, zu jener Musik zurückzukehren, die sie allesamt schon einmal in den 60er Jahren gespielt hatten: Rock'n'Roll.

Karl-Heinz «Carlo» Blumenberg, heute Diplom-Politologe, war Mitglied der Skiffle-Rock-Gruppe Leinemann und der Jazz-Rock-Formation Altona. Klaus «Nille» Gerlach war ebenfalls ein Altona-Mitglied. Peter «Paul China aus Hongkong» Bosch, Sohn einer deutschen Mutter und eines japanischen Vaters, jammte mit Tony Sheridan, Gene Vincent, Lee Curtis und Cliff Bennet im Hamburger «Star Club». Gerd «Baby» Speer, heute Weinkaufmann, war auch auf der Bühne des «Star Clubs» zu Hause. Eckart «Bulle» Hofmann spielte in der Storyville Jazzband, danach bei der Soul- Gruppe Fabs und in der Jazz-Rock-Formation Outsiders; Mitte der 60er Jahre blies er Rock'n'Roll-Rhythmen, ein Jahrzehnt später spielte er Country & Western-Melodien bei → Truck Stop. Der Lehrer Hans-Jürgen Semtner wurde 1964 mit den Black Devils «Star Club»-Sieger. Michael «Mietze» Mietzner, hauptberuflich Erzieher, hat neben «Star Club»-Erfahrungen auch 5 Jahre Konservatoriumsausbildung hinter sich.

Nach Testkonzerten in Hamburger Clubs debütierten die Sieben mit Rock'n'Roll-Oldies und Selbstkomponiertem am 20. Juli 1978 im Hamburger «Audimax». Gleichzeitig erschien das für 200 000 Mark produzierte Album «Running Wild». «Eine reife Leistung», so der MUSIK JOKER, während SOUNDS beklagte, daß «hier der Rock'n'Roll auf den Hund gekommen ist».

Die starke Promotion-Unterstützung durch Plattenfirmen und Musikverlag führte zu Fernsehauftritten in «Rockpop» (14. 10.), «Plattenküche» (18. 11.) und «Schwabinger Spektakel». Als Vorgruppe zu Chuck Berry's Deutschlandtournee im Herbst 1978 waren sie der «einzige Lichtblick» (HAMBURGER MORENPOST).

RUNNING WILD (Juli 1978 – CBS 82919)
Karl-Heinz Blumenberg (Gesang), Klaus Gerlach (Gitarre), Peter Bosch (Gitarre), Gerd Speer (Klavier), Eckhart Hofmann (Saxofon), Hans-Jürgen Semtner (Bass), Michael Mietzner (Schlagzeug)

April Musikverlag, An der Alster 83, 2000 Hamb. 1, 0 40/24 07 45

Duesenberg

Harald Gutowski, Gitarre, Gesang (10. 1. 1951, Tönning)
Joachim Witt, Gitarre, Gesang (22. 2. 1949, Hamburg)
Wolfgang Schleiter, Bass, Gesang (10. 4. 1953, Hamburg)

Harald Gutowski, Joachim Witt und Wolfgang Schleiter, die sich schon seit Kindheitstagen kennen und deren Wege sich in verschiedenen Hamburger Bands (Eileen, Fandango) kreuzten, beschlossen Mitte 1976, ihr «eigenes Ding zu machen». Da zunächst keine Plattenfirma ihren an amerikanischen Westküsten-Gruppen orientierten Folk-Rock kaufen wollte, begannen sie im Herbst 1976 ohne Firmenunterstützung mit der Produktion der ersten Langspielplatte, die später unter dem Nova-Etikett erschien. Als Gruppennamen wählten sie «Duesenberg», nach dem gleichnamigen Renommierauto der 30er Jahre. Ihre melodischen Rocksongs mit beeindruckendem Satzgesang fanden 15 000 Plattenkäufer und waren in den Fernsehsendungen «MOT» (Mai 77), «Plattenküche» (4. 10. 77) und «Pop 78» (12. 5. 78) zu hören.

Live präsentierten Harald Gutowski (Luftfrachtkaufmann und Fachabiturient), Joachim Witt (Fotograf und Schauspieler mit Engagements am Hamburger Thalia-Theater) und Wolfgang Schleiter (Student für Politik und Sport) ihren melodiösen Rock erstmals am 25. Mai 1978 im Hamburger Club «Pö» mit fünf weiteren Musikern: Reinhard Besser (Solo-Gitarre), Ulli Pexa (Solo-Gitarre), Fritz Richard Rossbach (Keyboards), Wolfgang Jaeger (Klavier) und Bernd Kohn (Schlagzeug). Das Folgealbum mit dem Titel «Duesenberg II» bewies erneut die Musikalität der Gruppe bei der Interpretation harmonischer Rock-Songs und dürfte auch außerhalb Deutschlands erfolgreich sein.

DUESENBERG (Sept. 1977 – Nova 6.23126)
Harald Gutowski (Gesang, Gitarre), Joachim Witt (Gesang, Gitarre), Wolfgang Schleiter (Gesang, Bass), + Werner Becker (Keyboards), Peter Franken (Schlagzeug), Dieter Horns (Bass), Karl Allaut (Gitarre), Bernd Roger (Gitarre), Peter Weihe (Gitarre), Claus-Robert Kruse (Orgel)

DUESENBERG 2 (Okt. 1978 – Strand 6.23620)
Joachim Witt (Gesang), Wolfgang Schleiter (Gitarre, Bass), Harald Gutowski (Gesang, Gitarre), Peter Franken (Schlagzeug, Percussion), Werner Becker (Keyboards), Karl Allaut (Gitarre), Frank Reinke (Gitarre), Claus-Robert Kruse (Keyboards), Ulli Pexa (Slide-Gitarre), Herb Geller (Saxofon)

STRANGERS (Nov. 1979 — Vertigo 6360640)

Wolfgang Schleiter, Garstedter Weg 67, 2000 Hamburg 61, 0 40/5 52 39 68

Dzyan (aufgelöst)

Der Sänger Jochen Leuschner, der Gitarrist Dieter «Harry» Krämer, der Saxofonist Gerd «Bock» Ehrmann, der Bassist Reinhard Karwatky und der Schlagzeuger Ludwig Braum probten erstmals im Januar 1972 zusammen. Nach zwei Monaten spielte das Quintett nach dem «Buch des Dzyan», der indischen Schöpfungsgeschichte, die erste Langspielplatte ein. Die erste Dzyan-Formation, die ohnehin nie live in Erscheinung trat, zerbrach nach der LP-Produktion, als sich Dieter Krämer (Gitarrenstudium in Frankfurt) und Ludwig Braum (Sinfonie-Orchester Koblenz) absetzten. Die vakanten Plätze nahmen im Mai 1972 der Gitarrist Eddy Marron und der Schlagzeuger Lothar Scharf ein. In dieser Besetzung trat Dzyan auch live auf, u. a. im «Pop-Shop» des Südwestfunks.

Als im November 1972 Jochen Leuschner und Gerd Ehrmann die Band verließen, spielte Dzyan als Trio weiter. Im Frühjahr kristallisierte sich die bekannteste und erfolgreichste Dzyan-Besetzung: Für Lothar Scharf (der zu Virgo wechselte) kam vom Mangelsdorff-Quartett der Schlagzeuger Peter Giger. Eddy Marron, examinierter Konzertgitarrist, war zwischen 1968 und 1971 Mitglied des Jochen Brauer Sextetts (als Gitarrist, Bassist und Sänger) und gründete danach eigene Gitarrenschulen in Mannheim und Darmstadt. Reinhard Karwatky absolvierte ein Kontrabass-Studium an der Staatlichen Hochschule in Mannheim und schrieb mehrere Kompositionen für Symphonie-Orchester.

Im Oktober 1974 nahm Dzyan das dritte Album «Electric Silence» auf. «Mit dieser Platte», schrieb das JAZZ PODIUM, «profiliert sich Dzyan als wohl beste deutsche Band im Jazz-Rock-Genre.»

Im November 1974 trennte sich Reinhard Karwatky von der Gruppe und ließ damit auch – als Namenseigner – Dzyan sterben.

Ab 1975 spielten Eddy Marron, Peter Giger und der Bassist Günter Lenz im Trio «Giger, Lenz, Marron» weiter.

DZYAN (April 1972 – Aronda AS 10.006)
Jochen Leuschner (Gesang, Congas, Percussion), Reinhard Karwatky (Bass), Gerd Ehrmann (Tenor-Saxofon), Harry Krämer (Akustik-Gitarre), Ludwig Braum (Schlagzeug, Percussion)

TIME MACHINE (Nov. 1973 – Bacillus BAC 2019)
Eddy Marron (6- u. 12-Saiten-Gitarre, Akustik-Gitarre, Gesang), Reinhard Karwatky (Bass), Peter Giger (Schlagzeug, Percussion)

ELECTRIC SILENCE (Febr. 1975 – Bacillus BAC 2033)
Eddy Marron (Gitarre, Sitar, Tambura, Mellotron, Gesang), Reinhard Karwatky (Bass, Mellotron, Synthesizer), Peter Giger (Schlagzeug, Percussion)

Eloy

Frank Bornemann, Gesang, Gitarre (27. 4. 1945, Hannover)
Detlev Schmidtchen, Keyboards (16. 10. 1954, Wolfenbüttel)
Klaus-Peter Matziol, Bass, Gesang (29. 9. 1950, Hannover)
Jürgen Rosenthal, Schlagzeug, Percussion (17. 7. 1949, Hannover)

H. G. Wells, Autor des Romans «Die Zeitmaschine», bezeichnete als «Eloy» ein Volk, das nach einem Atomkrieg und jahrelanger Versklavung zu neuem Lebensbewußtsein findet. Frank Bornemann wählte diesen Namen für seine Anfang 1971 gegründete Rock-Gruppe, zu der noch Manfred Wieczorke (Gitarre), Wolfgang Stöcker (Bass), Erich Schriever (Gesang) und Helmut Draht (Schlagzeug) gehörten. Dieses Quintett war auch auf der ersten «Eloy»-Langspielplatte zu hören, die im Herbst 1971 erschien. Bornemann: «Wir waren damals zum Teil noch Amateure und hatten das Material zwischen Tür und Angel unter Berücksichtigung der Wünsche unserer Auftraggeber zusammengeschustert; ich fand das Album furchtbar schlecht.» Nacheinander verließen der Schlagzeuger Helmut Draht und der Sänger Erich Schriever die Band, die sich erst im April 1972 wieder konsolidieren konnte. Frank Bornemann übernahm nun auch alle Gesangs-Teile, Manfred Wieczorke stieg von der Gitarre auf die Orgel um, und neben dem Bassisten Wolfgang Stöcker trommelte Fritz Randow. So präsentierten sie sich auch im Mai 1972 auf dem «2. British Rock Meeting in Germersheim» vor 70 000 Zuhörern, die von den «teils äußerst sensiblen Klangwogen der Gruppe begeistert waren» (MUSIK EXPRESS). Im Frühjahr 1973 erschien bei ihrer neuen Plattenfirma Electrola das Album «Inside», das auch in den USA (bei Chess & Janus) erschien. Die in der Lüneburger Heide beheimatete Gruppe fuhr im Juni 1973 zu einem Konzert ins Pariser «Olympia» und stellte sich auf dem Deutsch-Rock-Festival in Krefeld (15./16. 9. 1973) und bei einer ähnlichen Veranstaltung am 1./2. Februar 1974 in Essen vor. Im Spätherbst 1973 wechselte Eloy den Bassisten Wolfgang Stöcker gegen Luitjen «Harvey» Janßen aus. Mit Luitjen Janßen wurde 1974 das dritte Album «Floating» aufgenommen. In vier Titeln winden sich auf «Floating» lange Instrumentalpassagen durch Themen, die sich mit dem Auf- und Untergang der Erde, der nichtssagenden Bekanntschaft mit einem Plastik-Mädchen, einem «Madhouse» voller Musiker-Freuden und dem kurzen Besitz eines Luftschlosses beschäftigen. Dabei, meint der MUSIK EXPRESS, bleibt «vor allem die Stimme Frank Bornemanns im Ohr hängen, die man nur allzu leicht mit dem Jethro Tull-Boss Ian Anderson verwechselt». Im Frühjahr 1975 brach Eloy zu einer dreimonatigen US-Tournee auf.

«Power and the Passion», Mitte 1975 produziert, sollte die letzte LP des Quartetts Bornemann/Wieczorke/Janßen/Randow werden. In dem Konzept-Werk erzählt Frank Bornemann die Geschichte des

Jungen Jamie, der durch eine Zeitdroge in das Jahr 1358 zurückversetzt wird. Dort verliebt er sich in die Tochter eines Despoten, kämpft für die Unterdrückten und gerät in Gefangenschaft bis ihm ein Magier zur Reise in die Gegenwart verhilft. Das pompös aufgemachte Werk, stark mit klassischen Motiven durchsetzt, läßt nicht immer den Zusammenhang zwischen Musik und Text erkennen und wird durch unnötige Tempi- und Themenwechsel zerrissen.

Die Spannungen zwischen den Gruppenmitgliedern und dem amerikanischen Manager Jay Partridge gipfelten zum Jahresbeginn 1976 in der Auflösung der Band. Während sich Manfred Wieczorke in Richtung → Jane und Fritz Randow zu → Epitaph absetzen, suchte und fand Frank Bornemann nach einer Besinnungspause drei neue Mitspieler: Detlev Schmidtchen, Klaus-Peter Matziol (Grafik-Designer und studierter Pädagoge) und Jürgen Rosenthal (früher bei → Scorpions).

Das fünfte Eloy-Album «DAWN» konnte mit «weitaus besseren Musikern als ich sie früher hatte» (Bornemann) aufgenommen werden. Die Fortsetzungsgeschichte von Jamie, diesmal von heutiger Müh- und Trübsal handelnd, ist tatsächlich musikalisch spannungsreicher aufgebaut, dynamischer konzipiert und aufwendiger eingespielt. Eloy stellte diese Kompositionen auf einer 76er Herbsttournee und einer 29-Konzerte-Tournee im Frühjahr 1977 vor. Konzertausschnitte wurden im April in der Fernsehsendung «Szene 77» gezeigt.

Eloys Vorliebe für Konzeptalben und mystische Sagen setzte sich mit «OCEAN» fort. Darauf erzählen sie – die auf Platos Schriften «Timaios» und «Kritias» beruhende – Geschichte der im Atlantischen Ozean versunkenen Insel Atlantis. Das musikalisch sehr stark an frühere Aufnahmen anknüpfende Album erreichte – ebenso wie «Dawn» – Verkaufszahlen von über 100 000 Exemplaren. Damit verdeutlichte sich Eloys Popularität, die etwa (auch stilistisch) mit der von → Jane vergleichbar ist. Mit «Ocean» brachte Eloy als eine der ersten deutschen Rockgruppen (neben → Kraftwerk und → Udo Lindenberg) ein Album in der deutschen LP-Hitparade unter.

Mit ihrer «gewagten Promenadenmischung aus Mythos und Technologie» (MUSIK EXPRESS) war Eloy am 4. 3. 1978 in «Rockpop» zu sehen und begab sich im März 1978 auf Tournee durch Deutschland.

Entsprechend Frank Bornemanns Vorstellung, «Wir streben internationalen Standard an. Die Show von Genesis setzte Maßstäbe», installierte Eloy neben Lichtanlage, Nebelmaschinen und Diaprojektoren auch eine Vierfarb-Laserkanone. Damit führte Eloy neben Udo Lindenberg und → Tangerine Dream die Materialschlacht deutscher Rockgruppen an. Zwei Monate später erschien der Tournee-Mitschnitt auf einem Doppelalbum.

ELOY (Sept. 1971 — nicht lieferbar)

INSIDE (März 1973 — Electrola 1C 062-29479)
Frank Bornemann (Gitarre, Gesang, Percussion), Fritz Randow (Schlagzeug, Akustik-Gitarre, Percussion, Flöte), Wolfgang Stöcker (Bass-Gitarre), Manfred Wieczorke (Gitarre, Gesang, Percussion)

FLOATING (Aug. 1974 — Electrola 1C 062-29521)
Frank Bornemann (Gesang, Gitarre), Manfred Wieczorke (Orgel, Gitarre), Luitjen Janßen (Bass), Fritz Randow (Schlagzeug)

POWER AND THE PASSION (Nov. 1975 — Harvest 1C 062-29602)
Frank Bornemann (Gesang, Gitarre), Manfred Wieczorke (Orgel, Synthesizer, Mellotron, Piano), Luitjen Janssen (Bass), Fritz Randow (Schlagzeug, Percussion) + Detlef Schwaar (Gitarre).

DAWN (Nov. 1976 — Harvest 1C 062-31787)
Frank Bornemann (Gesang, Gitarre), Detlev Schmidtchen (Orgel, Synthesizer, Mellotron, Piano, Gitarre, Gesang), Klaus-Peter Matziol (Bass, Gesang), Jürgen Rosenthal (Schlagzeug, Percussion).

OCEAN (Nov. 1977 — Harvest 1C 064-32596)
Frank Bornemann (Gesang, Gitarre), Detlev Schmidtchen (Orgel, Synthesizer, Mellotron, Xylophon), Klaus-Peter Matziol (Bass, Gesang), Jürgen Rosenthal (Schlagzeug, Percussion).

LIVE (Mai 1978 — Harvest 1C 164-32934/35)
Doppelalbum. Frank Bornemann (Gesang, Gitarre), Detlev Schmidtchen (Keyboards), Klaus-Peter Matziol (Bass, Gesang), Jürgen Rosenthal (Schlagzeug, Percussion).

Südwest Promotion, Höhenweg 22, 6901 Wilhelmsfeld, 0 62 20/13 06

Embryo

Roman Bunka, Gitarre, Gesang (2. 12. 1951, Frankfurt)
Christian Burchard, Vibraphon, Synthes., Gesang (17. 5. 1946, Hof)
Michael Wehmeyer, Piano, Orgel, (12. 8. 1954, Bielefeld)
Uwe Müllrich, Bass, Gesang (7. 12. 1947, Rügen)
Trilok Gurtu, Percussion, Tabla, (30. 10. 1951, Bombay/Indien)

Christian Burchard spielte zunächst Orgel in einer Rhythm & Blues-Band, danach Vibraphon in mehreren Jazz-Gruppen, so 1968 im Mal Waldron-Quartett, zu dem auch der Saxofonist Edgar Hofmann gehörte. Außerhalb des Quartetts musizierten Burchard und Hofmann mit zahlreichen anderen Musikern in Session-Form. Daraus entstand «Musik von intelligenten qualifizierten Musikern für intelligente und komplizierte Menschen» (Selbstdarstellung), die Mitte 1969 in die Formation «Embryo» mündete, deren Kern Christian Burchard (Vibraphon), Edgar Hofmann (Saxofon, Geige) und Lothar Meid (Bass) bildeten. Außerdem waren auch noch Jimmy Jackson (Orgel), Dieter Serfas (Schlagzeug), Wolfgang Paap (Schlagzeug), Ingo Schmidt (Saxofon) und John Kelly (Gitarre) dabei. Kelly kam mit einer schottischen Hard Rock-Band nach Deutschland; vordem spielte er in London mit Chris Andrews und in Manchester mit Alvin Lee (dem späteren Ten Years After-Gründer). Im Spätsommer 1969 übernahm Ralph Fischer den Bass Lothar Meids. Fischer war zuvor als Bassist und Sänger in einem Folklore-Trio aufgetreten und arbeitete zeitweise mit Peter Michael Hamel (→ Between) zusammen. Das Quartett Christian Burchard (der jetzt Schlagzeug spielte), Edgar Hofmann, John Kelly und Ralph Fischer nahm im April 1970 die erste Langspielplatte «OPAL» auf, «ein eigenwilliges Konglomerat aus Jazz, Rock, Blues und Soul» (I. Schober). Im Juni 1970 verließ John Kelly die Gruppe, die den Organisten James «Jimmy» Jackson als ständiges Mitglied integrierte. Mit Jackson spielte Embryo im September 1970 auf dem Fehmarn-Festival und einen Monat später beim Pop/Blues-Festival Essen, außerdem wurden sie in dem Fernsehfilm «Embryo – eine Gruppe zwischen Subkultur und Konsum» vorgestellt. Ende des Jahres verließ Ralph Fischer die Band, die in den folgenden Monaten mit Alfred Jones (Gitarre) und Hansi Fischer (Flöte, Saxofon) auftrat. Fischer spielte zuvor bei Xhol-Caravan. Vor den Aufnahmen des zweiten Albums «Embryos Rache» trennte sich die Gruppe wieder von Alfred Jones. Dafür zogen neben Burchard, Hofmann, Jackson und Fischer auch Hermann Breuer (Piano, Bass) und Franz Böntgen (Gesang) mit ins Studio. «Mit ‹Embryos Rache›», so der MUSIK EXPRESS, «sind sie endgültig an die Spitze der deutschen elektronischen Rock-Musik vorgestoßen.» Danach setzte sich Jimmy Jackson zu → Passport ab. Im August 1971 kam erstmals Roman Bunka (Gitarre) zu Embryo (der nach drei Monaten wieder eigene Wege ging). Im September wechselte Embryo erneut: Hermann Breuer ging, Jörg Evers (Gitarre, Bass) wurde neues Mitglied. Im Dezember nahm Embryo den ersten Teil des späteren «Steig aus»-Albums auf. Die Gruppe, die sich 1971 auf dem K-14-Festival in Essen, auf dem Pop-Festival Harzberg, bei urbs Wuppertal und «art information» Kiel vorstellte, wurde beim MUSIK EXPRESS zu den «vielversprechendsten Gruppen» (Platz 3) gezählt. Anfang 1972 stieß Siegfried Schwab (Gitarre – früher bei Wolfgang Dauners «Et Cetera») zu Embryo. Dafür trennte sich die Gruppe von Jörg Evers. Mit dem neuen Bassisten Dave King wurde im März 1972 der zweite Teil von «Steig aus» aufgenommen. Auch die Titel der «Rocksession»-LP (die erst 18 Monate später veröffentlicht wurde!) entstanden in jenen Tagen. Im April wurden die Aufnahmen zu «Father Son And Holy Ghosts» abgeschlossen. Auf Einladung des Goethe-Instituts ging Embryo im April/Mai 1972 auf eine vierwöchige Tournee durch Nordafrika und Portugal. Danach verließen Edgar Hofmann, Sigi Schwab, Dave King und Hansi Fischer die Band. Christian Burchard spielte mit Roman Bunka (Gitarre) und Dieter Miekautsch (Piano) weiter (Miekautsch kam von Missing Link). Im September trat Embryo in München während der Olympischen Spiele auf und spielte den dritten Teil der «Steig aus»-Produktion ein, einer Platte «mit riesigen

Vorzügen und kaum nennenswerten Schwächen» (SOUNDS), auf die man «sofort einsteigen und abfahren kann» (MUSIK EXPRESS). Ende 1972 lernte das Trio Burchard, Bunka, Miekautsch den amerikanischen Saxofonisten Charlie Mariano kennen. Mariano begann 1957 in der Stan Kenton Big Band, spielte einige Jahre bei Charles Mingus, später in den Gruppen von McCoy und Elvin Jones. Danach hielt sich Mariano zwei Jahre lang in Japan auf und pendelte seitdem ständig zwischen Amerika, Asien und Europa. Da Mariano «ähnlich wie wir Einflüsse und Spielpraktiken der ostasiatischen Musik mit einfließen lassen will» (Burchard), traf man sich zu gemeinsamen Konzerten und einer Studio-Session, bei der über «einzelne, vorkonzipierte Themen frisch drauflos improvisiert wurde» (Burchard) und deren Folge «größere Spontanietät und Frische auf der einen Seite, gelegentlicher Leerlauf und Communication-Breakdown auf der anderen ist» (SOUNDS).

Ohne Dieter Miekautsch, der sich im Juli 1973 absetzte, spielte Embryo (mit Burchard, Bunka und Jackson) im August auf dem 12th National Blues & Jazzfestival in Reading, England. Danach spielten auch Mullah Stiletti, Klaus Gitzner und Dave King bei Embryo, die am 29. 11. 1973 im Malersaal des Hamburger Schauspielhauses auftraten. Daraus entstand eine 45minütige TV-Show (des NDR), die 1974 im 3. Programm ausgestrahlt wurde.

Die amerikanische Fachzeitschrift BILLBOARD ordnete Embryos sechste LP «We Keep On» unter die empfehlenswerten Platten ein und kommentierte: «Ein excellentes Angebot an progressiven Jazz, das durch afrikanische und indische Elemente und einen aufregenden Charlie Mariano Farbe bekommt».

Embryo beteiligte sich im Februar 1974 am German Rock-Festival und veranstaltete im Münchener Modernen Theater eins Aktionswoche mit Gedichten von Klaus Lea, Musik, Dias und eingenen Filmen und jammte mit Kenneth Wells, einem Spezialisten asiatischer Musik.

Uwe Müllrich wurde im Juli 1974 neuer Embryo-Bassist. Müllrich, der 1969 in Würzburg mit Roman Bunka und Jürgen Benz (Missus Beastly) spielte, war Gitarrist bei → Lokomotive Kreuzberg. Teilweise wurde Uwe Müllrich schon bei den Aufnahmen zur Langspielplatte «Surfin» eingesetzt. Die LP läßt deutlich amerikanische Soul-Spuren erkennen, die ein USA-Aufenthalt von Bunka und Burchard hinterlassen haben. CASH BOX lobte: «Embryos Musik ist gefälliger als vergleichbare ihrer amerikanischen Jazz-Rock-Kollegen».

Anfang 1975 kehrte Dieter Miekautsch von einem → Missus Beastly-Gastspiel zu Embryo zurück. Mit großem Publikumserfolg endeten zwei Konzerte (26. 10. 75 und 20. 11. 75), die Embryo zusammen mit dem Philharmonischen Orchester der Stadt Bielefeld und einer 17-köpfigen Bigband in der Rudolf Oetker Halle gab. Christian Burchard sah allerdings keine Möglichkeiten, ähnliches fortzuführen: «Die Kluft zwischen Sinfonieorchester und einer Rockband war doch zu groß; Hauptursache war wohl das völlig verschiedene Rhythmusgefühl».

Zu den Aufnahmen der Langspielplatte «Bad Heads And Bad Cats» konnte die Gruppe die aus Ghana stammende Engländerin Maria Archer gewinnen. Embryo beteiligte sich mit den Gruppen Odyssee und Satyagraha am «Rock Zirkus», der im November 1975 durch Deutschland zog.

Mit dem gelegentlichen Gast Charlie Mariano ging Embryo im Februar 1976 auf Österreich-Tournee. Aus den Konzert-Mitschnitten entstand das Album «Live», das bei qualitativ guter Abmischung ihren «eigenständigen, brillanten Sound im Schnittbereich von Jazz und Rock» (SOUNDS) verdeutlicht. Mit diesem Album realisierte die Gruppe in Zusammenarbeit mit → Missus Beastly, → Ton Steine Scherben und → Sparifankal die Idee des Schallplattenvertriebs der Musiker. Die Kooperative veröffentlichte die Platten aller beteiligten Gruppen zunächst unter dem «April»-Etikett (Gründung im April 1976), änderte aber später das Label nach einem Einspruch des CBS-Konzerns in «Schneeball».

Kurz vor einer Italien-Tournee im März 1976 verließ Maria Archer die Band. Mitte des Jahres wanderte der Pianist Dieter Miekautsch erneut ab. Dafür gesellte sich der Schlagzeuger Allen Blairman zu Embryo. Blairman kam mit Albert Ayler und Don Cherry nach Europa. Mit Blairman trat Embryo am 8. August neben Missus Beastly im Münchener Olympiagelände auf. Ohne Blairman, aber mit dem Keyboard-Spezialisten Wehmeyer, fungierten die Embryo-Mitglieder bei einem von der «Musikalischen Jugend Deutschlands» im Herbst 1976 veranstaltetem Popkurs als Dozenten und Praktiker.

Anläßlich einer Indien-Reise im Dezember 1976 beeindruckte Roman Bunka bei einigen Konzerten (u. a. mit dem Tabla-Spieler Trilok Gurtu) mit «erstklassigem Jazz-Raga-Rock» (TIMES OF INDIA).

Mit Butze Fischer (früher Missus Beastly) ging die Gruppe ins Studio um das Album «Apo-Calypso» aufzunehmen. Dabei fanden auch einige von Roman Bunka in Indien vorgefertigte Gesangsbänder Verwendung, die allerdings unplaziert wirkten und schlicht als «nervtötend» (MUSIK EXPRESS) empfunden wurden. Insgesamt lieferte Embryo jedoch mit der zehnten LP-Produktion «ein unbeschwertes, aufreißendes und rhythmisch packendes Album« (JAZZ PODIUM) ab.

Embryo wirkte nicht nur am Göttinger «Tamfeez»-Festival (29. 4.–1. 5. 77) und beim neuerlichen MJD-Popkurs (26. 6.–2. 7.) mit, sondern initiierte auch maßgeblich (wie schon 1976) das bei freiem Eintritt veranstaltete «Vlotho-Festival» (Juli 1977). Butze Fischer verließ die Band im Sommer des Jahres. Mit dem Inder Trilok Gurtu nahm Embryo am «1. Münchener Festival des freien Theaters» (18. 10.) teil.

Organisatorisch und musikalisch beteiligte sich die Gruppe erneut am 78er «Umsonst & Draußen»-Festival (25.–27. 8.), das an der Porta Westfalica stattfand und sich – bei 50 000 Besuchern – als größtes

Subkultur-Ereignis Deutschlands etablierte.

Ende September 1978 startete Embryo – begleitet von einem Film-Team – zu einer Asien-Tour, die über Griechenland, Türkei, Iran, Afghanistan, Pakistan und Indien führte. «Wir hoffen», so Christian Burchard, «durch ständige Konfrontation mit anderen musikalischen Umgebungen in unserer Entwicklung weiterzukommen».

OPAL (Okt. 1970 – nicht lieferbar)

EMBRYOS RACHE (Nov. 1971 – nicht lieferbar)

FATHER SON AND HOLY GHOSTS (Okt. 1972 – nicht lieferbar)

STEIG AUS (1972 – nicht lieferbar)

ROCKSESSION (Okt. 1973 – Brain 201109)
Christian Burchard (Schlagzeug, Vibraphon), Dave King/Jörg Evers (Bass), Edgar Hofmann (Saxofon, Geige), Mal Waldron (E-Piano), James Jackson (Orgel), Siegfried Schwab (Gitarre)

WE KEEP ON (Dez. 1973 – nicht lieferbar)

SURFIN' (Febr. 1975 – nicht lieferbar)

LIVE (Aug. 1976 – Schneeball 003)
Roman Bunka (Gitarre, Gesang, Percussion), Christian Burchard (Gesang, Schlagzeug, Marimba, Vibraphon), Dieter Miekautsch (Piano), Uwe Müllrich (Bass, Percussion), Charlie Mariano (Saxofon, Flöte, Nagasuram), Maria Archer (Gesang, Percussion) + Edgar Hofmann (Flöte)

BAD HEADS AND BAD CATS (Dez. 1976 – Schneeball 005)
Christian Burchard (Schlagzeug, Vibraphon, Marimba, Gesang), Dieter Miekautsch (Keyboards), Uwe Müllrich (Bass), Roman Bunka (Gitarre, Gesang), Charlie Mariano (Saxofon, Flöte), Maria Archer (Gesang, Percussion) + Edgar Hofmann (Saxofon, Flöte)

APO-CALYPSO (Sept. 1977 – Schneeball 010)
Christian Burchard (Gesang, Orgel, Vibraphon, Marimba), Roman Bunka (Gesang, Gitarre), Michael Wehmeyer (Keyboards), Uwe Müllrich (Bass), Butze Fischer (Schlagzeug, Percussion) + Edgar Hofmann (Flöte), Shoba Gurtu (Gesang), Trilok Gurtu Tabla)

Embryo, Edlingerstr. 28 RGB, 8000 München 90, 0 89/65 31 53

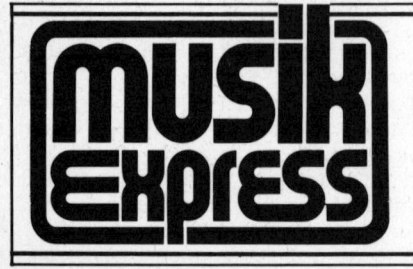

musik express

Hard-Rock, Jazz-Rock, Folk-Rock, Soft-Rock, Reggae, Punk, New Wave. Wir sorgen für den Durchblick.

NOT STRANGE – BUT STRONG!

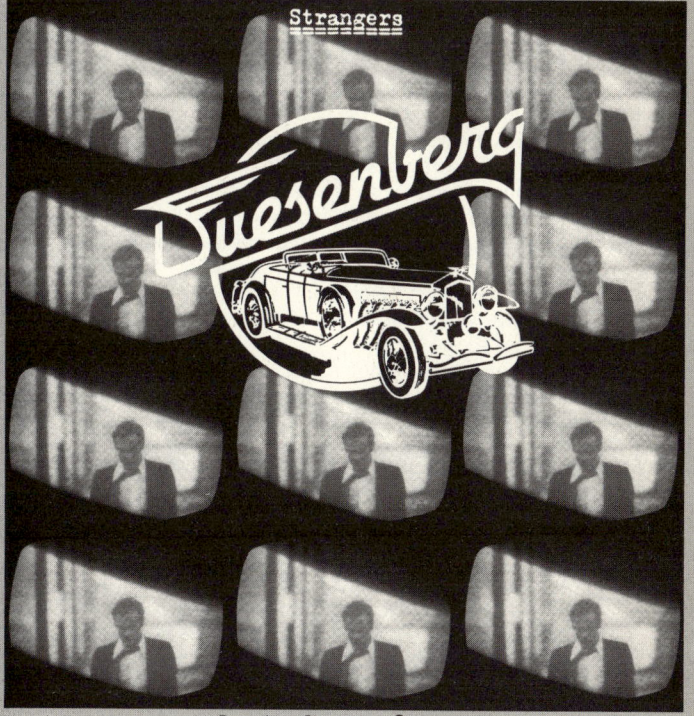

Duesenberg »**Strangers**« ● 6360 640

aus dem Hause
phonogram

Emsland Hillbillies

Hermann Lammers Meyer, Gesang, Pedal Steel-Gitarre
(7. 12. 1952, Aschendorf)
Klaus Hagemann, Gesang, Gitarre (12. 7. 1956, Leer)
Ulli Möhring, Gesang, Gitarre, Banjo (7. 10. 1956, Gistenbeck)
Horst Bösing, Keyboards (10. 9. 1965, Leer)
Hans Schleinhege, Bass (26. 7. 1949, Papenburg)
Heini Sürken, Schlagzeug (13. 8. 1955, Aschendorf)

Hermann Lammers Meyer, Country-Fan und Country-Experte, ließ im Oktober 1973 im emsländischen Aschendorf die Emsland Hillbillies aufleben.

Mit echten, weil nachgespielten, Country- und Western-Songs machten sie auf sich aufmerksam. Mitte 1975 erschien mit «The Trukker» ihre erste Single, im Herbst mit «Legends of C. B.» die zweite, auf der auch Dennis Baxter zu hören ist. Baxter, in Atlanta (USA) beheimatet, war kurzfristig Mitglied der Band, deren Besetzung sich mehrfach änderte.

Der Rockmusiker und Produzent → Achim Reichel konnte Hermann Lammers Meyer überzeugen, Country-Songs mit deutschen Texten zu schreiben. Nach der Formel «von den amerikanischen Klischees wie Truck, Farm, Home usw. runterkommen und das auf emsländisch trimmen» (Lammers Meyer) entstanden originelle Texte über die Fahrt im Diesel auf der B 70, die Geburtstagsfeier im Knast und die Abendstunde vorm Radio in Erwartung der Country Charts. Country- und Western-Songs mit Emsland-Lyrik sind auf ihrer Debüt-LP «Endlich» zu hören.

Im Gegensatz zu → Truck Stop (die ein ähnliches Konzept bevorzugen) blieb den Emsland Hillbillies der nationale Durchbruch bislang versagt.

Hermann Lammers Meyer machte sich auch als Organisator der Country-Festivals von Neusüdende und Bunde einen Namen, für die er ausländische Stars wie Charlie Moore, Bill Keith, Jerry Short und The Truckes verpflichten konnte.

ENDLICH (Febr. 1977 – Nature 60.049)
Hermann Lammers Meyer (Gesang, Pedal Steel), Ronny Seffinga (Bass), Klaus Scheit (Fiddle), Rolf Sieker (Banjo), Werner Protzner (Bass), Detlef Wiedecke (Schlagzeug, Piano, Synthesizer, Gitarre), Emmo Doeden (Schlagzeug), Carl W. Buskohl (Gitarre), Axel Cornelius (Schlagzeug), Horst Bösing (Piano), Ulli Möhring (Gitarre)

Hermann Lammers Meyer, Hünte 35, 2990 Papenburg 2, 0 49 62/2 60

Epitaph

Cliff Jackson, Gitarre, Gesang (1. 8. 1943, Yorkshire/England)
Heinz Glas, Gitarre, Gesang (18. 7. 1952, Kusel)
Michael Karch, Keyboards, Gesang (3. 2. 1952, Kusel)
Harvey Janssen, Bass (24. 1. 1952, Leer)

Als Fagau's Epitaph übten 1969 im Keller des Dortmunder «Fantasia»-Clubs das ehemalige Mitglied der englischen Armee, Cliff Jackson (Gitarre), dessen Landsmann Jim McGillivray (Schlagzeug) und der Deutsche Bernd Kolbe (Bass). Anfang 1970 trat das Trio unter dem verkürzten Namen Epitaph auf, unterschrieb einen Plattenvertrag bei Polydor und begann Mitte 1971 im Londoner «Wessex-Studio» mit den Aufnahmen zur ersten Langspielplatte, die in Hamburg mit dem zweiten Gitarristen Klaus Walz fortgesetzt wurden. Das Debüt-Album «Epitaph», erschien im Herbst 1971. Im April 1972 nahm das Quartett die zweite LP «Stop, Look And Listen» auf. Zum Jahresende wechselte Epitaph aus: Für McGillivray kam Achim Wielert. Mit einem «ganz manierlichen Sound – duftem Lüneburger-Heide-Hard-Rock» (MUSIK EXPRESS) stellten sie sich 1973 einem größeren Publikum als Vorgruppe zu Rory Gallagher, Golden Earring, Chuck Berry und Status Quo vor («In München spielten sie die erfolgsgewohnten Engländer an die Wand» – MUSIKINFORMATIONEN). Beim Osterfestival in Hamburg «versetzten sie durch explosive Hochpotenz eine mehrtausendköpfige Menge in Dauertrance» (SOUNDS); beim «Klein-Woodstock» in Scheessel (8./9. Oktober) spielten sie als einzige deutsche Gruppe neben → Jane und Odin. Im August (3 Wochen) und November (6 Wochen) spielten Epitaph in den USA, unterschrieben einen Vertrag bei «Billingsgate Records» und nahmen als erste deutsche Gruppe in den Staaten ihr dritten Album «Outside The Law» auf. Auf dem «sehr professionellen Langspielwerk mit gewaltiger Soundfülle» (POP) vernahm SOUNDS «mangelndes Hörgefühl beim Abmischen, denn die schwächliche Sound-Filterung klingt fast nach gewolltem Transistoreffekt».

Im Oktober 1974 brach Epitaph mit dem neuen Schlagzeuger Norbert «Panzer» Lehmann (früher → Karthago) zu einer Amerika-Tournee auf, zu der Konzerte in Chicago, Madison, St. Louis, Cleveland und Detroit gehörten. Durch hohe Transportkosten bei langen Anfahrtwegen verdiente die Band kein Geld und kehrte mittellos nach Deutschland zurück. Klaus Walz: «Wir hatten kein Einkommen, wir hatten unser gesamtes Geld in die Produktion dieser LP gesteckt und als keine Tantiemen eintrafen mußten wir sogar unsere Anlage verkaufen». Das Unternehmen Billingsgate ging in Konkurs und die Epitaph-LP «Outside The Law» kam in die Konkursmasse. Um nicht für die Schulden der amerikanischen Plattenfirma arbeiten zu müssen (der Vertrag endete am 8. 8. 75) lösten Cliff Jackson, Bernd Kolbe, Klaus Walz und Norbert Lehmann im Januar 1975 Epitaph auf.

Mitte August 1975, exakt nach Vertragsende, gab es Epitaph wieder. Mit Cliff Jackson (Gesang, Gitarre), Klaus Walz (Gitarre), Bernd Kolbe (Bass) und Jim McGillivray (Schlagzeug). Für eine «Rockpalast»-Aufzeichnung im Februar 1977 trat Epitaph mit dem neuen Schlagzeuger Fritz Randow (ehemals bei → Eloy) an. Sowohl im Fernsehen, als auch bei zahlreichen Live-Auftritten (etwa dem Deutschrock-Festival in Krefeld, Pfingsten 1977) konnte die Gruppe mit ihrem melodiösen Hardrock amerikanischen Zuschnitts überzeugen.

Die «musikalische Stagnation» veranlaßte Mitte 1977 Klaus Walz und Bernd Kolbe zum Bandaustritt. Ihre Plätze nahmen Heinz Glas (Gitarre) und Harvey Janssen (Bass) ein. Außerdem integrierte die Gruppe den Keyboard-Spieler Michael Karch.

Im September/Oktober 1977 begleitete Epitaph die ungarische Gruppe Omega auf einer Europa-Tournee.

Zwischen Januar und Oktober 1978 produzierte Epitaph das vierte Album «Spread Your Wings».

EPITAPH (Okt. 1971 – nicht lieferbar)

STOP, LOOK AND LISTEN (Juni 1972 – nicht lieferbar)

OUTSIDE THE LAW (Jan. 1974 – Membran 22-131-1)
Cliff Jackson (Gitarre, Gesang), Klaus Walz (Gitarre), Bernd Kolbe (Bass), Achim Wielert (Schlagzeug)

Dirk Osterhaus, Friedensstr. 14, 4750 Unna-Massen, 0 23 03/5 22 33

Epsilon (aufgelöst)

Das Trio Walter Ortel (Piano), Michael Ertl (Bass) und Hartmut Pfannmüller (Schlagzeug) spielte unter dem Namen Karthago Nice-Kompositionen, bis sich ihnen im Oktober 1970 der Gitarrist Winzkowski anschloß. Im Quartett traten sie als Epsilon auf. Der Berliner Ortel lernte schon mit sechs Jahren Klavier und beteiligte sich als Neunjähriger an einem Klavierwettbewerb der Hochschule für Musik in Berlin. Später verbrachte er sechs Jahre am Konservatorium und in verschiedenen Rock 'n' Roll-Bands (u. a. bei Jeronimo und den Rollicks). Auch Pfannmüller lernte am Klavier, gründete 1965 seine erste eigene Gruppe, studierte Jura, danach Musiktheorie und kam schließlich nach Privat-Unterricht zum Schlagzeug.

Überhastet ging Epsilon im Januar 1971 ins Studio, um die ersten eigenen Kompositionen einzuspielen. In dem amateurhaft produzierten Werk, mit «aggressivem Rock im Kontrast zu den verschiedensten klassischen Elementen» (Pressetext) umschrieben, standen dann auch Nice- und Rock 'n' Roll-Vorbilder unvereint nebeneinander. Anschließend ließ sich Epsilon verstärkt live hören, vor allem in Frankfurt und München, aber auch in der Schweiz. «Move On», das zweite Album, spielte Epsilon im Herbst 1971 ein. Für Michael Ertl kam danach Heinrich Mohn (früher bei Acid 25 und Orange Peel) zu Epsilon. Zudem nahm Christian Felke (Flöte, Saxofon, Gitarre) den Platz Walter Ortels ein. Ihren «dynamischen, harten Rock mit Jazzpassagen» (Pressetext) stellten sie als Vorgruppe einer If-Deutschland-Tournee vor.

Kurz nachdem Christian Felke seine ehemaligen Ambra-Mitspieler Peter Koch (Percussion) und Johan Daansen (Gitarre, Geige, Klavier) für Epsilon gewann, schied er selbst nach diversen Meinungsverschiedenheiten aus. 1974 nahm die «Melodic Rock Formation» (Gruppen-Ausspruch) ohne Peter Koch das dritte Album «Off» in Angriff. Die Kritiker bestätigten ihnen «handwerkliches Können, guten Sound und einwandfreie Aufnahmequalität» (SOUNDS), vermißten jedoch das «Feeling für diese Art von anglo-amerikanisch beeinflußter Rock-Musik». Nach Tourneen durch Deutschland und die Benelux-Länder traf sich das Quartett im November 1974 zu einem gemeinsamen Konzert mit dem Orchester des Braunschweiger Theaters, um sich – mit Erfolg – an einer Klassik/Rock-Synthese zu versuchen.

Epsilon wechselte 1975 noch einmal die Plattenfirma und brachte unter dem Ariola-Etikett zwei Singles auf den Markt. Mangelnder Erfolg und konträre private Ambitionen führten schließlich 1976 zur Auflösung der Gruppe. Michael Winzkowski ließ die → Michael Wynn Band folgen.

EPSILON (März 1971 – Bacillus BAC 2002)
Michael Ertl (Bass), Hartmut Pfannmüller (Schlagzeug, Bongos, Percussion), Walter Ortel (Orgel, Piano, Gesang, Percussion), Michael Winzkowski (Gesang, Gitarre, Percussion)

MOVE ON (Dez. 1971 – Bacillus BAC 2004)
Michael Winzkowski (Lead-Gesang, Lead-Gitarre, Bass), Walter Ortel (Orgel, Piano, E-Piano, Akustik-Gitarre), Michael Ertl (Bass), Hartmut Pfannmüller (Schlagzeug, Percussion) + Curt Cress (Schlagzeug, Percussion), Christian Felke (Flöte)

EPSILON OFF (Mai 1974 – nicht lieferbar)

ERIC CLAPTON
heißt eine von 20 informativen und packend geschriebenen Special-Stories aus dem Buch
ROCK GIANTS.
(250 Seiten, Fotos, kompl. Discografie, DM 12,80)
EIN BUCH VON TAURUS PRESS

Fleming, Joy

Joy Fleming, die bürgerlich Erna Strube heißt, wurde am 15. 11. 1944 in Rockenhausen geboren. Zwar wurde sie in den Kinderchor eingereiht, mußte aber im Schulunterricht Schläge einstecken, weil sie permanent danebensang. Mit 14 gewann Erna Strube, seinerzeit Lehrmädchen in einem Lebensmittelladen, einen Nachwuchsbewerb mit dem Gassenhauer «Ciaou, Ciaou Bambina». 1966 schloß sie sich einer Mannheimer Pop-Rock-Gruppe an. Dafür übernahm sie den Vornamen eines ihr bekannten kleinen schwarzen Mädchens und stellte sich mit ihrer Band als «Joy and the Hit Kids» vor. Als sie im Vorprogramm der Janis-Joplin-Band spielten, soll die Amerikanerin geäußert haben: «Hey, who's that bloody bluesie girl?»

Ende der 60er Jahre änderte die Band ihren Namen in «Joy Unlimited», trat im «Talentschuppen» auf, schrieb die Filmmusik zu «Grimms Märchen für lüsterne Pärchen» und landete mit «Oh, Darling» einen bescheidenen Hit. 1971 trennte sich Joy Fleming von ihren männlichen Band-Mitgliedern. «Eine Frau mit fünf Männern», kommentierte sie, «das geht nicht. Die halten einen für einen Kumpel, als Frau akzeptieren sie mich nicht.» Nach einer «Konsolidierungsphase» versuchte sie sich mit Erfolg als Solistin. Den Anstoß gab der «Neckarbrücken-Blues», ein Zufallsprodukt. Als nach den Aufnahmen einer Funkproduktion für den Süddeutschen Rundfunk die Rhythmus-Gruppe ein paar Blues-Takte vorlegte, stieg Joy Fleming «nur so zum Spaß» mit einer im Mannheimer Dialekt gesungenen Alltagsgeschichte ein. Der Studio-Spaß wurde mitgeschnitten und vom SDR einige Zeit später ausgestrahlt. Da wollten Hörer Titel und Interpret des ungewöhnlichen Musik-Produktes wissen. Erst jetzt entschloß sich die Firma Global, den «Neckarbrücken-Blues» in die Pressen zu geben. Der SPIEGEL feierte daraufhin «die erste stilechte Blues-Schallplatte in deutscher Sprache», PETRA staunte über «das Blues-Wunder aus der Wohnküche». Fernseh-Präsentationen in «Studio B» und dem ARD-Magazin «Titel, Thesen, Temperamente» folgten, dazu ein 45-Minuten-Porträt «Joy-Erna» des NDR. Im Frühjahr 1973 erschien ihre erste Solo-LP «Joy Fleming» mit deutschen Schlagerproduktionen. «Von den Produzenten», kritisierte das Kulturmagazin «Titel, Thesen, Temperamente», «werden ihr Titel eingeredet, die zum Teil schal und töricht sind.»

Joy Fleming nahm am 18. November 1973 beim «World Popular Song Festival 73» in Tokio teil und belegte mit «Another Door Closing» den zweiten Platz. Anfang 1974 stellte ihre Plattenfirma aus Live-Auftritten anläßlich des Mitternachtsempfangs von Radio Luxemburg zur «Löwen»-Verleihung und aus dem Münchener «Spectacle» eine neue Langspielplatte zusammen. Dpa kommentierte nach der «Löwen»-Verleihung: «Joy Fleming, die wohl einzige deutsche

Sängerin, die sich im internationalen Kreis der Jazz- und Soul-Sängerinnen hören lassen kann.»

Mit «Halbblut», der deutschen Version des Cher-Hits «Half Breed», kam sie in die ZDF-Hitparade. Auf einer weiteren Single («Rock Town») sang sie eine Stephen-Stills-Komposition. Ihre dritte Langspielplatte «This is My Life» enthielt nur noch englisch gesungene Titel und wurde von Atlantic weltweit veröffentlicht. Zwar «singt sie keinen deutschen Herz- und Schmerz-Schmus», meint SOUNDS, «aber doch allzu viele Balladen im besten Cilla-Black-Stil. Man muß sich wirklich freuen, daß die Soulröhre sich wenigstens in vier Titel austoben darf.»

Schließlich wurde auch Amerika auf sie aufmerksam. Allerdings nicht durch ihre Bluesinterpretationen sondern durch den tic tac-Werbespot: Beim 14. Internationalen Wettbewerb kommerzieller Funk-Spots wurde Joy Fleming in Hollywood als einzige Deutsche ausgezeichnet.

Am 23. Januar 1975 sorgte Joy Fleming für den gelungenen deutschen Beitrag zur Midem-Gala in Cannes. Zwei Monate später brach «die deutsche Janis Joplin» (WELT) auf internationalem Parkett allerdings völlig ein: Als deutsche Vertretung beim Grand Prix Eurovision belegte sie mit dem Schlager «Ein Lied kann eine Brücke sein» Platz 17 unter 20 Teilnehmern. Unklar blieb, warum das Energiebündel mit Soulstimme «sich diesen Schlagerschund aufs Stimmband kitten ließ» (JAZZ PODIUM), denn sie wurde damit «für viele Rockfans unglaubwürdig» (SPIEGEL).

Ihre erste Deutschlandtournee mit der Ralf Nowy Band wurde unzweifelhaft zum «Konzert-Triumph in Deutschland» (BRAVO), denn da bot Joy Fleming das, was sie am besten kann: Rock und Blues. Auf der April-Tour trug sie Titel ihrer vierten LP «Menschenskind» vor, auf der sie sich mit fetten Wirtinnen, möblierten Zimmern, Arbeitslosigkeit und Gastarbeitern auseinandersetzt. Die Nowy Songs bieten Joy Flemings Stimme und Temperament größte Entfaltungsmöglichkeiten, zu denen die schnoddrig getrimmten Texte des Schlager-Dichters Fred Weyrich nicht recht passen.

Als die deutsche Phono-Akademie Joy Fleming am 15. Mai in Berlin mit dem Deutschen Schallplattenpreis auszeichnete (als «Sängerin des Jahres» im Bereich Pop international), wurde deutlich, daß dies ihr erfolgreichstes Jahr werden sollte.

Auf der im Frühjahr 1976 erschienen LP «Have A Good Time» war Joy Fleming kaum wiederzuerkennen. Hier wurde eindeutig «Joys Stimme eine Abmagerungskur verordnet» (STEREO), um sich den gepflegten Arrangements mit eindeutiger US-Markt-Ausrichtung anzupassen. Bis Ende 1977 wurde es, u. a. bedingt durch die Geburt eines Sohnes, still um Joy Fleming. Ihre erneuten Aktivitäten in Club-Auftritten wurden von Medien und Konsumenten kaum noch wahrgenommen. So mobilisierte ein Hamburg-Konzert am 15. Dezember

1977 rund 40 Zuhörer. Joy Fleming reiste wieder ab. Da «der Zahn der Zeit auch an mir nagt» (Fleming), stellte sie sich auf dem Album «I Only Wanna Get Up And Dance» mit Disco- und Phillysound-Klängen vor. Doch die Hoffnung, daß der neuerliche Stilwandel den großen Durchbruch einläuten würde, war trügerisch.

JOY FLEMING (März 1973 – nicht lieferbar)

JOY FLEMING – LIVE (Febr. 1974 – Atlantic ATL 40566)
Joy Fleming (Gesang) + Ralf Nowy (Flöte, Saxofon), Gary Unwin (Bass), Thor Baldursson (Orgel), Sylvester Levay (Piano), Paul Vincent (Gitarre), Martin Harrison (Schlagzeug), Keith Forsey/Don Anderson (Percussion)

THIS IS MY LIFE (Juni 1974 – nicht lieferbar)

MENSCHENSKIND (April 1975 – Atlantic ATL 50129)
Paul Vincent (Gitarre), Mladen Franko (Klavier), Wim de Vos (Bass), Evert van de Wal (Schlagzeug), Victor Behrens (Trompete, Flügelhorn), Lee Harper (Trompete, Flügelhorn), Ralf Nowy (Saxofon, Flöte, Orgel), Guiseppe Solera (Saxofon, Klarinette), Rudi Fuesers (Posaune), Lothar Meid (Bass), Martin Harrison (Schlagzeug), Sylvester Levay (Klavier)

HAVE A GOOD TIME (April 1976 – Atlantic ATL 50251)
Mike Tatcher (Keyboards), Lothar Meid (Bass), Thomas Strasser (Gitarre), Nick Woodland (Gitarre), Martin Harrison (Schlagzeug), Charly Campbell (Percussion), Victor Behrens (Trompete), Ralf Armbruster (Posaune), Ralf Nowy (Saxofon, Flöte)

I ONLY WANNA GET UP AND DANCE (Mai 1978 – Atlantic ATL 50469)
Joy Fleming (Gesang), Keith Forsey (Schlagzeug, Percussion), Gary Unwin (Bass), Les Hurdle (Bass), Mats Björklund (Gitarre), Geoff Bastow (Gitarre, Keyboards), Sylvester Levay (Keyboards), Dino Solera (Flöten, Trompete), Lee Harper (Trompete), Chap Etienne (Trompete).

Global Music, Nederlingerstr. 21, 8000 München 19, 0 89/15 10 60

Floh de Cologne

Vridolin Enxing, Keyboards, Gesang (10. 8. 1950, Beckum)
Hans-Jörg Frank, Schlagzeug, Gesang (10. 9. 1942, Dessau)
Dieter Klemm, Percussion, Gesang (19. 2. 1941, Bromberg)
Theo König, Flöte, Saxofon, Gesang (9. 10. 1942, Duisburg)
Dick Städtler, Bass, Gitarre, Gesang (12. 12. 1948, Hilden)

Als Studenten-Kabarett begann Floh de Cologne 1966 mit dem Programm «Vor Gebrauch Kopf schütteln». Daraufhin trugen sie «Traritrara, die Pest ist da» und – auf den Essener Kabarett-Tagen 1967 – «simSAladimbambaSaladUSAladim» vor. 1968 führte die gemeinsame Bühnen-Arbeit von Floh de Cologne und Dieter Süverkrüp zu der Platte «Vietnam», da «durch die tägliche Information über den Krieg in Vietnam Emotionen geweckt werden, die wir mit dieser Platte wieder rational faßbar machen wollen; denn: Der Krieg in Vietnam ist nicht irrational» (Wollschon). Die Floh de Cologne-Mitglieder Gerd Wollschon, Britta Baltruschat, Hans-Jörg Frank, Markus Schmidt und Dieter Klemm überwiesen ihre Platten-Honorare ebenso wie Dieter Süverkrüp auf das Konto «Hilfsaktion Vietnam». «Zwingt Mensch raus» hieß ihr Beitrag zu den Essener Song-Tagen 1968, wo auch die Kabarettisten und Polit-Barden Hanns Dieter Hüsch, Dieter Süverkrüp, Bernd Witthüser, Rolf Schwendter und Franz-Josef Degenhardt, die deutschen Rock-Gruppen → Guru Guru, → Tangerine Dream und → Amon Düül, aber auch die amerikanischen Polit-Gruppen The Fugs und Mothers Of Invention auftraten. Besonders letztere beiden Bands beeinflußten die Entwicklung und Ausrichtung Floh de Colognes nachhaltig. «Unsere musikalischen Vorbilder sind die Mothers Of Invention; von der Show her gesehen eher die Fugs, die ich für politischer und show-bewußter halte» (Schmidt). 1969 untermalten sie bereits ihr «7. Programm» mit den Klängen elektrisch verstärkter Instrumente. «Musik ist bei uns Transportmittel für die Texte, mit denen wir agitieren wollen. Natürlich kommt auch ein emotionaler Moment hinzu: Wir mögen die Rockmusik gerne und die Leute wohl auch.» Die Entwicklung zur «Polit-Rock-Band» wurde ohne Britta Baltruschat vollzogen, die sich im gleichen Jahr von der Gruppe trennte und durch Dick Städtler ersetzt wurde. Auf «Fließbandbabys Beat-Show», ihrer ersten Produktion für das Ohr-Label, stellten sie sich mit einer «Mischung aus Pop und Politik» vor, die sich «trotz der präzisen Aussagen und Analysen ziemlich hölzern anhört, weil ihre Musik eben laienhaft wirkt» (Roul Hoffmann). Dem Käufer der Platte, deren «Hauptthema sozusagen der Konsum auf wirtschaftlichem und sexuellem Gebiet ist» (Wollschon), empfahlen die fünf Studenten der Theaterwissenschaft als Grundlektüre Bücher von Hubert Bacia (Themen zur Sexualität) und Karl Marx (Lohnarbeit und Kapital). Ihre 1970 gestartete «Rockoper Profitgeier», die sich mit der «Ausbeutung zugunsten des Kapitals am Beispiel der Lehrlinge» befaßt, trugen sie auf 195 Konzerten meist vor jugendlichen Zuhörern vor («Unsere Zielgruppe: Schüler, Lehrlinge und junge Hilfsarbeiter.»). Weil die Programm-Zubereitung nicht zur «Götterspeise» führte, «macht es Intellektuellen keinen Spaß», stellte Gerd Wollschon fest, denn «ihnen schmeckt es nicht, weil es nicht genug intellektuell verbrämt ist. Wir sagen direkt, was wir wollen, und das finden sie schlecht». So begrüßten die Kritiker eine «durchaus wegweisende Musikagitation», bemängelten aber «die Beigabe unnützer Fiktionen über Ausbeutung, Arbeiterelend, Klassenkampf und ein sozialistisches Utopia» (Schmidt-Joos). 1971 veröffentlichte der Wagenbach-Verlag das Buch «Profitgeier und andere Vögel», in dem Floh de Cologne ihre Entwicklung darstellen und anhand von Programm-Texten belegen (Quartheft 53).

Im Mai 1972 kam Theo König zur Gruppe. Im gleichen Jahr zündeten sie auch ihre «Rock-Jazz-Rakete Lucky Streik» mit «Erlebnissen und Gedanken von Schlosser Karl auf Streikposten. Mit Texten aus der Springer-Presse und Zitaten aus der Geschichte der November-Revolution von 1918 durchsetzt, agitierten die ‹Flöhe› gegen Verquickung von Wirtschaft und Politik, zeigten die Macht der Konzerne und verwiesen auf die Ohnmacht der abhängigen Arbeiter» (POP). Zu den üblichen Auftritten in bundesdeutschen Jugend- und Studenten-Kreisen, bei denen Polit-Rock-Bands «Repressalien ausgesetzt sind, die vom Abdrehen des Stromes bis zum gewaltsamen Eingriff der Polizei reichen» (SOUNDS), kamen 1973 Konzerte bei den 10. Weltfestspielen der Jugend und Studenten in Ostberlin. «Lucky Streik» wurde ebenso als Platte veröffentlicht wie das Nachfolge-Programm «Geyer-Symphonie», ihr bislang spektakulärstes Polit-Rock-Werk. Mittelpunkt «der akustischen Bildzeitung von links» (POP) ist Friedrich Flick, der «Geier» (Börsen-Ausspruch). Die Reden auf seiner Trauerfeier (Flick starb am 20. 7. 1972), gehalten von Hermann-Josef Abs, Fritz Berg, Ludwig Erhard, Konrad Kaletsch und Hans Günther Sohl, wurden von Floh de Cologne zu «einer sarkastischen Bestandsaufnahme ungebrochener Unternehmerverherrlichung» (DER SPIEGEL) aufbereitet. Die «kaum getarnte Selbstdarstellung einer radikalen Gruppe» (Peter Scholl-Latour), «irgendwo zwischen Lenin und Santana» (FRANKFURTER RUNDSCHAU), durch «Zitate der Bosse, sorgfältig gewählt, gewitzt verschnitten, zusammengereiht zu entlarvender Lächerlichkeit» (SÜDDEUTSCHE ZEITUNG), fand rege Pressekommentierung. Ebenso konträr wie der Aussagewert der «ersten deutschen Rock-Symphonie» (Presse-Text) wurde auch die Musik der Gruppe beurteilt: «Ihre Leistungen sind schwach und langen gerade zum Hausgebrauch», fand POP; die NEUE ZÜRICHER ZEITUNG entdeckte einen «überaus vielfältigen, differenzierten Rock, der mit größter Selbstverständlichkeit mit frühbarocker Spielmusik und Kirchenlied, mit allen möglichen Stilarten des Jazz und der Country-Musik, kombiniert wird». Im März 1974 nahm der Musikstudent Vridolin Enxing den Platz des ausgeschiedenen Markus Schmidt ein. Mit Enxing nahm Floh de Cologne auch die Langspielplatte «Mumien» auf, die «Luis Corvalán gewidmet ist und allen, die mit ihm in den Gefängnissen und Konzentrationslagern Chiles eingekerkert sind, allen, denen die «Momios» (Mumien) nicht einmal eine bescheidene Zukunft gönnen» (Platten-Text). Der am 1. Mai 1974 in Köln uraufgeführten «Kantate für Rockband» sind – zur Platte – Noten, Texte, Zitat-Quellen und ein Kommentar von Dr. Gustavo Becerra-Smith, dem früheren Kulturattaché der chilenischen Botschaft in der Bundesrepublik, beigefügt.

Floh de Cologne präsentierte die Mumien-Show am 31. Mai in der Essener Gruga-Halle anläßlich eines Solidaritätskonzerts für Victor Jara, bei den Ruhrfestspielen in Recklinghausen (Juni) und der Sommerspartakiade in Pori/Finnland (Juli).

«Eine streckenweise packende Show» (MANAGER MAGAZIN) gelang ihnen mit dem Rock-Stück «Tilt» (bedeutet «Aus» beim flippern), die am 16. April 1975 in der Hamburger Ernst-Merck-Halle vor 4000 Zuhörern erstmals aufgeführt wurde. Die FAZ vernahm ein «Programm, das witzig, satirisch, mitunter auch zynisch aktuelle gesellschaftliche und soziale Probleme beschreibt und anprangert: Jugendarbeitslosigkeit, Freizeitgestaltung und die sogenannte Tendenzwende. Die Vermittlung der politischen Inhalte besorgen die allenthalben wieder neuentdeckten Rock-Rhythmen».

Die «Multimedia-Revue» (Selbstdarstellung) Floh de Cologne gastierte mit «Tilt» auf 107 Veranstaltungen, u. a. während einer DDR-Tournee im Juni 1975. Das Pop-Kabarett nahm im November an dem von Mauricio Kagel geleiteten Kursen für Neue Musik teil und schrieb die Filmmusiken für «Die Aufsteiger-Saga» (TV) und «Grüße aus Neckarsulm». Peter Voigt drehte 1975 einen Film über «Die Gruppe Floh de Cologne».

In 29 Aufführungen (Start 28. 2. 1976) des Lustspiels «Ein Florentinerhut» (von Eugéne Labiche) stand die Gruppe als Hochzeitskapelle auf der Bühne des Kölner Schauspielhauses. Das Jubiläums-Programm «Rockrevue Profitgeier & Co». mit den besten Songs aus der zehnjährigen Bühnenarbeit, führten sie erstmals am 4. September 1976 in Schwäbisch Hall auf. Danach trennte sich der Texter Gerd Wollschon von der Gruppe.

Musikalische Einfälle und themenspezifisches Fingerspitzengefühl demonstrierten Floh de Cologne mit «Rotkäppchen» von Jewgenij Schwarz. «Die Rotkäppchen-Version in den Händen ungewöhnlich musikalischer Spaßvögel» (STERN) wurde zunächst im Markgrafen-Theater von Erlangen aufgeführt (Premiere 12. 12. 1976) und später als Platte produziert. Floh de Cologne, die im Satire-Verlag ihr «Sudel-Lexikon» herausgaben, starteten im Oktober 1976 auf Einladung des Goethe-Instituts zu einer Holland-Tournee.

Ab Januar 1978 wurden die Kölner ständige Mitarbeiter des politisch-satirischen Fernseh-Magazins «Dreizack». Das 13. Polit-Rock-Programm «Prima Freiheit» starteten sie am 11. Mai bei den Ruhrfestspielen in Recklinghausen. Ein Mitschnitt der ersten beiden Veranstaltungen fand für die gleichnamige Langspielplatte Verwendung. Im «Kolossal-Sittengemälde der späten siebziger Jahre mit Rock und Pop und Rumtata nebst Ereignissen für das Auge» (Selbstdarstellung) unterlegten sie ihre zynisch-bissigen Texte mit soliden Rock-Rhythmen und einer sehenswerten Show. In einem Rundumschlag greifen sie dabei gesellschaftliche Probleme (wie Jugendarbeitslosigkeit) auf, geraten aber mit Formulierungen wie «Eine Ordnung, die sich Demokratie nennt, aber in der ein Mensch mit aufrechtem Gang so gefragt ist, wie eine Nonne im Puff» in die plumpe Agitation.

VIETNAM (Okt. 1968 – nicht lieferbar)

FLIESSBANDBABYS BEAT-SHOW (April 1970 – nicht lieferbar)

ROCKOPER PROFITGEIER (März 1971 – nicht lieferbar)

LUCKY STREIK (März 1973 – nicht lieferbar)

GEYER-SYMPHONIE (Dez. 1973 – nicht lieferbar)

MUMIEN (Sept. 1974 – Pläne S 99 201)
Gerd Wollschon, Dick Städtler, Hans-Jörg Frank, Vridolin Enxing, Dieter Klemm, Theo König

TILT! (Sept. 1975 – Pläne S 99 202)
Vridolin Enxing (Keyboards, Gesang), Hansi Frank (Schlagzeug, Percussion, Gesang), Dieter Klemm (Gesang), Theo König (Saxofon, Flöte, Gesang), Dick Städtler (Gitarre, Bass, Gesang), Gerd Wollschon (Gesang)

ROTKÄPPCHEN (Sept. 1977 – Pläne K 20 905)
Vridolin Enxing (Keyboards, Gesang), Hansi Frank (Schlagzeug, Percussion), Dieter Klemm (Percussion, Sprache), Theo König (Saxofon, Mundharmonika, Sprache, Gesang), Dick Städtler (Gitarre, Bass, Gesang) + Franz Josef Degenhardt, Hanns-Dieter Hüsch, Hannes Wader u. a.

PRIMA FREIHEIT (Sept. 1978 – Pläne G 90 239)
Vridolin Enxing (Keyboards, Cello, Bass), Theo König (Blasinstrumente), Hansi Frank (Schlagzeug), Dick Städtler (Gitarre, Bass), Dieter Klemm (Percussion, Gesang)

Dieter Klemm, Jülicher Str. 27, 5000 Köln 1, 02 21/23 29 30

Franz K.

Mick Hannes, Gitarre (15. 7. 1951, Leipzig)
Peter Josefus, Bass, Gesang (6. 11. 1951, Hestoft)
Stefan Josefus, Schlagzeug (24. 2. 1947, Hestoft)

In der Gruppe The Swable, die 1967 gegründet und im Rahmen der deutschen «Beatmeisterschaft» Westfalenmeister wurde, spielten Mick Hannes und Peter Josefus. Ende 1969 starteten beide mit Stefan Josefus die Band Franz K., deren Repertoire sich zunächst im Jazz und Blues, später im Rock bewegte. Die Richtungsänderung zu «einfachem, unkompliziertem Rock und schnörkellosen deutschen Texten» (POP) gab die URBS-Veranstaltung der Stadt Wuppertal im Juni 1971. Dort stellten sie erstmals «Sensemann», eine Eigenkomposition mit deutschem Text, vor. Der Titel «Sensemann», der sich mit der Funktion der Armee und deren möglicher «Zweckentfremdung» durch die Herrschenden kritisch auseinandersetzt, war neben «Das goldene Reich» zugleich Grundlage und Titel der ersten Langspielplatte. Franz K., deren Name von Franz Kafka abgeleitet wurde – «weil wir uns genauso mit gesellschaftlichen Widersprüchen beschäftigen wie er» (S. Josefus) –, bekamen Fernsehsendezeiten in «Jour Fix» und «Rhinozeros», reisten mit ihrem ehrwürdigen Opel-Blitz-Leichenwagen zu diversen Festivals an, und veranstalteten am 9/10. September 1972 selbst ein Rock-Meeting, zu dem auch → Jane kam.

Franz K., die ihren Sound schlicht als «Rock-Musik mit deutschen Texten» definieren und zur besseren Kommunikation bisweilen Texthefte und Flöten an die Zuhörer verteilten und gemeinsam mit dem Kölner Lehrer und Lyriker Arnold Leifert auftraten, der zur Rhythmik des Trios Dokumentargedichte verlas, arbeiteten auch fortan konsequent für das selbstgesteckte Ziel: "Wir wollen erreichen, daß man uns aufmerksam zuhört, über unsere Texte nachdenkt und vielleicht etwas tut." Solchermaßen statteten sie auch ihre zweite LP «Rock In Deutsch» aus, in der vom Geschäft mit modebewußten Käufermassen, der Kriegsdienstverweigerung, Lehrlingsproblemen, Ausbeutung der Dritten Welt und – in «Die Räder» – einem spezifischen Ruhrproblem, der Zechenstillegung, die Rede ist.

Die Wittener Band, von der WESTFÄLISCHEN RUNDSCHAU als «musikalisch gesehen hervorragend» eingestuft, organisierte mit Unterstützung der Stadtverwaltung und des Kulturamtes in ihrer Heimatstadt am 21. Juli 1974 für 6000 Besucher ein Freikonzert, zu dem auch → Missus Beastly, → Novalis, → Kraan, → Karthago und → Randy Pie erschienen. Auch 1975 erlebte Witten (am 13. September) ein von Franz K. initiiertes Rock-Festival, bei dem u. a. → Harlis und → Nine Days Wonder auf die Bühne gingen.

Auf einer Ende 1975 veröffentlichten Philips-Single mit dem Titel «Whisky und Bier» kündigte sich eine Tendenzwende an: Franz K. wollten nun nicht mehr ins Polit-Rock-Abseits gedrängt werden, sondern «einfach nur unterhalten».

In den ersten Januar-Tagen des Jahres 1976 spielte Franz K. im Vorprogramm einer Acht-Tage-Tournee von Status Quo «und räumte ab wie noch nie» (POP). Nach einer 76er Single «Au Weia, Mensch Meier», die den derzeitigen Film-Rummel um den Weißen Hai zum Thema hatte, brachte die Gruppe Ende 1977 ihre dritte Langspielplatte auf dem Markt. «Ein interessanter Versuch», fand HÖR ZU, sich mit dem verstorbenen Elvis Presley («Der König»), der Kneipen-Szene («Eh, Mann!») und Rockern («Tiger») auseinanderzusetzen. Undiskutabel ist auf «Wir haben Bock auf Rock» allerdings die deutsche Fassung des Chuck Berry-Oldies «Johnny B. Goode»: Die Geschichte einer blonden Party-Bekanntschaft endet in dem Satz «Sie sagte bye, bye, Johnny machs gut».

Im Dezember 1977 und Februar 1978 gehörte Franz K. zum Tournee-Paket der «Super-Pop-Explosion», das von der Zeitschrift POP zusammengestellt wurde.

Mit «Geh zum Teufel», einer hörenswerten Version des Rolling Stones-Hits «Satisfaction» bereicherte die Gruppe ihre – ausgezeichneten – Live-Auftritte, einen Fernsehbeitrag in «Szene 78» und die vierte Langspielplatte.

SENSEMANN (Febr. 1972 – nicht lieferbar)

ROCK IN DEUTSCH (Nov. 1973 – nicht lieferbar)

WIR HABEN BOCK AUF ROCK (Dez. 1977 – Aladin 1C 056-32663)
Mick Hannes (Gitarre), Peter Josefus (Bass), Stefan Josefus (Schlagzeug)

GEH ZUM TEUFEL (Sept. 1978 – Aladin 1C 056-45078)
Peter Josefus (Gesang, Bass), Stefan Josefus (Schlagzeug), Mick Hannes (Gitarre)

Stefan Josefus, Postfach 1442, 5810 Witten, 0 23 02/5 63 67

Frumpy (aufgelöst)

Der Ire und ehemalige Bankangestellte O'Brian-Docker gründete 1965 in Hamburg die Folklore-Gruppe «City Preachers». Zu jenem Ensemble, das mit teilweise über einem Dutzend Mitgliedern auftrat und mit einer gut gelungenen Mischung aus europäischer und amerikanischer Folk-Musik aufwartete, gehörten auch die Sängerin → Inga Rumpf, der französische Keyboard-Spieler (und ehemalige Begleitmusiker Michel Polnareffs) Jean-Jacques Kravetz, der Gitarrist Karl-Heinz Schott und der Schlagzeuger → Carsten Bohn.

Aus Unzufriedenheit mit der Sängerin Dagmar Krause stieg Carsten Bohn im November 1969 bei den City Preachers aus und bildete mit seinen Freunden Schott und Kravetz eine neue Formation, der sich auch Inga Rumpf anschloß. Am 7. März 1970 startete die Rock-Gruppe unter dem Namen Frumpy (den Begriff fand Carsten Bohn in einem CBS-Katalog) zu einer Frankreich-Tournee. Bereits als Vorgruppe auf einer 50-Städte-Tournee mit den Spooky Tooth machten sie als deutsche Gruppe von internationalem Format auf sich aufmerksam. Als im Herbst 1970 ihre erste LP «All Will Be Changed» erschien, die bis auf einen Richie-Havens-Titel ausschließlich Eigenkompositionen enthielt, fand der MUSIK EXPRESS: «Mit ihrem musikalischen Einfallsreichtum und dem präzisen Zusammenspiel stehen Frumpy alle Möglichkeiten offen.» Mitte 1971 verstärkte sich die Gruppe durch den Gitarristen Rainer Baumann, der auch das in einer Plastiktüte verpackte zweite Album («Frumpy 2») mit einspielte. Nach einer Definition Inga Rumpfs verschmolzen auch dabei verschiedene Stilrichtungen: «Jazz, Soul und östliche Elemente, deren Ausgangspunkt die Orgel als wichtigstes Instrument ist.» Vom 15. bis 30. September 1971 tourten sie mit Mott The Hoople durch England; SOUNDS: «Die Resonanz war dürftig, wenn nicht gar niederschmetternd.» Immerhin war Frumpy aber in Deutschland populär genug, um in den Poll-Auswertungen der Zeitschriften POPFOTO und MUSIK-MARKT zu den drei besten deutschen Pop-Gruppen gezählt zu werden; beim MUSIK EXPRESS rangierten sie gar an Platz 1. Darüber hinaus wurde Inga Rumpf «das größte Individualtalent der bundesdeutschen Rockszene» (FAZ), als beste deutsche Sängerin (SOUNDS, MUSIK EXPRESS) eingestuft.

Im Frühjahr 1972 erschien die dritte LP «By The Way». Darauf wurde Jean-Jacques Kravetz teilweise durch den Murphy Blend-Organisten Erwin Kania ersetzt. Mit einem Sound, der sich «technisch gewandelt und erheblich verbessert hat» (POPFOTO), traten sie vom 3. bis 22. Mai 1972 zu einer Deutschland-Tournee, beim Pop-Festival in Berlin und (am 24. 6.) im Bremer «Beatclub» an. Andererseits bekannte Karl-Heinz Schott, daß 20–25 Konzerte im Monat «ganz eindeutig auf Kosten der Musik gingen». Nach einem kurzen Zwischenspiel mit dem Lindenberg-Gitarristen Thomas Kretschmer (der Rainer Baumann ersetzte) gab Frumpy am 22. 7. 1972 das letzte Konzert.

Inga Rumpf, Jean-Jacques Kravetz und Karl-Heinz Schott musizierten anschließend in der Gruppe → Atlantis weiter.

ALL WILL BE CHANGED (Okt. 1970 – nicht lieferbar)

FRUMPY 2 (Sept. 1971 – Fontana 643 4304)
Inga Rumpf (Gesang, Percussion), Jean-Jacques Kravetz (Orgel, Piano, Mellotron, Percussion, Saxofon, Spinett), Karl-Heinz Schott (Bass, Percussion), Carsten Bohn (Schlagzeug, Percussion), Rainer Baumann (Gitarre)

BY THE WAY (Mai 1972 – Vertigo 636 0604)
Inga Rumpf (Gesang, Akustik-Gitarre), Jean-Jacques Kravetz (Keyboards), Karl-Heinz Schott (Bass), Carsten Bohn (Schlagzeug, Percussion), Rainer Baumann (Gitarre, Steel-Gitarre) + Erwin Kania (Keyboards)

FRUMPY LIVE (Jan. 1973 – Philips 662 3022)
Doppelalbum. Inga Rumpf (Gesang, Akustik-Gitarre, Percussion), Jean-Jacques Kravetz (Orgel, elektr. Piano), Carsten Bohn (Schlagzeug), Karl-Heinz Schott (Bass), Rainer Baumann (Lead-Gitarre)

FRUMPY! (Fontana 643 4163)
Zusammenstellung aus All Will Be Changed und Frumpy 2.

IN AND OUT OF STUDIOS (Fontana 643 4301)
Zusammenstellung aus All Will Be Changed, Frumpy 2, By The Way und Frumpy Live.

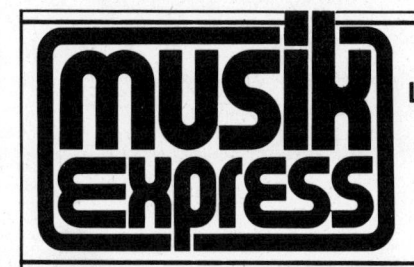

musik express

Fünfzig neue LP–Kritiken pro Monat. Dazu Importe, Singles, Oldies, Sampler. Wir informieren umfassend.

Gate

Horst Kamp, Gesang (30. 8. 1949, Haan)
Martin Köhmstedt, Gitarre (17. 11. 1955, Wuppertal)
Manfred Schröpfer, Gitarre, Gesang (6. 1. 1951, Haan)
Angelos Tsangaris, Bass (8. 12. 1952, Düsseldorf)
Manos Tsangaris, Schlagzeug (8. 12. 1952, Düsseldorf)

In den ersten Monaten nach der 74er Gruppengründung spielte Gate «Komplikationsrock – akustische Onanievorlagen» (SOUNDS). Dazu gehörten auch zwei Konzerte mit dem Sinfonieorchester der Stadt Solingen, bei denen neben überarbeiteten Kompositionen von Händel, Beethoven und Dvorak auch zwei Gate-Kompositionen gespielt wurden.

Die Besinnung und Richtungsänderung zu schnörkellosem Rock wurde durch Publikumsreaktionen ausgelöst: «Wir merkten bei unseren Gigs, daß wir bei den Leuten den Urkern trafen» (Kamp). Im Juli 1976 ließ Gate ein Konzert in der Wuppertaler «Börse» mitschneiden und bot das Band – lange Zeit vergeblich – Plattenfirmen an. Erst acht Monate später veröffentlichte Metronome das nicht optimal aufgenommene aber mit solider und gefälliger Rockmusik ausgestattete Album «Gate Live».

Im Februar 1977 eröffnete Gate mit «hervorragenden harten Rock» (BRAVO) das Essener Brain-Festival.

Beim 78er Brain-Festival stellten sie das Repertoire ihrer ersten Studio-LP «Red Light Sister» vor. Obwohl die Gruppe darauf ebenso erfrischenden wie gradlinigen Rock spielt und im «Rockpalast» (Sendetermin 16. 4. 1978) vorgestellt wurde, erreichten ihre Platten nur bescheidene Umsätze.

GATE LIVE (Febr. 1977 – Brain 60.043)
Horst Kamp (Gesang, Percussion), Martin Köhmstedt (Gitarre), Manfred Schröpfer (Gitarre, Bass, Gesang), Angelos Tsangaris (Bass, Keyboards), Manos Tsangaris (Schlagzeug, Percussion)

RED LIGHT SISTER (Dez. 1977 – Brain 60.093)
Horst Kamp (Gesang), Martin Köhmstedt (Gitarre), Manfred Schröpfer (Gitarre, Gesang), Angelos Tsangaris (Bass), Manos Tsangaris (Schlagzeug, Percussion, Gitarre) + Lothar Krell (Keyboards), Stefan Lang (Congas), Oliver Petry (Synthesizer)

Peter Hennes, Postfach 272, 4010 Hilden, 0 21 29/12 22

Gila (aufgelöst)

Im Frühjahr 1969 entwickelte sich aus einer Stuttgarter Polit-Kommune die Gruppe Gila (der Name stammt vom Gilatier, der einzigen giftigen Krustenechse), zu der anfangs Conny Veit, Walter Wiederkehr (Bass), Fritz Scheyhing (Orgel, Mellotron) und Daniel Allumno (Schlagzeug) gehörten. Nach zweijähriger Etablierung als Live-Band erschien 1971 die erste LP «Gila» (bei BASF), die «die Entwicklung der Gruppe von Aggression zu Kommunikation» (Veit) beschreibt. Der «psychedelisch angehauchte, reichlich mit Hall und Echo gestreckte Elektro-Rock» (SOUNDS) ließ wenig Raum für textliche Aussagen, wenn auch die erst Seite des Albums mit dem mehrfach wiederholten Leitmotiv ausklingt: «Unnachgiebiges aggressiv bekämpfen ist Kampf gegen sich selbst.»

Im Frühjahr 1972 trennte sich Conny Veit von den Musikern der ersten Stunde. Ein halbes Jahr später stellte er mit Florian Fricke (dem Kopf der Gruppe → Popol Vuh), Daniel Fichelscher (dem ehemaligen Schlagzeuger und Gitarristen von → Amon Düül II) und seiner Freundin Sabine Mehrbach die neue Gruppe vor. Nach dem Vertragsabschluß mit WEA erschien 1973 unter dem Titel «Bury My Heart At Wounded Knee» eine weitere Langspielplatte. Das musikalisch konträre Zweitwerk (Veit: «Mehr und mehr gewinnt für mich der Text in der Musik an Bedeutung – meine Stücke bekommen immer liedhafteren Charakter. Das instrumentale soll ‹öffnen› und den Weg für den Text bereiten.») basiert auf dem gleichnamigen Buch des Amerikaners Dee Brown und befaßt sich mit der Vertreibung, Ausbeutung und Vernichtung der amerikanischen Ureinwohner. Die mit drei indianischen Texten bestückte LP dokumentiert vor allem Conny Veits «seelisches Leid» und sein Streben nach «Selbstverwirklichung und innerer Ruhe»: «Es gibt Kulturkreise, in denen man glücklicher leben kann.» – «Bury My Heart At Wounded Knee», von POP als «tief empfindsame Musik mit inhaltsschwerem gesungenem Ausdruck» beschrieben, fand durchweg positive Beurteilung. Sah SOUNDS «Passagen von eigentümlicher Schönheit, wie man sie von Titeln von It's A Beautiful Day her kennt», entdeckte der MUSIK EXPRESS «feine Musik, bei der man große Namen im Kopf hat».

Die Gruppe existiert seit dem Sommer 1974 nicht mehr, als sich Conny Veit der Formation → Guru Guru anschloß.

GILA (Aug. 1971 – nicht lieferbar)

BURY MY HEART AT WOUNDED KNEE (Juli 1973 – Warner Brothers WB 46 234)
Conny Veit (Gesang, Gitarre, Flöte, Moog), Sabine Merbach (Gesang), Daniel Fichelscher (Schlagzeug, Percussion, Bass), Florian Fricke (Mellotron, Piano)

ROCK IN DEUTSCHLAND

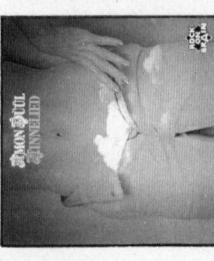

AMON DÜÜL Minnelied 0040.149

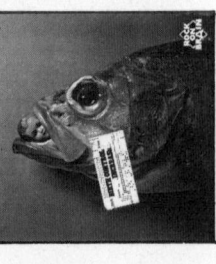

BIRTH CONTROL Increase 0040.122

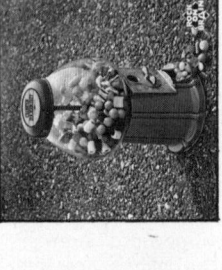

CLUSTER Zuckerzeit 0040.116

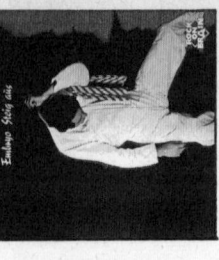

EMBRYO Steig' aus 0040.121

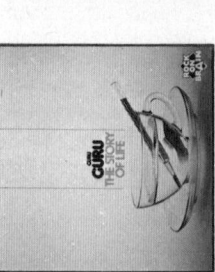

EDGAR FROESE Electronic Dreams 0040.148

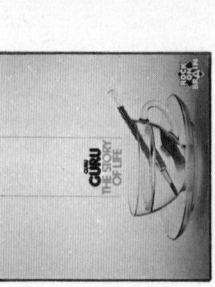

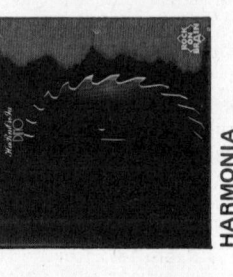

GURU GURU The Story Of Life 0040.115

HARMONIA 0040.123

Grobschnitt

Stefan Danielak, Gesang, Gitarre (25. 5. 1951, Hagen)
Gerd Otto Kühn, Lead-Gitarre (2. 10. 1949, Preetz)
Volker Kahrs, Keyboards (8. 5. 1951, Osterholz-Scharmbek)
Wolfgang Jäger, Bass (28. 3. 1952, Herne)
Joachim H. Ehrig, Schlagzeug, Elektronik (15. 11. 1951, Weimar)

Eine der ersten deutschen Bands, die schon vor Jahren mit einer nennenswerten Bühnen-Show operierten, war die im Jahre 1966 gegründete «Crew», die aus Stefan Danielak, Gerd Otto Kühn, Joachim H. Ehrig, Peter Classen und Edgar Höber bestand. Das westfälische Quintett trennte sich 1969. Zwei Folgegruppen entstanden: Zur einen, Charing Cross, gehörten der Gitarrist Gerd Otto Kühn, der Bassist Bernhard Uhlemann und der Schlagzeuger Axel Harlos, zur anderen (die ohne Namen und öffentlichen Auftritt blieb) zählten der Sänger und Gitarrist Stefan Danielak, der Schlagzeuger Joachim H. Ehrig und diverse Mitmusiker. Nach einer neunmonatigen Trennung verschmolzen beide Formationen im Februar 1970 zu Grobschnitt. Zu Kühn, Uhlemann, Harlos, Danielak und Ehrig stieß auch noch der Organist Hermann Quetting (vormals Chris Braun Band). Dieses Sextett (mit zwei Schlagzeugern, aber ohne regulären Bassisten!) trat unverändert bis Mitte 1972 auf und ist auch auf der ersten Langspielplatte zu hören. Die LP, von der Gruppe als «Klassik-Rock» eingestuft, hatte viel «einfallslose Stellen» und war nicht mehr als «ein interessanter Ansatz» (MUSIK EXPRESS). Als schließlich Bernhard Uhlemann, Axel Harlos und Hermann Quetting die Band im Sommer 1972 verließen, löste sich Grobschnitt kurzfristig auf, wurde aber im September des gleichen Jahres wieder aktiv. Dazu kam es, als sich das Trio Danielak, Kühn, Ehrig durch den Bremer Organisten Volker Kahrs verstärken konnte. Etwa ab Januar 1973 profilierte sich Grobschnitt durch ein Bühnen-Spektakel, «eine monströse, dreistündige Freak-Klamotte, die ihresgleichen sucht und durch Rock-Show, Theater, Pantomime, ZDF-Hitparade und Klapsmühle dem Publikum Freudentränen in die Augen jagt» (POP). Vorgefertigte Tonband-Kollagen, Schminke und schloddrige Anti-Kostüme gehören ebenso zum Bühnen-Bild wie die Aktionen der früheren Rowdies und jetzigen «Schauspieler» Ralf «John McPorneaux» Gräber und Rainer «Toni Moff-Mollo» Loskant. Kernstück des ersten Grobschnitt-Programms war das 20-Minuten-Schauspiel «Am Ölberg» in dem auch Gott auftrat. Dazu legten sich die Musiker mit «Eroc, Lupo, Wildschwein und Mist» adäquate Namen zu. Als fünftes Mitglied kam im September 1973 aufs neue Bernhard «Bär» Uhlemann hinzu. Auch ihre zweite Vinyl-Pressung, das Doppelalbum «Ballermann», wurde mit Eigenkompositionen bestückt, ausschließlich in englisch besungen und von dem → Rattles-Gitarristen Frank Mille produziert. Der auf weit ausladenden Instrumental-Passagen basierende Space-Rock gipfelt dabei in der 33-Minuten-Version «Solar-Music». «Zwar fehlt es den Westdeutschen nicht am Können (und schon gar nicht an Ideen)», schrieb STEREO, «aber ihr auf der Bühne witziger und origineller Klamauk-Rock läßt sich eben schwer in Platten-Masse pressen.»

Ohne Bernhard Uhlemann, der die Band im Frühjahr 1975 verließ, aber mit dem neuen Bassisten Wolfgang «Popo» Jäger brachte Grobschnitt das «Sahara»-Programm auf die deutschen Rock-Bühnen. Zwischen Träumerei und Wirklichkeit, Gag und Slapstick, Beduinenkleidern und Zaubererkostümen, Tagesschaufanfare und Marschmusik zelebrierte Grobschnitt ein Show-Programm das – weltweit – seinesgleichen sucht. Die dazu eingeblendeten Klangcollagen und elektronischen Effekte sind Ideen des Schlagzeugers Joachim «Eroc» Ehrig, die – im Heimstudio erzeugt – fast komplett auf seinen Solo-Alben «Eroc» und «Eroc II» wiederzufinden sind.

Ihr drittes Album «Jumbo», das zuerst in englischer Sprache veröffentlicht wurde, kam fünf Monate später bei gleicher Ausstattung noch einmal mit deutschen Texten in die Läden. «Ein Meisterwerk» (MUSIK JOKER), «dessen Sound sich erfreulich vom bedeutungsschweren Brimborium vieler deutscher Gruppen abhebt» (NÜRNBERGER NACHRICHTEN). Das Folge-Album «Rockpommel's Land» trägt die Züge eines Konzept-Albums. Über zwei Plattenseiten wird die Geschichte des Jungen Ernie erzählt, der träumend dem grauen Alltag entflieht und sich mit Hilfe eines Marabus auf eine abenteuerliche Reise begibt, bis er sein Glück im Rockpommel-Land findet. «Ihre beste LP bis dato» (HÖR ZU), «erinnert», so der RECORD MIRROR, «in ihren Klang-Strukturen stark an Yes». Tatsächlich stand und steht Grobschnitts musikalisches Konzept, einschließlich der raum- und zeitentrückten Texte, in keinem Verhältnis zum Bühnen-Klamauk der Gruppe. Daß trotz dieser Diskrepanz ihre Konzerte «wie eine Offenbarung» (WZ) empfunden werden, widerspricht gängigen Vorstellungen.

Anfang 1978 inszenierte die Band eine «Söldner-Show», in deren Mittelpunkt eine deutsche Truppe steht, die eine Brauerei vor den anrückenden Franzosen abschirmen muß. Die Truppe sieht ihre Aufgabe darin, jeden Tropfen vor dem Anrücken des Feindes zu «vernichten». In einer weiteren Blende wird auf der Bühne (mit Bett und Plumpsklo) ein Besuch der Alten Kameraden beim Hauptmann Elias Grobschnitt dargestellt. Mit solcherlei Nonsens und einer bis zu vierstündigen Non-Stop-Show etablierte sich die Gruppe zu einem der gefragtesten Live-Acts Deutschlands. Im Februar 1978 waren 5000 Besucher nach einem Konzert in der Halle Münsterland «schier aus dem Häuschen» (POP).

Das Kernstück eines jeden Grobschnitt-Programms, das einstündige Opus «Solar Music», füllt das fünfte Album der Band. Live in Mühlheim mitgeschnitten, offenbart das Album über 53 Minuten (!)

ausgezeichnetes Rock-Handwerk und – natürlich – ihren Humor: Der LP-Titel «Food Sicore» sollte rückwärts gelesen werden.

Am 22. 9. 1978 wurde Grobschnitt in der ZDF-Sendung «Aspekte» vorgestellt.

GROBSCHNITT (April 1972 – Brain 1008)
Joachim Ehrig (Schlagzeug, Percussion, Elektronik), Axel Harlos (Schlagzeug, Percussion), Stefan Danielak (Rhythmus-Gitarre, Gesang), Bernhard Uhlemann (Bass, Flöte, Percussion), Gerd-Otto Kühn (Lead-Gitarre), Hermann Quetting (Orgel, Piano, Spinett, Percussion)

BALLERMANN (April 1974 – Brain 2/1050)
Doppelalbum. Stefan Danielak (Lead-Gesang, Gitarre), Joachim H. Ehrig (Schlagzeug, Percussion, Elektronik, Gesang), Gerd O. Kühn (Lead-Gitarre), Bernhard Uhlemann (Bass), Volker Kahrs (Keyboards)

JUMBO (Sept. 1975 – Brain 1076)
Stefan Danielak (Gesang, Gitarre), Gerd O. Kühn (Gitarre), Volker Kahrs (Orgel, Mellotron, Synthesizer, Piano), Wolfgang Jäger (Bass), Joachim H. Ehrig (Schlagzeug, Percussion, elektronische Effekte)

JUMBO (Febr. 1976 – Brain 1081)
Deutsche Fassung.

ROCKPOMMEL'S LAND (Mai 1977 – Brain 60.041)
Stefan Danielak (Gesang, Gitarre), Gerd O. Kühn (Gitarre), Volker Kahrs (Keyboards), Wolfgang Jäger (Bass), Joachim H. Ehrig (Schlagzeug, Percussion, elektronische Effekte)

SOLAR MUSIC-LIVE (Sept. 1978 – Brain 60.139)
Stefan Danielak (Gesang, Gitarre), Gerd O. Kühn (Gitarre), Volker Kahrs (Keyboards), Wolfgang Jäger (Bass), Joachim H. Ehrig (Schlagzeug, elektronische Effekte)

Joachim H. Ehrig:
EROC (Febr. 1975 – Brain 1069)
Joachim H. Ehrig (alle Instrumente)

EROC II (Nov. 1976 – Brain 60.007)
Joachim H. Ehrig (Schlagzeug, Percussion, Klavier, Mellotron, Synthesizer, Akkordeon, Geige, Trompete)

Gerd O. Kühn, Pelmkestr. 78a, 5800 Hagen 1, 0 23 31/2 74 22

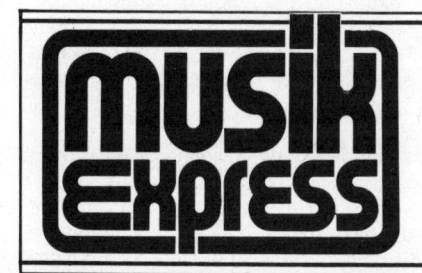

musik express

Stones, Genesis, Who, Pink Floyd, Steve Miller, Fleetwood Mac. Unsere Special Stories machen Rockgeschichte lebendig.

Grunsky, Jack

Jack Grunsky wurde am 1. Juli 1945 in Graz als Sohn eines Cellisten geboren. Als er vier Jahre alt war, wanderten seine Eltern mit ihm nach Kanada aus. In Toronto verbrachte er seine Kindheit. Während der High-School-Zeit gründete er die «Shy Guys», seine erste Folklore-Gruppe. Grunsky: «Was wir spielten, war sehr von Dylan beeinflußt, das ging damals fast allen so.» Mit 20 Jahren kehrte er nach Europa zurück, um in Wien Kunst zu studieren. Statt dessen engagierte er sich immer nachhaltiger für seine Folk-Songs – zumeist Eigenkompositionen – und formierte die Gruppe «Jack's Angels». Innerhalb von 18 Monaten kamen von dieser Folklore-Formation vier Langspielplatten auf den (österreichischen) Markt. Danach arbeitete Jack Grunsky nur noch als Solist. Sein erstes Solo-Album «My Ship», wie auch alle weiteren Produktionen englisch gesungen, erschien bei Amadeo. Am 21. 6. 1969 heiratete Jack Grunsky in Österreich seine Freundin Julie, der er bereits auf dem «My Ship»-Album einen Titel gewidmet hatte («Julie Knows»). Die Flitterwochen verbrachte das Paar in Kanada, «dort», sagt Grunsky, «entstanden Texte und Musik für «Toronto».» Die einige Monate später in London aufgenommenen Titel wurden von Alexis Korner arrangiert und zum Teil auch – neben dem Rolling Stones-Gitarristen Mick Taylor – eingespielt. Der bisweilen als «Sauerkraut-Donovan» gefrotzelte Sänger und Songschreiber, dessen Produkte «sich nicht mit hohem Gewinn verkaufen lassen» (Pressetext der Plattenfirma) gefiel durch seine sehr genau und detailliert geschriebenen Alltagsgeschichten, deren Interpretation nicht frei von Melancholie ist. Grunsky, von der SÜDDEUTSCHEN ZEITUNG als «Meister der leisen Pop-Musik» apostrophiert, knüpfte mit seinem zweiten Folk-Rock-Album «Buffalo Brian», das er mit den Mitgliedern der Gruppe → Ihre Kinder aufnahm, nahtlos an die «Toronto»-Produktion an. Die Themen auf «Buffalo Brian» ranken sich um das Leben auf dem Lande und um die «schreckliche Situation der Indianer». «Newborn Man», seine dritte LP, widmete er seinem Vater. SOUNDS entdeckte «ein originelles Album mit hervorragenden, wenn auch überwiegend ganz privaten Texten und großartigen Arrangements eines Songpoeten, der manchem amerikanischen Star ebenbürtig ist». Zwar wurden die Grunsky-Produkte auch von der japanischen Plattenfirma Kenwood für den Asien-Markt übernommen, dennoch war er in Deutschland nie populär genug, daß für ihn Fernseh-Sendezeiten abfielen.

«Wenn seine Platten aus Amerika kämen», stellte DER SPIEGEL fest, «wären sie wohl längst in der deutschen Hitparade.» «Jack Grunsky», sein viertes und vorerst letztes, in Deutschland veröffentlichtes Album klassifizierte der MUSIK EXPRESS als «die interessanteste Akustik-Rock-Platte, die bisher in einem deutschen Studio produziert wurde».

Im Frühjahr 1972 trat Jack Grunsky an mehreren Orten im Trio mit dem Österreicher Theo Bina und dem «Ihre Kinder»-Gitarristen Ernst Schultz auf, u. a. im Schauspielhaus Zürich (10. 3.) und in Ulm, «wo er ‹Ihre Kinder› die Schau stahl» (SOUNDS). Allerdings verliefen die Pläne, auch eine gemeinsame LP zu bespielen, im Sande. 1973 wandte sich Jack Grunsky verstärkt Rock 'n' Roll- und Blues-Boogie-Rhythmen zu und erklärte überraschend: «Eigentlich hat mich der Rhythmus schon immer mehr fasziniert als die Melodie.»

1974 machte Jack Grunsky wahr, was er auf einem Song-Titel bereits zwei Jahre zuvor ankündigte: «Going Back Home To Canada».

MY SHIP (1969 – nicht lieferbar)

TORONTO (Juni 1970 – nicht lieferbar)

BUFFALO BRIAN (April 1971 – Polydor 245 9125)
Jack Grunsky (Gesang, Gitarre) + Theo Bina, Ulrike Bischoff, Frank Diez, Olders Frenzel, Muck Groh, Sonny Hennig, Tommi Roeder, Georgie Meyer, Ernst Schultz

NEWBORN MAN (Jan. 1972 – nicht lieferbar)

JACK GRUNSKY (Aug. 1972 – nicht lieferbar)

Guru Guru Sunband

Roland Schaeffer, Gitarre, Sax., Gesang (24. 9. 1950, Baden-Baden)
Ingo Bischoff, Keyboards (2. 1. 1951, Berlin)
Gerald Hartwig, Bass (6. 8. 1951, Berlin)
Mani Neumeier, Schlagzeug, Perc., Gesang (31. 12. 1940, München)
Butze Fischer, Schlagzeug (29. 7. 1954, Nürtingen)

Mani Neumeier, der Erfinder des «Mani-Tom» (einer aufblasbaren Trommel, bei der durch erhöhten oder verminderten Luftinhalt auch der Klang modifiziert werden kann), spielte mit dem Bassisten Uli Trepte bis 1967 in der Irene Schweizer Group, einem auf Free Jazz ausgerichteten Trio. Danach trommelte Neumeier nahezu ein Jahr im Schoof-Quintett und trat verschiedentlich mit Schlippenbach und Brötzmann auf. Guru Guru Groove, mit Hans Sachs (Gesang), Uli Trepte (Bass) und Mani Neumeuer (Schlagzeug) stellte sich mit Rockmusik erstmals im August 1968 auf dem Heidelberger Holy Hill Festival der Öffentlichkeit vor, denn Mani Neumeier ärgerte sich, «daß die ganzen jungen Zähne in den Beatschuppen verschwanden und uns nur der kalte Kaffee von gestern übrigblieb». Am 26. September traten Guru Guru Groove gemeinsam mit → Tangerine Dream und → Amon Düül bei der Veranstaltung «Deutschland erwacht. Popmusik aus deutschen Landen» auf. Drei Tage später spielten sie in der Essener Grugahalle anläßlich der Internationalen Essener Song-Tage.

Guru Guru Groove produzierte stark am Free Jazz orientierte Klänge (nur mit Bass und Schlagzeug!), zu denen der Sänger Sachs bisweilen auch Agitationstexte verlas. Im Frühjahr 1969 kürzte die Gruppe ihren Namen auf Guru Guru, entließ den Sänger und verstärkte sich durch den Gitarristen Eddy Nögeli. Noch im gleichen Jahr wechselte Guru Guru erneut den Gitarristen aus; dabei übernahm der Amerikaner Jim Kennedy den Platz von Nägeli. In jenen Tagen spielte Guru Guru «stoned Musik» (Trepte), wollten sie «die Zuschauer antörnen, auf ihren eigenen Trip bringen, damit sie ihre Hemmungen verlieren» (Neumeier), und sie versuchten dies durch «reine Strukturen, die keine Themen haben, keine Harmonie- und Taktschemen.» Zeitweise agierte das Trio hinter den Lautsprecherboxen, veranstaltete dabei «einen Höllenlärm» und kam in den Ruf, «eine Volldröhn-Gruppe zu sein» (Neumeier). Mit Jim Kennedy spielte Guru Guru letztmalig auf dem Berliner Pop-Festival am 12. 4. 1970, danach übernahm der Agitation Free-Musiker Ax Genrich die Gitarre. Neumeier: «Mit Ax kam das rockige Feeling, und wir erkannten, daß wir jetzt die Musik machen konnten, die wir eigentlich schon immer gern gemacht hätten.» Im Juni 1970 nahmen Genrich, Trepte und Neumeier die erste Langspielplatte «Ufo» auf, mit der sie darauf vorbereiten wollten, daß «bald Ufos landen und die Menschheit mit überlegenen Gehirnen und Gewohnheiten konfrontiert wird» (Hüllentext). «Das Ergebnis», so SOUNDS, «ist ein ähnliches wie bei Cream, nur daß Guru Guru noch einen Schritt weitergeht und rhythmisch fortschrittlicher ist.» Das Jahr 1971 brachte Guru Guru in den Bremer «Beatclub», in den WDR-Fernsehfilm «Popmusik aus Deutschland» und in das Hamburger Star-Studio, wo sie ihre zweite LP «Hinten» produzierten. Hinter der Cover-Abbildung eines – männlichen – Hinterns und dem Spruch: «Alles mit der Hand, sprach der Praktikant/Kind und Kegel kennt die Regel/Gevögelt werden ist nicht schwer, selber vögeln aber sehr» verbarg sich – ebenso wie auf dem Erstlingswerk – «acid-space-Musik mit langen Improvisationsstücken» (SOUNDS).

Guru Guru, «eigentlich eine Instrumentalgruppe, die gezwungenermaßen Texte verwendet – keine Meister der Worte» (Genrich), gingen in der Besetzung Genrich, Trepte, Neumeier im Februar 1972 das dritte und letzte Mal ins Studio, um «Känguru» aufzunehmen. Im April 1972 verließ Uli Trepte die Band. Seinen Platz nahm Bruno Schaab ein, der vordem bei Night Sun spielte. Im '72er SOUNDS-Pop-Pol wurde «Känguru» nach dem → Tangerine Dream-Album «Zeit» als zweitbeste Platte des Jahres ausgezeichnet; unter den Gruppen des Jahres belegte Guru Guru Platz 2.

Von den drei «großartigen Typen, die für den Spaß am Rock 'n' Roll sterben» (Hüllentext), erschien zum Jahresbeginn 1973 die vierte Langspielplatte «Guru Guru», in deren Mittelpunkt das Stück «Elektrolurch» steht. Ausgangspunkt für eine Live-Show, in der der «Clown» Neumeier mit selbstgebauter Maske umherlief, eine «Nahkampfhose nach Art der Ringer» trug und um seine Percussion-Instrumente «hüpfte wie ein Kannibale um den Feuerkessel, der in freudiger Erwartung den Missionar weichklopft» (Pressetext). Das Repertoire der «unheimlich rockigen, beißenden und dicht pulsierenden Platte» (MUSIK EXPRESS) war Mittelpunkt zahlreicher Gastspiele, u. a. beim «German Rock Super Concert» in der Frankfurter Festhalle (19. Mai), wo sie «geschminkt und in Kostümen auftraten, alte Rocksongs in einem Medley spielten und mit Schreckschußpistolen um sich schossen» (MUSIKMARKT), beim German-Rock-Festival in Krefeld (16. 9.), wo «ihre Comedy-Einlagen groß ankamen und viel Beifall erhielten» (POP), und am 29. 11. 1973 bei einer Deutsch-Rock-Veranstaltung des RIAS in der Deutschlandhalle.

Im Juli 1973 wechselte Mani Neumeier («Ich spiele Orchester und kein Schlagzeug») Bruno Schaab gegen Hans Hartmann aus. Die drei «Humoristen und zugleich Exoten des deutschen Rock» nahmen im August das Album «Don't Call Us, We Call You» auf, das auch den «Round Dance», einen indianischen Freundschaftstanz, enthält, die eine im Guru Guru-Haus zwischenzeitlich wohnhafte Indianergruppe vom Stamm der Schoschonen hinterließ. Während die WAZ «feinnervig differenzierte Musik» vernahm, die «ungeteiltes Vergnügen bereitet», erklärte Mani Neumeier zwei Jahre später «die Platte stimmt nicht ganz und gefällt mir nicht mehr».

Im Januar 1974 kam für den ausgestiegenen Ax Genrich der in Berlin geborene Perser Houschäng Nejadepour in die Band. Houschäng studierte und unterrichtete an der Akademie Remscheid Jazz und musizierte drei Jahre lang bei der Kölner Jazz-Rock-Band Eiliff. Von Februar bis Mai 1974 war Guru Guru auf Deutschland-Tournee und trat beim Popfestival in Dortmund und Essen auf. Im April entstand das sechste Guru Guru-Album «Dance Of The Flames», mit «absolut schrecklicher Musik» (NEW MUSICAL EXPRESS). Im Juli wandte sich Nejadepour wieder von Guru Guru ab und machte für den ehemaligen → Gila-Leiter Conny Veit Platz. Neumeier: «Das ist die Idealbesetzung!» Mit der Abwanderung von Conny Veit («Das ist mir musikalisch einfach zu stümperhaft») und Hans Hartmann löste sich Guru Guru zum Jahresende 1974 auf.

Nach «einigen einsamen Wochen» (Neumeier) rief der «Vater des deutschen Rock» (POP) befreundete Musiker aus den Gruppen → Kraan, → Karthago und → Cluster ins Studio, um die Solo-LP «Guru Guru Mani und seine Freunde» zu produzieren. Es sollte eine atypische Guru Guru Platte werden, aber «ein reichlich extravertiertes Vergnügen» (SOUNDS). Einen Monat später, im Mai 1975, stellte Mani Neumeier die neuformierte Guru Guru vor: Sepp Jandrisits (Gitarre) kam aus Österreich und spielte dort bei Mashoon; Jürgen «Jogi» Karpenkiel (Bass) war Mitglied der Jazz-Rock-Formation Kollektiv; Roland Schaeffer (Gitarre, Saxofon, Gesang) war Gründer der Gruppe Brainstorm.

Die munterste und originellste Guru Guru-Besetzung trat mit einem Akkordeon-Orchester auf, tourte im September durch Deutschland und war am 8. Oktober der «Höhepunkt der ersten Tages» (BRAVO) beim Nonnenau-Festival. «Die Einseitigkeit der Trio-Besetzung ist weg», stellte Mani Neumeier fest, «und unser Programm reicht jetzt vom Calypso bis zum Königsjodler». Aus Jodler, Calypso, Tango, Bossanova und Rock'n'Roll besteht auch die LP «Tango Fango», die im Februar 1976 entstand; «eine der besten deutschen Platten überhaupt» (MUSIK EXPRESS).

1976 konnte sich Guru Guru durch die Fernseh-Sendungen «Rockpalast», ein Schweizer 45-Minuten-Special und den Film «Notwehr» einem Millionenpublikum vorstellen. In dem ZDF-Spielfilm «Notwehr» (Sendetermin 7. Januar 1977) mimte die Gruppe eine Rockband, die sich auf dem Dorf niedergelassen hat und von den Einwohnern als Gammler und Sonderlinge abgelehnt wird. Der Konflikt spitzt sich zu, als im Ort ein Verbrechen geschieht. Guru Guru, im Film «Rattenfänger» genannt, schrieben auch die Musik des Streifens.

Auf einer Frühjahrs-Tour 1977 stellte Mani Neumeier eine neue Besetzung vor: Neben Roland Schaeffer den Bassisten Peter Kühmstedt (früher bei Seelow) und den Gitarristen Dieter Bornschlegel (Ex-Atlantis). Entsprechend den zeitlich versetzten Aufnahme-Daten, der unterschiedlichen Besetzung und dem Titel «Globetrotter» fiel auch das neunte Album aus: Richtungslos und ohne Bindung innerhalb von acht Titeln.

Wie viel Gruppenharmonie, Spielfreude und ein klares Konzept ausmachen, wurde mit der Veröffentlichung des Doppelalbums «Guru Guru Live» bewiesen. Obwohl an zehn verschiedenen Plätzen mitgeschnitten, sollte daraus die beste Guru Guru-Dokumentation werden. Deutschlands eigenwilligste Rockband – Slogan: "Täglich fit mit ein bißchen Shit" – war im April/Mai 1978 zu einer 30-Konzerte-Tournee unterwegs, zu der auch ein Auftritt beim Odenwald-Festival in Hettigenbeuren gehörte.

Nach einem Konzert in Aschaffenburg (24. 9. 78) löste Mani Neumeier die Band Guru Guru auf. Wenig später stellte er mit dem Programm «viel Rock, Jazz, einen Part mit akustischer Instrumentierung, Trommelorgien und Show» die Guru Guru Sunband vor: Mit Roland Schaeffer, Helmut Hattler (→ Kraan), Wolfgang «Butze» Fischer (früher bei → Sparifankal und → Embryo) und Ingo Bischoff (→ Kraan). Das Quintett spielte erstmals am 13. 10. 1978 unter dem Namen Guru Guru Sunband. Ab November wurde für Helmut Hattler der ehemalige → Karthago-Bassist Gerald Luciano Hartwig engagiert.

UFO (Aug. 1970 – nicht lieferbar)

HINTEN (Sept. 1971 – nicht lieferbar)

KÄNGURU (Mai 1972 – Brain 1007)
Mani Neumeier (Schlagzeug, Gesang), Uli Trepte (Bass, Gesang), Ax Genrich (Gitarre, Gesang)

GURU GURU (Febr. 1973 – nicht lieferbar)
Mani Neumeier (Schlagzeug, Percussion, Gesang), Ax Genrich (Gitarre, Gesang), Bruno Schaab (Bass, Gesang)

DER ELEKTROLURCH (Brain 2/1057)
Doppelalbum, Zusammenstellung aus Känguru und Guru Guru

THIS IS GURU GURU (Brain 200145)
Zusammenstellung aus Känguru und Guru Guru

DON'T CALL US, WE CALL YOU (Okt. 1973 – Atlantic ATL 50022)
Mani Neumeier (Schlagzeug, Percussion, Gesang), Ax Genrich (Gitarre, Banjo, Gesang), Hans Hartmann (Bass, Piano)

DANCE OF THE FLAMES (Juni 1974 – nicht lieferbar)

GURU GURU MANI UND SEINE FREUNDE (Aug. 1975 – Atlantic ATL 50157)
Sepp Jandrisits (Gitarre), Jogi Karpenkiel (Bass), Mani Neumeier (Schlagzeug, Percussion, Gesang). + Helmut Hattler (Bass), Peter Wolbrandt (Gitarre, Gesang), Jan Fride (Tumbas, Percussion), Ingo Bischoff (Piano, Synthesizer, Bongos), Tommy Goldschmitt (Congas, Percussion), Dieter Moebius (Synthesizer), Hans-Joachim Roedelius (Orgel), Gerd Dudeck (Saxofon, Flöte), Ax Genrich (Gitarre)

TANGO FANGO (April 1976 – Brain 1089)
Roland Schaeffer (Gitarre, Saxofon, Gesang), Mani Neumeier (Schlagzeug, Percussion, Gesang), Sepp Jandrisits (Gitarre, Ziehharmonika, Gesang), Jogi Karpenkiel (Bass). + Ingo Bischof (Piano, Percussion), Tommy Goldschmitt (Congas, Percussion)

GLOBETROTTER (Mai 1977 – Brain 60.039)
Roland Schaeffer (Gitarre, Saxofon, Gesang), Mani Neumeier (Schlagzeug, Percussion), Jogi Karpenkiel (Bass), Helmut Hattler (Bass), Ingo Bischof (Piano, Synthesizer, Gesang), Tommy Goldschmitt (Congas, Percussion, Gesang), Sepp Jandrisits (Gitarre), Michel Pilz (Klarinette), Peter Kühmstedt (Bass)

GURU GURU LIVE (März 1978 – Brain 80.018-2)
Doppelalbum. Roland Schaeffer (Gitarre, Saxofon, Percussion, Gesang), Mani Neumeier (Schlagzeug, Percussion, Gesang), Dieter Bornschlegel (Gitarre, Percussion), Peter Kühmstedt (Bass, Percussion)

Robert Lesquerade, Marktplatz 4, 6921 Epfenbach, 0 72 63/58 31

JEFF BECK
heißt eine von 20 informativen und packend geschriebenen Special-Stories aus dem Buch
ROCK GIANTS.
(250 Seiten, Fotos, kompl. Discografie, DM 12,80)
EIN BUCH VON TAURUS PRESS

Hagen, Nina

(Nina Hagen Band)

Nina Hagen, Gesang (11. 3. 1955, Berlin)
Bernhard Potschka, Gitarre (1. 3. 1952, Würzburg)
Reinhold Heil, Keyboards (18. 8. 1954, Schlüchtern)
Manfred Praeker, Bass (29. 9. 1951, Berlin)
Herwig Mitteregger, Schlagzeug (6. 9. 1953, Mautern/Österreich)

Catharina Hagen, in Ostberlin geboren, als Ziehtochter Wolf Biermanns aufgewachsen, fiel durch die Eignungsprüfung der Staatlichen Schauspielschule und ging mit 17 nach Polen. Dort sang sie erstmals in einer Band: einen Blues, einen Song von Tina Turner, zwei von Janis Joplin. Nach einer Ausbildung am Studio für Unterhaltungsmusik (dazu gehörte auch eine zweimonatige Tingelei) und einem kurzen Gastspiel beim Alfons Wonneberg-Orchester gründete sie ihre eigene Band Automobil. Weil ihr das Programm mit eineinhalb Stunden Konzert und drei Stunden Tanzmusik zu anstrengend war, suchte und fand sie in Fritzens Dampferband eine neue Formation.

Kurz nach Wolf Biermanns Ausbürgerung verließ Nina Hagen (am 9. 2. 1976) die DDR. Zunächst orientierte sie sich nach London, wo sie diverse Reggae- und Punk-Gruppen incl. Jonny Rotten kennenlernte und mit der Frauenband The Slits kurzfristig zusammenarbeitete.

Am 6. Dezember 1977 stellte Nina Hagen in Berlin ihre neue Band vor: Bernhard Potschka (Gitarre), ein ehemaliges Mitglied von → Lokomotive Kreuzberg; Manfred Praeker (Bass), ebenfalls ein Ex-Mitglied des Polit-Rock-Kabarett's Lok Kreuzberg; Herwig Mitteregger (Schlagzeug), war Folkwang-Schüler, Student an der Hamburger Musikhochschule und Orchestermusiker bis er 1976 zu Lok Kreuzberg kam; Reinhold Heil (Keyboards), gründete 1970 seine eigene Band, studierte in Berlin Musik und stieg 1974 bei der Berliner Jazz-Rock-Formation Bakmak ein. Nina Hagen über ihre Band: «Reinhold ist eitel und stumm. Manne ist schlampig und ordinär. Potsch ist maniriert und deplaziert. Herwig ist nervös und verunstaltet. Und ich bin überkandidelt und deprimiert.»

Mit der im Herbst 1978 veröffentlichten Debüt-Platte brachten die Berliner frischen Wind in die deutsche Rocklandschaft. Mit originell-frivol-hautnahen Texten (Probe: «Ich war schwanger, mir ging's zum Kotzen, ich wollts nich haben, brauchste gar nicht erst zu fragen – Und vor dem ersten Kinderschrein muß ich mich erstmal selbst befrein!») und einem bisher ungekannten Gesangsvortrag bei dem sich Nina Hagen als Diva, Vamp, Straßenkind und Kumpel produziert, erhält der Rock der Nina Hagen Band die Unität. Es ist der erste geglückte Versuch, die Brutalität des Punk mit der Harmonie angesächsischer Popmusik und den Zicken deutscher Vorkriegskultur zu ver-

Die neue Scheibe ALP 3231

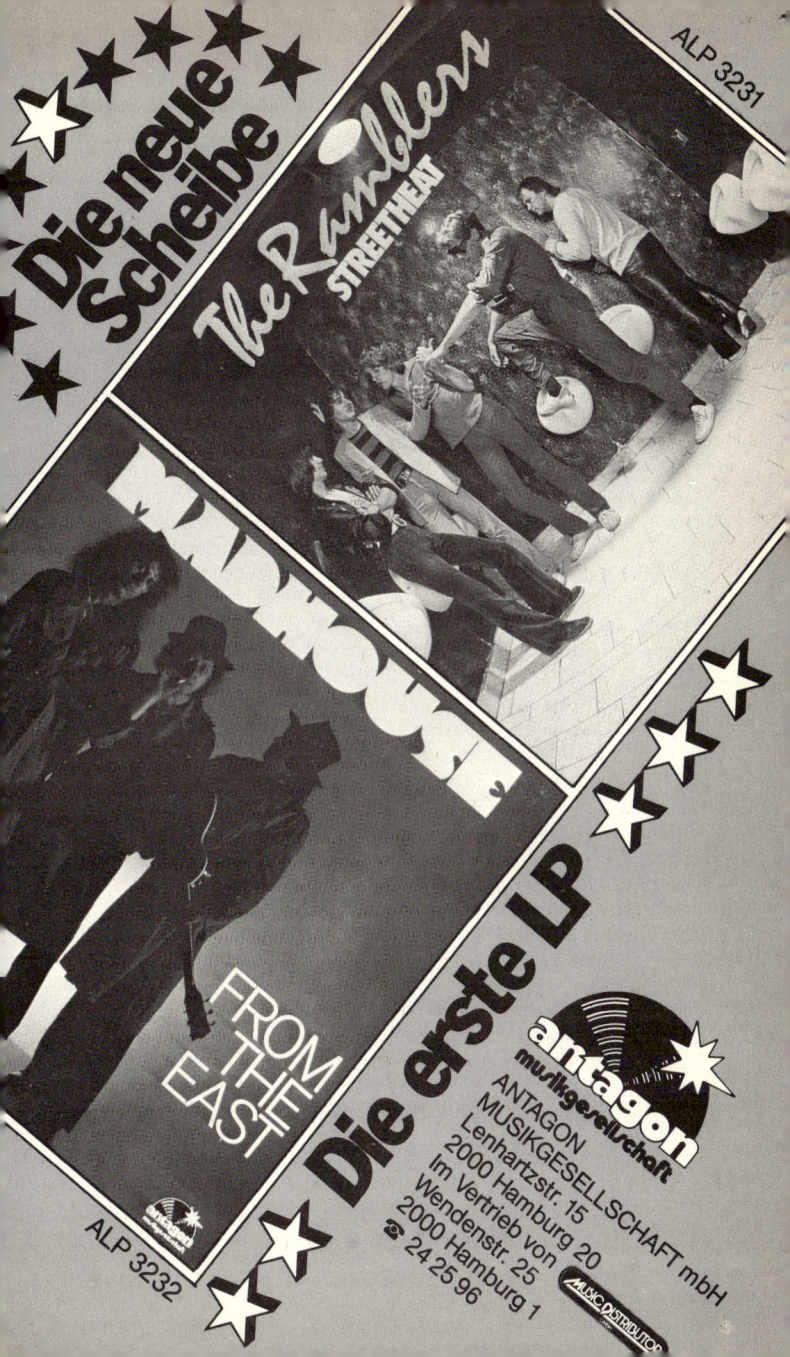

The Ramblers — STREETHEAT

MADHOUSE — FROM THE EAST

ALP 3232

Die erste LP

antagon musikgesellschaft

ANTAGON
MUSIKGESELLSCHAFT mbH
Lenhartzstr. 15
2000 Hamburg 20
Im Vertrieb von
Wendenstr. 25
2000 Hamburg 1
☎ 24 25 96

MUSIC DISTRIBUTOR

binden.

Die Nina Hagen Band stellte erstmals Songs ihrer Langspielplatte in der ZDF-Sendung «Litera-Tour X» vor, die am 1. 10. 1978 ausgestrahlt wurde.

NINA HAGEN BAND (Sept. 1978 – CBS 83136)
Nina Hagen (Gesang), Bernhard Potschka (Gitarre), Manfred Praeker (Bass), Herwig Mitteregger (Schlagzeug), Reinhold Heil (Keyboards)

Jim Rakete, Zossener Str., 1000 Berlin 61, 0 30/6 93 30 17

Hamel, Peter Michael

Peter Michael Hamel (geb. 15. 7. 1947) studierte in seiner Geburtsstadt München Komposition und Musikwissenschaft, außerdem in Berlin Psychologie und Soziologie. Danach arbeitete er mit Josef Anton Riedl zusammen und kooperierte mit Luc Ferrari. Hamel beschäftigte sich mit nahezu allen Varianten abendländischer Musik-Kultur; komponierte Kammermusik, Bühnenmusik, Zwölftonmusik, Musical- und Krimi-Melodien und ließ sich von Elektronik, Jazz und Rock inspirieren. Richtungsweisend wurde allerdings für ihn die Begegnung mit indischer Musik und indischem Gedankengut. Hamel spürt bei altindischer Musik «die große endgültige Überwindung, die Wahrheit und die Quelle einer tieferen Ruhe, als sie je ein Abendländer ohne Beeinflussung durch die geistige Welt Asiens gewonnen hätte». Hamel, der sich ebenso von indonesischer und tibetanischer Musik beeinflussen ließ und »neuen Bewußtseinsprinzipien folgte» (Hamel), möchte denn auch seine Musik weniger als Ton-Empfindungen denn als «Aura» verstanden wissen. Mit einem präparierten Klavier, das es ihm ermöglichte, indonesische Original-Klänge zu schaffen, mit Orgel und Elektronik schuf er auf seinem Solo-Album «Hamel» «ein technisch und musikalisch hervorragendes Werk» (JAZZ PODIUM), wobei «Hamels Meditationsmusik dem abendländischen Hörer wie eine Mischung aus Ligeti und Pop klingen mag, in der er aber Ragaskalen elektronisch verfremdet einsetzt, wie man es in dieser Konsequenz auf sehr wenigen Aufnahmen der Jazz- und Popszene findet».

Peter Michael Hamel lieferte die Musik zum Projekt des Zukunftsforschers Robert Jungk «Olympia-Richtung 2000», nahm am Workshop «Musik als Droge» der Universität Bonn teil und gründete 1970 mit anderen – zum Teil stark rhythmisch orientierten – Musikern die Gruppe → Between. Daß die musikalischen Arbeiten innerhalb der Gruppe, von Hamel als «Kammermusik-Popmusik» bezeichnet, und seine Solo-Ambitionen nicht vergleichbar sind, bewies sein zweites Album «The Voice Of Silence», das er mit einem indischen Harmonium, Klavier und «reiner» Stimme aufnahm. «Darauf verbindet er auf faszinierende Weise uralte indische Harmoniezyklen mit Techniken, die in diesem Jahrhundert von Komponisten der E-Musik entwickelt worden sind.» (JAZZ PODIUM)

Als «Frucht der Asien-Reisen» (Hamel) fiel die LP «Buddhist Meditation East-West» ab. Darauf kombiniert Hamel elektronische Meditationsmusik aus eigener Feder und eigenem Gesang mit Originalaufnahmen tibetanischer Lamas im Himalaya.

Spätestens bei seinen Vokal-Einblendungen wird deutlich, daß sich der klassisch trainierte Komponist, Sänger und Instrumentalist nicht nur mit indischem Musikgut beschäftigt, sondern auch die indische Khyal-Gesangstechnik und die tibetanisch-mongolische Mehrstimm-Gesangstechnik erlernt hat.

Hamels Versuche einer integralen Musik, die östliche, kontemplative Haltung und westliche, wachbewußte Haltung beinhaltet, waren im Januar 1975 beim SFB (Uraufführung von ‹Samma Samdhi›) sowie im Februar beim WDR zum Thema «Begegnung mit Indien» live zu hören. Peter Michael Hamel, «eine der wichtigsten Begabungen unter den jungen deutschen Komponisten» (BERLINER MORGENPOST) erhielt den Förderpreis der Stadt Bonn zum Beethovenfest 1974; 1975 den Stuttgarter Förderpreis für junge Komponisten. Weil er feststellte, daß «über Methoden musikalischer Meditation, westöstliche Begegnung, Harmonik oder intuitives Improvisieren kaum deutschsprachige Literatur existiert» (Hamel) faßte er seine Erfahrungen in dem 1976 erschienenen Buch «Durch Musik zum Selbst» (Scherz Verlag, München/Bern, 264 Seiten, DM 29,80) zusammen.

Hamel führte seine «Integrale Musik» im Oktober 1976 beim Metamusik-Festival in Berlin und im Mai 1977 beim Weltmusikfest in Bonn vor. In der Münchner Konzertreihe ‹musica viva› fand – zusammen mit dem Sinfonieorchester des Bayerischen Rundfunks – die Uraufführung seiner Komposition «Diaphainon» statt. Seine Geburtsstadt ehrte ihn 1977 mit dem Musikpreis der Stadt München. Sein viertes Solo-Album nannte Peter Michael Hamel «Nada» und erklärte: «Das Wort Nada bezeichnet den kosmischen Laut, der im Inneren vernommen wird, einen gedehnten, ziehenden, im Kopf wahrnehmbaren Klang». Hamels Versuch, «in die Ästhetik und Philosophie der indischen Musik einzudringen, um deren Geist in den eigenen Stücken widerzuspiegeln» (DIE WELT) fand ungeteilten Beifall. Hamel-Kompositionen waren im Sept. 1977 auch auf der ‹documenta› in Kassel zu hören. Anfang 1978 reiste er im Auftrage des Goethe-Instituts durch Indien und führte dort das Werk «Klangfarben» auf (Mit Steichorchester und dem Sarangispieler Ram Narayan). Hamel («Ich bin von der ‹Morgenlandfahrt› auch innerlich nach Hause zurückgekehrt») ließ die Uraufführung von «Albatros» für Orchester und Improvisationsgruppe im April 1978 in München folgen, einen Monat später führte er in Bremen «Übergänge» (Musik in mehreren Räumen) bei der «pro musica nova» vor. Daneben komponierte Hamel für die Berliner

Schaubühne (Regie Peter Stein) die Theatermusik zu «Wie es euch gefällt» und im Auftrage des ZDF die Filmmusik für einen russischen Stummfilm-Klassiker aus dem Jahre 1927.

HAMEL (Okt. 1972 – nicht lieferbar)

THE VOICE OF SILENCE (1973 – nicht lieferbar)

BUDDHIST MEDITATION EAST-WEST
(Sept. 1975 – Harmonia Mundi 2922292-6)
Doppelalbum. *Peter Michael Hamel (Stimme, Keyboards), Anatol Arkur (Synthesizer)*

NADA (Aug. 1977 – Wergo SM 1013)
Peter Michael Hamel (Klavier, Orgel, Synthesizer), Ulrich Kraus (Synthesizer)

Peter Michael Hamel, Wittelsbacher Str. 4, 8000 München 5, 0 89/2 60 77 63

Harlis

Wolfgang Krantz, Gitarre, Keyboards (5. 6. 1946, Alsfeld)
Charly Maucher, Bass, Gitarre, Gesang (6. 5. 1947, Hannover)
Arndt Schulz, Gitarre, Gesang (19. 9. 1952, Minden)
Werner Löhr, Schlagzeug, Gesang (27. 1. 1951, Hannover)

Charly Maucher gehörte, ebenso wie Werner Nadolny, Peter Panka und Klaus Hess zur 70er Gründungsformation von → Jane. Auch Wolfgang Krantz schloß sich 1972 der Band an. Beide verabschiedeten sich im August 1974 von Jane und gaben noch im gleichen Jahr bekannt, daß sie zukünftig unter dem Namen Harlis auftreten werden. Mit dabei: Der Gitarrist Arndt Schulz und der Schlagzeuger Werner Löhr (ein Ex-Mitglied der → Scorpions).

Mit melodischem Hardrock stellten sie sich auf wenigen Gastspielen in Norddeutschland vor und ernteten – wie nach einem «Fabrik»-Auftritt – positive Kritiken: «Harlis ist auf dem besten Weg, Norddeutschlands erfolgreichste Band zu werden» (HAMBURGER MORGENPOST).

«Eine sehr angenehme Platte» registrierte SOUNDS 1976, als das Debüt-Album der Band auf dem neugegründetem deutschen Rocklabel Sky in die Läden kam.

Auf der 1977 erschienenen «Piraten-Rock-Oper» (Pressetext) «Night Meets The Day» erzählt Harlis ein ebenso blutrünstiges wie originelles Seeräuber-Märchen: Ein Schiffbrüchiger rettet sich auf eine Insel, bedient dort (falsch) das Leuchtfeuer und kommt so zu Beute und Belgeitmannschaft. Als Piraten-König gerät er in den Bannkreis einer schönen Frau, die ihn um Schutz vor einem brutalen Seeräuber bittet. Beim unvermeidbaren Kampf zieht er den Kürzeren

und treibt schließlich wieder als Schiffbrüchiger im Meer.
Die Piraten-Story wird musikalisch nahtlos erzählt und weist neben einem durchdachten Arrangement ausgezeichnete Gitarrenarbeit auf.

HARLIS (März 1976 – Sky 001)
Charly Maucher (Bass, Gesang), Arndt Schulz (Gitarre, Gesang), Wolfgang Krantz (Gitarre, Piano, Synthesizer), Werner Löhr (Schlagzeug)

NIGHT MEETS THE DAY (April 1977 – Sky 008)
Charly Maucher (Bass, Gesang), Arndt Schulz (Gitarre), Wolfgang Krantz (Gitarre, Keyboards, Piano), Werner Löhr (Schlagzeug, Gesang)

Charly Maucher, Schöneworth 27, 3000 Hannover 1, 05 11/71 79 42

Harmonia (aufgelöst)

Harmonia entstand im Mai 1973 aus den → Cluster-Musikern Moebius/Roedelius und dem → Neu-Spieler Rother. Das Trio gab im Juli sein Debütkonzert auf dem Internationalen Musikforum in Viktring. Zwischen Juni und November 1973 entstanden im eigenen Studio die Aufnahmen der ersten Harmonia-LP mit «hypnotischem Rhythmus, meditativen Klangströmen, dazwischen Passagen voll innerer Spannung. Musik zum Zuhören, bei der man in die Vorstellungswelt der Musiker eindringen kann» (SOUNDS).

1974 produzierten Moebius, Roedelius und Rother in der Hamburger «Fabrik» ihre elektronischen Klänge live und wurden dabei zeitweise von dem englischen Elektronik-Spezialisten «Eno» unterstützt.

Obwohl sie mit «betörenden Klanggemälden meditativer Spannung und Entspannung» (WZ) aufwarteten, blieben die Live-Auftritte der Gruppe Harmonia ausgesprochene Raritäten. Das musikalische Zusammenspiel beschränkte sich fast ausschließlich auf das Heimstudio im Dorf Forst. Dort entstand in der Jahresmitte 75 auch das zweite und letzte Harmonia-Album «De Luxe». Das Trio kombiniert darauf sanfte Melodiebögen aus ländlicher Inspiration mit treibenden Rock-Rhythmen. So setzten sie auf dem Titelstück «De Luxe» und dem Gegenstück «Monza» nicht nur den Schlagzeuger Mani Neumeier (→ Guru, Guru), sondern ähnlich wie → Kraftwerk einen Nonsens-Vierzeiler ein: »Immer wieder rauf und runter/einmal drauf und einmal drunter/ immer wieder hin und her/kreuz und quer mal leicht mal schwer».

Dieter Moebius und Hans-Joachim Roedelius arbeiteten 1976 als → Cluster weiter, während → Michael Rother kommerziell äußerst erfolgreiche Solo-Alben produzierte.

MUSIK VON HARMONIA (April 1974 – Brain 1044)
Hans-Joachim Roedelius (Orgel, Gitarre, Percussion), Michael Rother (Gitarre, Piano, Orgel, Percussion), Dieter Moebius (Synthesizer, Gitarre, Percussion)

DE LUXE (Sept. 1975 – Brain 1073)
Hans-Joachim Roedelius (Keyboards, Gesang), Michael Rother (Gitarren, Keyboards, Gesang), Dieter Möbius (Synthesizer, Nagoja Harp, Gesang) + Mani Neumeier (Schlagzeug)

Harrison, Geff

(Geff Harrison Band)

Geff Harrison, Gesang (24. 8. 1948 Salford/England)
Peter Oehler, Gitarre (14. 10. 1951, Offenbach)
Alan Joe Wroe, Bass (19. 10. 1947, Bury/England)

Geff Harrison unternahm nach dem High School-Abschluß erste musikalische Gehversuche in verschiedenen englischen Bands, kam 1958 mit I Drive nach Deutschland und schloß sich hier der Münchner Formation 2066 an. Am 19. Juni 1973 stand er erstmals als Sänger der Mannheimer Gruppe → Kin Ping Meh auf der Bühne.

Mitte 1976, ein Jahr nach der Trennung von Kin Ping Meh, nahm Harrison sein erstes Solo-Album «Salford» auf, das er nach seiner Geburtsstadt benannte. Auf Standards wie Death of A Clown, Go Now und Stay With Me stellte er seine ausdrucksstarke – und einprägsame – Rock-Stimme unter Beweis.

Unter der Leitung von Traver Jones (Produzent der Moody Blues) nahm Harrison in einem ungewöhnlichen Projekt weitere Rock-Werke mit dem London Symphonic-Rock Orchestra auf. Obwohl das Album als «Riesenhammer» (POP) bewertet wurde, fand es – wohl auch wegen des abschreckenden Covers – kaum Interessenten.

Mitte 1976 formierte er die Geff Harrison Band. Mit Alan Joe Wroe (Bass), einem Ex-Mitglied von King Ping Meh; Peter Oehler (Gitarre), früher bei Jud's Gallery; Chris Axel Klöber (Keyboards), ehemals bei Curly Curve; Hans Jürgen «Astor» Astor (Schlagzeug), und Sidhatta Gautama (Schlagzeug), vordem bei → Nine Days Wonder. Ohne Gautama, der sich zu → Caro orientierte, nahm die Harrison Band 1977 das Album «Together» auf. Obwohl auch dieses Album vom Gesang Harrisons geprägt wird, macht es deutlich, daß die Band auch bei ihren Live-Auftritten zu überzeugen weiß.

Das Rock-Quintett wurde 1977 auf zwei DDR-Tourneen umjubelt, die u. a. in den Ostberliner Friedrichsstadtpalast und die Fernsehsendungen «Rund» und «Ein Kessel Buntes» führten. Die Schweizer erlebten die Geff Harrison Band durch die TV-Sendung «Kaleidoskop», deutschen Fans zeigten sie sich in «Pop 78» und – im Mai 1978 – in der Dortmunder Westfalenhalle anläßlich des «Festivals der Jugend».

Im November 1978 verließen der Schlagzeuger Astor Astor und der Keyboard-Spieler Chris Klöber die Geff Harrison Band. Vorübergehend ersetzten die → Tritonus-Musiker Peter Seiler (Keyboards) und Alf Schneider (Schlagzeug) die fehlenden Bandmitglieder.

SALFORD (Sept. 1976 – Nova 6.22566)
Geff Harrison (Gesang) + Kalle Weber (Schlagzeug), Kurt Herkenberg (Bass), Gagey Mrozeck (Gitarre), Achim Reichel (Gitarre), Chris Klöber (Piano), Rolf Ahrens (Schlagzeug), Fritz Wacker (Bass), Jürgen Schröder (Gitarre), George Moslener (Piano), Dicky Tarrach (Schlagzeug), Manfred Thiers (Bass), Herb Geller (Saxofon), Ringo Funk (Schlagzeug), Karl-Heinz Schott (Bass), Bernd Schulz (Piano), Hermann Lammers-Meyer (Pedal Steel Gitarre), Jean-Jacques Kravetz (Piano), Peter Hesslein (Gitarre), Klaus Bohlmann (Orgel), George Möller (Piano), Axel Zwingenberger (Piano), Wolfgang Schlüter (Percussion), Frank Dostal (Percussion), Fritz Wacker (Bass), Rainer Baumann (Gitarre)

GEFF HARRISON & THE LONDON SYMPHONIC-ROCK ORCHESTRA (Okt. 1977 – Jupiter 25078)
Geff Harrison (Gesang) + The London Symphonic-Rock Orchestra

TOGETHER (Jan. 1978 – Jupiter 25595)
Geff Harrison (Gesang), Chris Klöber (Keyboards, Gesang), Peter Oehler (Gitarre, Gesang), Alan Joe Wroe (Bass, Gesang), Astor Astor (Schlagzeug, Gesang)

Geff Harrison, Steubenstr. 49, Mannheim 23, 06 21/81 34 51

Head, Heart & Hands

Roy Louis, Gitarre, Percussion (29. 7. 1954, Willemstad/Curaçao)
Bobby Stern, Saxofon (13. 10. 1954, New York/USA)
Geoff Stradling, Keyboards (19. 5. 1955, Bellingham/USA)
Wolfgang Schmid, Bass (11. 11. 1948, Stuttgart)
Elmer Louis, Percussion (17. 4. 1950, Willemstad/Curaçao)
Guillermo Marchena, Schlagzeug, Gesang (19. 1. 1947, Willemstad/Curaçao)

«Irgendwann», stellte Wolfgang Schmid fest, «möchte man auch mal seine eigenen Ideen verwirklichen und eigene Kompositionen spielen». Diesen Zeitpunkt hielt er im Sommer 1977 für gekommen. Zusammen mit dem Schlagzeuger Curt Cress verließ er Doldingers → Passport. Während Cress die Band → Snowball gründete, startete Schmid Head, Heart & Hands.

Als Gitarrist und Sänger gewann Wolfgang Schmid 1964 mit seiner Band The Dynamites die deutsche Beatmeisterschaft. Nach dem Abitur wurde er Mitglied der Dieter Seelow Group und spielte 1969 erstmals eine Langspielplatte ein. In den Jankowski-Studios absolvierte er ein Tonmeisterpraktikum; Schmid: «Es ist ungeheuer nützlich, wenn die Aufnahmetechnik für einen Musiker kein Buch mit sieben Siegeln ist».

Im Frühjahr 1972 besuchte Doldinger in München ein Seelow-Konzert und verpflichtete spontan den Bassisten Wolfgang Schmid für seine Band Passport. Bei Passport (Schmid: «Etwas besseres konnte mir gar nicht passieren») erhielt er sein Jazz-Rock-Rüstzeug, vertieft durch zahlreiche Tournee-Erfahrungen (Südamerika, USA, Asien) und Sessions mit Jazz- und Rock-Größen (Johnny Griffin, Alexis Korner, Joe Farrel, Brian Auger, Volker Kriegel).

Acht Eigenkompositionen stellte Schmid erstmals auf seiner Solo-Platte «Wolfhound» vor, für die er auch seine Passport-Kollegen Schultze und Cress ins Studio bat. Seine bisweilen schwer konsumierbare Jazz-Rock-Symbiose dokumentiert zwar das solistische Können der Mitspieler, wurde aber kein kommerzieller Erfolg.

Die Brüder Elmer und Roy Louis, auf Curaçao (der Hauptstadt der) Niederländ. Antillen) geboren, wurden in der Band ihres Vaters Edgar Supriano mit Latin-Rhythmen vertraut und kamen 1972 nach Holland. Dort gründeten sie – zusammen mit Marchena – die Gruppe Shield. Im Herbst 1976 wurden die Brüder Louis Passport-Mitglieder.

Guillermo Gerardo Marchena kam als Shield-Mitglied 1975 nach München. Hier spielte er bei Sinto und der Latin-Band und in der Evaldo Montenovo Group. Marchena wurde 1977 Passport-Mitglied.

Bobby Stern studierte Klarinette und Saxofon an der High School of Music and Art und privat bei Joe Allard. Als 14jähriger spielte er bereits in Rock- und Bluesgruppen Mundharmonika. 1969 kam er nach Deutschland, studierte in Lübeck nochmals Klarinette und Saxofon und wurde Mitglied der Gruppe Virgo. 1975 erschien sein Solo-Album «Libra». Geoff Stradling studierte am Westminster College und privat bei Ladd McIntosh Klavier. Als Komponist gewann er einen Wettbewerb der National Association of Jazz Educators. Stradling, der seit 1976 in Europa weilt, stand schon mit Tom Scott, Jean Luc Ponty, Claire Fischer und Don Menza auf der Bühne.

Zwar begann das Sextett bereits im Frühjahr 1978 mit den Plattenaufnahmen zum Erstlingswerk, wurde aber erst im Sommer funktionstüchtig, als das Trio Elmer Louis, Roy Louis und Guillermo Marchena bei Passport ausstieg. Das Debüt-Album «Head, Heart & Hands» macht wohl deutlich, welch ausgezeichnete Musiker sich hier zusammenfanden, ist aber so weit im Jazz angesiedelt, daß es für Rock-Hörer nahezu unverdaulich ist. Head, Heart & Hands war im Oktober 1978 erstmals auf Deutschland- und Schweiz-Tournee.

Bobby Stern:
LIBRA (1975 – nicht lieferbar)

Wolfgang Schmid:
WOLFHOUND (April 1975 – nicht lieferbar)

HEAD, HEART & HANDS (Sept. 1978 – Metronome 60.151)
Roy Louis (Gitarre, Synthesizer, Percussion), Bobby Stern (Saxofon, Mundharmonika, Percussion), Geoff Stradling (Piano, Synthesizer, Keyboards), Wolfgang Schmid (Bass), Elmer Louis (Percussion, Flöte), Guillermo Marchena (Schlagzeug, Percussion, Gesang)

Wolfgang Schmid, Menzinger Str. 159, 8000 München 50, 0 89/8 11 42 82

Held, Zeus B.

Bernd «Zeus» Held, am 24. 8. 1950 in Freiburg geboren, erwarb sich schon als 14jähriger Bühnenpraxis mit Orgel und Saxofon in Schülerbeatbands. Als Mitglied der Gruppen Sound Edge, Prontosaurus, The G. Men und Nagarock spielte er vornehmlich angelsächsische Hits nach.

Nach dem Abitur und einem kurzen Musikstudium wurde er 1971 in der französischen Gruppe Eruption zum professionellen Rockmusiker. 1973 kehrte er nach Deutschland zurück und schloß sich → Birth Control an. Im Sommer 1978 – nach Veröffentlichung der ersten Solo-LP «Zeus' Amusement» – trennte er sich von Birth Control. Auf «Zeus' Amusement» kommt Held durch den Einsatz eines Vocoders zu neuen und interessanten Möglichkeiten der Gesangsphrasierung, die er exemplarisch mit dem Klassiker «Fool On The Hill» belegt.

Im November 1978 demonstrierte er auf einer 13-Tage-Tournee mit Hilfe von Manfred von Bohr (Schlagzeug), Horst Stachelhaus (Bass) und Helmut Fichtner (Keyboards) die Möglichkeiten des Vocoders.

Zeus B. Held arbeitete nach seiner Trennung von Birth Control als Studiomitglied der französischen Disco-Rock-Gruppe Rockets, als Co-Produzent und Keyboard-Spieler der französischen Formation Black Soul, als Keyboard-Mann der französischen Gruppe Ines und als Produzent, Mitspieler und Konzeptionist der deutschen «Gina X Performance».

ZEUS' AMUSEMENT (Mai 1978 – Brain 60.120)
Zeus B. Held (Keyboards, Vocoder, Flöte, Saxofon, Percussion), + Manfred von Bohr (Schlagzeug, Percussion), Horst Stachelhaus (Bass), George Fischer (Gesang), Christoph Noppeney (Bratsche)

EM PRESS, Pütchenschaussee 164, 5300 Bonn, 0 22 21/48 32 24

Herbolzheimer, Peter

(Rhythm Combination & Brass)

Peter Herbolzheimer wurde am 31. 12. 1935 in Bukarest geboren. Als 16jähriger kam er in die Bundesrepublik, 1953 zog er nach Amerika und arbeitete bei General Motors als Technischer Zeichner. Nebenbei spielte und lehrte er Gitarre(!). Nach seiner Rückkehr 1958 sollte er in der Firma seines Vaters als Papierkaufmann arbeiten; stattdessen schrieb er sich am Nürnberger Konservatorium ein und studierte dort bis 1960 Harmonielehre. «Aber im Grunde», erinnert er sich, «war das Studium verlorene Zeit. Jazz-Feeling hat man, oder man hat es nicht.» Erst mit 24 Jahren schaffte sich Herbolzheimer die erste eigene Posaune an. 1960 gründete er die erste Jazz-Band und spezialisierte sich mit einem Septett auf Gastspiele in US-Clubs. Nach Auflösung dieser Formation (1962) und bis zu seinem Engagement beim Bayerischen Rundfunk blies Peter Herbolzheimer in verschiedenen deutschen Bands. Ab 1965 gehörte er drei Jahre lang dem Rundfunk-Tanzorchester von Josef Nissen und der funkeigenen Jazz-Gruppe an. Ein knappes Dreivierteljahr stand er 1967 in den Diensten des Senders Freies Berlin (als van Rooyen Band-Chef war). Mit Hans Koller wurde Peter Herbolzheimer 1968 vom Hamburger Schauspielhaus verpflichtet. Zwischen 1969 und 1971 rief ihn verschiedentlich auch Wolfgang Dauner in seine Stuttgarter «Radio Jazz Group».

Die Realisation einer Big-Band, deren Sound «ziemlich genau zwischen Free Jazz und Rock liegt» (Herbolzheimer), gelang ihm 1969. Für die ohne Saxofon-Satz («der würde etwas von der rhythmischen Härte wegnehmen»), aber mit vier Trompeten, drei bis vier Posaunen, einem Saxo-Flötisten und einer sechsköpfigen Rhythmusgruppe agierende Band wählte er die Bezeichnung «Rhythm Combination & Brass». Seine «bislang in der Welt einmalige, moderne, von Free Jazz, Rock und lateinamerikanischer Musik beeinflußte Orchesterkonzeption» (JAZZ PODIUM) stellte er Weihnachten 1970 und 1971 im Münchner «Domicile» vor. Beide Konzerte wurden mitgeschnitten und durch das Doppelalbum «My Kind Of Sunshine» belegt. Auf den vier Plattenseiten vernahmen Kritiker dynamischen Jazz-Rock in «einer Frische und Qualität» (BERLINER MORGENPOST), «daß fast alle Big-Bands diesseits und jenseits des Atlantiks altmodisch klingen» (JAZZ PODIUM). «Old Kugelbauch» stellte sich 1972 mit seiner Big-Band beim Nürnberger Ost-West-Festival, dem Heidelberger Festival und während der Berliner Jazztage (zu denen er nicht eingeladen wurde) in der Hochschule für Musik vor, «wo es von der Bühne herunterfetzte und donnerte, wie man es schon lange nicht erlebt hatte» (BERLINER MORGENPOST).

Während und nach den Olympischen Spielen 1972 rückte Herbolzheimer durch die von ihm, Dieter Reith und Herry van Rooyen komponierten und arrangierten Einzugsmelodien zur Eröffnungsfeier ins Blickfeld. Peter Herbolzheimer erhielt dafür (wie auch Reith, Rooyen und der Interpret Edelhagen) das Bundesverdienstkreuz. Die drei bei Olympia erfolgreichen Autoren gründeten noch im gleichen Jahr den Kompositionsverbund «Team Music» und nahmen Auftragsarbeiten für die Vivi Bach-Show, Max Gregers Silvester-Show, Paul Kuhns Benny Goodman/Glenn Miller-Sendungen, eine Hermann Prey-Show und eine Peter Stuyvesant-Preisausschreiben-Platte an. – Im Januar 1973 entstand in Köln «Waitaminute», das zweite Platten-Produkt und erste Studio-Erzeugnis von «Rhythm Combination & Brass». Obwohl auch darauf die RUHR NACHRICHTEN «Jazz vom besten, das die deutsche Szene zur Zeit bieten kann» entdeckten, stufte STEREO das Album unter «gute Unterhaltungsmusik» ein und gab zu bedenken, daß «diese Bigband mit keinesfalls ganz neuem Sound ein wenig zu hoch gelobt worden» ist. Bereits acht Monate später rief Peter Herbolzheimer Rhythmus-Sektion und Bläser erneut ins Studio. Es entstand «Wide Open», bei der der «Swing-Bop-Latin-Rock-Pop-Jazz-Express unter Volldampf ohne Halt bis zum Plattenende» (Hüllentext) fahren sollte, aber «im sterilen Studio nicht so fuhr wie bei Live-Auftritten» (JAZZ PODIUM).

Im August 1972 beteiligte sich die Herbolzheimer-Band an den Festivals in Antwerpen und Loren; im Oktober war sie in elf deutschen Städten zusammen mit → Volker Kriegel während der MPS-Promotion-Tournee «Rhythm & Sounds» zu sehen. Am 3. November traten sie im Rahmen der Berliner Jazztage auf, «rockten zu heißen Höhen» und ließen den danach auftretenden Woody Herman wie «einen korrekten Musik-Beamten» (B. Z.) aussehen. Zur Fußball-Weltmeisterschaft 1974 sendete das holländische Fernsehen 14- und der holländische Rundfunk 90mal Vorlauf- und Backgroundmusik des Autoren-Teams Herbolzheimer, van Rooyen und Reith. Ein paar Wochen später erhielt Herbolzheimer für «Scenes» den 1. Preis beim 3. Internationalen Wettbewerb für Jazzkompositionen in Monaco.

Neben TV-Auftritten in Dänemark und Malmö (1 Stunde) gastierte Herbolzheimers «Rhythm Combination & Brass» im Mai 1974 eine Woche lang im Ronnie Scott's Club, London. Ein Live-Mitschnitt dieser Konzerte erschien im Januar 1975 unter dem Titel «Scenes».

Eine weitere Live-Produktion entstand im März 1975 im Hamburger Szenen-Lokal «Onkel Pö». Mit «Catfish» lieferte «die Powerhouse-Band, die auf den traditionellen Saxofonsatz zugunsten harter Blechfiguren und der durchdringenden Rhythmusgruppe verzichtet, ihr Meisterstück» (PLAYBOY). Herbolzheimer demonstrierte auch beim «1. New Jazz Festival» in der Hamburger «Fabrik» (8. 6.), «daß Jazz auch dann mitreißend sein und in die Beine gehen kann, wenn er nicht aus dem Land Dixie kommt» (STERN). Anschließend gab die Herbolzheimer Bigband Konzerte in Deutschland, Österreich und Jugoslawien.

Beim vom Belgischen Fernsehen veranstalteten TV-Wettbewerb in Knokke wurde der deutsche Beitrag «Rhythm and Brass – Assoziation» mit der «Goldenen Seeschwalbe» und dem «Preis der Presse» ausgezeichnet. Die Fernsehproduktion über die Herbolzheimer-Band wurde erstmals am 26. 10. 1975 im 3. Programm der Südschiene gezeigt. Peter Herbolzheimer konnte 1975 in der Kategorie Bigband auch eine Auszeichnung der Fachblätter DOWN BEAT und JAZZ FORUM entgegennehmen. Der 1. Preis im Bereich Bigband wurde bereits 1973/74 und 1974/75) vom JAZZ FORUM an Herbolzheimer vergeben.

Vom 23.–26. 10. 1975 gab die Band erfolgreiche Gastspiele in Warschau, vom 17. 1.–23. 1. 1976 realisierte Herbolzheimer in 5 Konzerten (die letzte Veranstaltung in Wiesbaden wurde vom ZDF aufgezeichnet) ein «Jazz-Großereignis» (HAMBURGER ABENDBLATT): Unter dem Etikett «Jazz Gala» reicherte er die Auftritte seiner Bigband durch die Mitwirkung so erstklassiger Musiker wie Gerry Mulligan, Stan Getz, Nat Adderley, Jean Toots Thielemans, → Volker Kriegel und der Sängerin Esther Phillips an. Die Konzerte in Hannover und Wiesbaden wurden mitgeschnitten und auf der LP «Jazz Gala Concert» veröffentlicht.

Diese Veranstaltungsform zwischen Festival und Tournee fand in 10 Konzerten zwischen dem 22. Januar und 1. Februar 1977 ihre Fortsetzung. Zur All-Star-Bigband gehörten u. a. Astrud Gilberto, Gary Burton, Clark Terry, Frank Rosolino, Howard Johnson und Albert Mangelsdorff. Auch davon entstand ein TV- und Plattenmitschnitt.

Mitte 1976 entstand mit «Hip Walk» eine der interessantesten Jazz-Rock-Produktionen. Als Sängerin wirkt darauf → Inga Rumpf mit, die in beeindruckender Form die Stevie Wonder-Komposition «Superstition» und den Al Jarreau-Titel «Spirit» präsentiert. Zwischen dem 15. und 28. Oktober 1976 war Peter Herbolzheimer's Rhythm Combination & Brass auf erster Deutschland-Tournee. Als Gesangssolisten traten Inga Rumpf und Sanne Salomonsen auf.

Im April 1977 zeichnete die Deutsche Phono-Akademie Peter Herbolzheimer in der Kategorie «Jazz national» mit dem «Deutschen Schallplattenpreis» aus.

Am 16. Juli 1977 trat die Herbolzheimer Bigband beim Jazzfestival in Antibes, im Oktober beim Jazzfestival in Umeå auf. Das Konzert in Schweden wurde aufgezeichnet und später im norwegischen, schwedischen und finnischen Fernsehen ausgestrahlt.

Mit gewohnt raffinierten Arrangements und erstklassigen solistischen Leistungen präsentierte er die LP «Touchdown», auf der der Schotte Don Adams als Sänger in Erscheinung tritt und neue, ‹schwarze› Akzente setzt.

Der Orchesterchef, Komponist, Arrangeur und Posaunist, der es ohnehin ablehnt, als Jazz-Musiker eingestuft zu werden und «Jazz in der Verbindung mit der rhythmischen Revolution» (Herbolzheimer) pflegt, begleitete Anfang 1978 mit seinem Bläsersatz → Udo Lindenberg auf dessen Deutschland-Tournee.

Nach einem Auftritt beim Galaabend der Schallplatte (April 1978) ging die Herbolzheimer-Band auf ihre zweite Deutschland-Tournee. Daneben produzierte Herbolzheimer mit Clark Terry dessen LP «Clark After Dark», wirkte als Arrangeur und Orchesterleiter an dem Manfred Krug-Album mit und leitete (im Juni 1978) ein Seminar an der Musikhochschule Graz.

Im Juli und August 1978 entstand – mit der Sängerin Sanne Salomonsen – unter dem Titel «I Hear Voices» eine rockige und packende Jazz-Rock-Disco-Produktion internationaler Spitzenklasse.

Zur Jahreswende 1978/79 war die Rhythm Combination & Brass & Voices in «Bio's Bahnhof» zu sehen.

SOUL CONDOR (1971 – nicht lieferbar)
Peter Herbolzheimer (Posaune) + Bigband

QUALITY (Acanta CC 29. 386)
Entspricht der LP Soul Condor

MY KIND OF SUNSHINE (Aug. 1972 – MPS 88. 015-2)
Doppelalbum. Peter Herbolzheimer (Posaune) + Bigband

WAITAMINUTE (Juni 1973 – MPS 68. 039)
Peter Herbolzheimer (Posaune) + Bigband

WIDE OPEN (Febr. 1974 – MPS 68. 040)
Peter Herbolzheimer (Posaune) + Bigband

SCENES (Jan. 1975 – MPS 68. 041)
Peter Herbolzheimer (Posaune) + Bigband

CATFISH (Juni 1975 – Polydor 2 371 564)
Peter Herbolzheimer (Posaune) + Bigband

JAZZ GALA CONCERT (Atlantic ATL 50 277)
Peter Herbolzheimer (Posaune) + Bigband

HIP WALK (Okt. 1976 – Polydor 2 371 704)
Peter Herbolzheimer (Posaune), Inga Rumpf (Gesang) + Bigband

JAZZ GALA '77 (Mai 1977 – Telefunken 628 438)
Peter Herbolzheimer (Posaune) + Bigband

TOUCHDOWN (Okt. 1977 – Polydor 2 371 836)
Peter Herbolzheimer (Posaune), Don Adams (Gesang) + Bigband

I HEAR VOICES (Okt. 1978 – Polydor 2 417 119)
Peter Herbolzheimer (Posaune), Sanne Salomonsen (Gesang) + Bigband

Peter Herbolzheimer, Seering 4, 2061 Itzstedt, 0 45 35/62 57

Highway

Jochen Brückner, Gitarre, Gesang (6. 8. 1951, Rendsburg)
Eddy de Mol, Gitarre, Gesang (1. 6. 1948, Den Haag/Holland)
Bernd Fischer, Lead-Gitarre (6. 4. 1952, Hamburg)
Jörn Fischer, Bass (6. 1. 1957, Hamburg)
Holger Zülck, Schlagzeug, Percussion (21. 5. 1953, Hamburg)

Die Hamburger Folklore-Gruppe Windspiel entstand im Herbst 1973 durch die Initiative von Gerd Back (Gitarre), Jochen Brückner (Gitarre) und Brigitte Blunck (Gesang). 1974 stießen der Bassist Mario Martens, der Schlagzeuger Holger Zülck und der Gitarrist Eddy de Mol zur Gruppe. Gerd Back vertauschte die Gitarre mit dem Mischpult. Brigitte Blunck verließ Windspiel 1975 um als professionelle Chorsängerin zu arbeiten.

Die Gruppe schrieb die Titelmelodie und agierte 1976 in der Fernsehserie «Zu alt um nur zu spielen». Daneben versuchte sich der heutige Realschullehrer Jochen Brückner mit dem Schlager «Mädchen, du bist ein Rätsel».

Mit dem Schweden Björn Werner (der 1976 zur Gruppe kam) erarbeitete Windspiel ein neues Konzept. Nach einjähriger Bühnenabstinenz stellten sie ihren Folk-Rock ab dem Frühjahr 1977 unter dem neuen Namen Highway vor. Der Gitarrist Bernd Fischer ging als sechstes Gruppenmitglied im Herbst 1977 ins Studio, um die Debüt-LP «Up And Down The Highway» aufzunehmen. Mit beachtlichem Ergebnis kopierte das Sextett den sogenannten Westcoast-Sound – ebenso die Thematik – der amerikanischen Gruppen Eagles und Poco.

Mario Martens und Björn Werner realisierten 1978 Solo-Ambitionen. Die Amateurband – am 24. Juni 1978 in der Fernsehsendung «Rockpop» – integrierte als neuen Bassisten den Architekturstudenten Jörn Fischer.

UP AND DOWN THE HIGHWAY (Febr. 1978 – Pinball 623 373)
Jochen Brückner (Akustik-Gitarre, Gesang), Eddy de Mol (Gitarre, Gesang), Bernd Fischer (Lead-Gitarre), Holger Zülck (Schlagzeug, Percussion), Björn Werner (Keyboards, Gitarre, Synthesizer, Gesang), Mario Martens (Bass, Gesang)

Gerd Back, Am Hasenberge 27, 2000 Hamburg 63, 0 40/59 57 77

Hölderlin

Christoph Noppeney, Bratsche, Gesang (5. 4. 1953, Solingen)
Jochen Grumbkow, Keyboards, Gesang (28. 5. 1950, Oberhausen)
Tommy Lohr, Gitarre (13. 10. 1956, Langen)
Hans Bäär, Bass (18. 12. 1953, Berlin)
Michael Bruchmann, Schlagzeug (26. 8. 1952, Sprockhövel)

Der romantische Dichter Friedrich Hölderlin (1770 bis 1843), bekannt geworden durch seine Hymnen «Diotima» und «Griechenland», die der Sehnsucht nach dem verlorenen Reich der Antike Ausdruck gaben, wurde von Zeitgenossen (Hegel) als «Naturschwärmer» bezeichnet. Die «Musikschwärmer» Christian Grumbkow, Jochen Grumbkow (beide klassisch an Trompete bzw. Cello ausgebildet) und die holländische Generalstochter (und spätere Frau Christian Grumbkows) Nanny de Ruig traten ab November 1970 mit verschiedenen Begleitmusikern und Fairport Convention-, Traffic- sowie Pentangle-Repertoire unter dem Namen Hölderlin auf. Im Mai 1971 fanden sich auch Christoph «Nops» Noppeney (klassisch an der Bratsche ausgebildet), Peter «Kassim» Käseberg (Student der Sozialwissenschaften) und Michael Bruchmann (klassisch am Schlagzeug ausgebildet) zur endgültigen Hölderlin-Formation ein. Im August 1971 schloß das Folk-Rock-Sextett einen Vertrag mit Ohr-Musik und zog sich im Januar 1972 zur ersten LP-Produktion in das Dierks-Studio zurück. Auf dem «sorgfältig komponierten und gut interpretierten Album» (AACHENER NACHRICHTEN) musizieren sie zu deutschen Texten, die einerseits gesellschafts- und zeitkritisch sind, andererseits lyrisch und «träumerisch». Textprobe: «Es war einmal ein Land / in dem das Denken verboten. / Nur ein kleiner Wicht befolgte die Gebote nicht! / Er wurde bedrängt, er wurde bedroht; / denn auf das Denken stand der Tod.» «Die Diskrepanz zwischen gefälliger Musik», fand die WESTDEUTSCHE ZEITUNG, «und dem engagierten Text macht die Eigenart dieser Gruppe aus: darauf beruht ihre Wirkung.» Textprobe: «Träume, verschlossen in gläsernen Tränen, und du spielst mit dem Schatten deines Schreis.» «Damit», fand die SÜDDEUTSCHE ZEITUNG, «kann man trotz instrumentalen Feinschliffs ein breites Publikum nicht erreichen.»

«Deutschlands Top-Gruppe des Romantik-Rock» (BRAVO) stellte sich 1973 auf nahezu 90 Konzerten vor; teilweise traten sie mit dem Düsseldorfer Lyriker Niklas Stiller auf, der eigene Werke während des Konzertes zum Besten gab. In den Sendungen «Direkt» (ZDF) und «Probleme» (SWF/BR) standen sie vor Fernsehkameras. Christoph Noppeney wurde im Pop-Poll von POPFOTO nach Klaus Doldinger als zweitbester Instrumentalist eingestuft. Ende 1973 zog sich die Sängerin Nanny de Ruig-Grumbkow von der Bühne zurück.

Noch 1973 wandelte sich das Hölderlin-Klangbild «zugunsten von sehr komplexen Arrangements: die meist akustisch vorgetragenen Gitarren-Figuren und romantischen Streicherduette wurden mit hart rockenden Orgel- und Geigensoli angereichert» (Chr. Grumbkow). Zudem «suchte man den Fortschritt in neuen, politisch und literarisch gewichtigeren Texten, sang Brecht, Erich Fried, H. C. Artmann» (SOUNDS).

Im Januar 1974 wurde Hölderlin im ZDF-Kulturmagazin «Aspekte» vorgestellt, im Februar gab die Gruppe zahlreiche «Knast-Konzerte», im März sah man die Fünf auf den Rock-Festivals in Dortmund, Kassel und Hannover, im April und Mai waren sie auf Deutschland-Tournee. Am 8. 10. 1974 kündigte Hölderlin den Ohr-Vertrag. Kaiser: «Hölderlins z. T. engagierte Texte vertragen sich nicht unbedingt mit unserer Musik der Freude.»

Die im Februar 1975 eingespielte zweite «Hölderlin»-LP sollte ursprünglich dem Dichter gewidmet sein und «For Fritz» heißen. Dieser saloppe Album-Titel wurde von der neuen Vertragsfirma ebenso verworfen, wie Hölderlins zweisprachiger Gesang. So erschien die LP (mit einer Hüllen-Zeichnung Christian Grumbkows) in englischer Sprache und z. T. deutschen Titeln («Schwebebahn», «Nürnberg»). Die klassischen Vorbildungen des Quintetts sind dabei unverkennbar. In Verbindung zu derzeitigen Rock-Rhythmen entstand ein Klassik-Folklore-Rock, der «entspannt, verspielt und gemütlich» (SOUNDS) wirkte. Auf einer Frühjahrstournee stellte Hölderlin den neuen Bassisten Hans Bäär vor, der den Platz von Peter Käseberg eingenommen hatte. Mitte des Jahres berichtete das ZDF über «Krautrock»-Bands und machte am Beispiel Hölderlin deutlich, wie widrig Arbeits- und Lebensbedingungen deutscher Rock-Bands sind. Obwohl sie auch noch in der ARD-Sendung «Szene 75» vorgestellt wurden, stuften sie die SOUNDS-Leser als «unterbewerteste Gruppe des Jahres ein».

«Komplexe Rockmusik mit Hang zum Orchestralen und zum Surrealistischen» (Christian Grumbkow) entstand im Januar 1976 für das dritte Album «Clowns & Clouds», ein sogenanntes Konzeptalbum, bei dem sich die Spannung durch die gegensätzlichen Themen Clowns (Irrenhaus, Zirkus, Sensationen) und Wolken (fließend, schwebend) ergibt. Neben einem Schweizer Fernsehauftritt in «Kaleidos-Pop» wurde Hölderlin durch acht weitere bundesdeutsche TV-Ausstrahlungen bekannt und erlebten bei Festival-Auftritten in Heide, beim Mannemer Jugendvolksfescht, in Ingolstadt und im Münchner Theatron an Zuschauerzahl und Reaktion, daß sie mittlerweile zur bundesdeutschen Rock-Prominenz gehörten.

Nach einer anstrengenden Frühjahrs-Tournee 1977, zu der auch ein Schweden-Abstecher gehörte, «waren wir körperlich und seelisch fix und fertig» (Christian Grumbkow). Die Folge: Christian Grumbkow, schon seit Jahren Dozent an der Folkwang-Hochschule, schied als aktives Gruppenmitglied aus, um fortan als «Geschäftsführer» für die Band zu arbeiten. Seinen Platz nahm der Spanier Pablo Weeber ein. Mit Weeber wurde die «intelligente Musik» (MUSIK JOKER) Hölderlins rhythmischer und rockiger. Nachzuhören ist dies auf «Rare Birds», einem Album mit versponnener Lyrik und aufwendigen Arrangements, das bisweilen mit Produktionen von Soft Machine, Caravan und King Crimson verglichen wurde.

Die «Kultband» (Pressetext) stellte sich im Herbst 1977 auf einer großen Deutschland-Tournee mit einer Bühnenshow vor, in der die Verkleidungen Noppeneys als Riesenvogel und Greis stark an Peter Grabiels frühere Genesis-Show erinnerten. Während der Tournee wurden die Konzerte am 24./25. Oktober im Wuppertaler Opernhaus für das Live-Doppelalbum «Traumstadt» mitgeschnitten. Angespornt durch «die imposante Kulisse der völlig ausverkauften Ränge» (WZ) und begeisterten Zuhörern sorgte Hölderlin für ein excellentes Live-Konzert voller Dynamik, Ideenreichtum und Spielfreude. Der MUSIK EXPRESS vermerkte trocken, «das Album genügt auch höheren Ansprüchen.»

«Mentalitätsunterschiede und musikalische Differenzen» veranlaßten Pablo Weeber, Hölderlin zum Jahresende 1977 zu verlassen.

Die Frühjahrstournee 1978, zu der auch ein Auftritt beim Folk-Rock-Festival in Schwenningen gehörte («Nur Hölderlin war die Reise wert» – MUSIK JOKER) absolvierte die Gruppe mit dem neuen Gitarristen Thomas Lohr.

HÖLDERLINS TRAUM (April 1972 – nicht lieferbar)

HÖLDERLIN (Mai 1975 – Spiegelei 160. 601)
Michael Bruchmann (Schlagzeug, Percussion), Christian Grumbkow (Gitarre), Joachim Grumbkow (Klavier, Orgel, Flöte, Gesang), Peter Käseberg (Bass), Christoph Noppeney (Bratsche, Gitarre, Gesang), Joachim Käseberg (Gitarre) + Zeus B. Held (Saxofon), Norbert Jacobson (Klarinette)

CLOWNS & CLOUDS (März 1976 – Spiegelei 160. 607)
Jochen Grumbkow (Keyboards, Gesang, Cello), Christoph Noppeney (Bratsche, Gesang, Gitarre), Hans Bäär (Bass, Gitarre), Christian Grumbkow (Gitarre), Michael Bruchmann (Schlagzeug, Percussion) + Jörg-Peter Siebert (Saxofon, Flöte, Percussion)

RARE BIRDS (Okt. 1977 – Spiegelei 160. 608)
Joachim Grumbkow (Keyboards, Gesang), Christoph Noppeney (Bratsche, Gesang), Pablo Weeber (Gitarre, Gesang), Hans Bäär (Bass), Michael Bruchmann (Schlagzeug, Percussion) + Manfred von Bohr (Schlagzeug)

HÖLDERLIN LIVE / TRAUMSTADT (Febr. 1978 – Spiegelei 180. 602)
Joachim Grumbkow (Keyboards, Gesang), Pablo Weeber (Gitarre), Michael Bruchmann (Schlagzeug), Christoph Noppeney (Bratsche, Gesang), Hans Bäär (Bass)

Christian Grumbkow, Von-der-Tann-Straße 12, 5600 Wuppertal 1, 02 02/30 53 45

Hoenig, Michael

Auch Michael «Micki» Hoenig gehörte zu den Schülern des Berliner Avantgarde-Komponisten Thomas Kessler, den man, wenn nicht als Vater, so doch als Impulsgeber für den heute weltweit bekannten Kreis deutscher Elektronik-Musiker bezeichnen muß. Hoenig, am 4. 1. 1952 in Hamburg geboren, studierte Soziologie, Publizistik und Theaterwissenschaft bis er als Bastler selbst konstruierter Elektronik-Geräte in den «Bannkreis» Kesslers geriet. Ende 1971 schloß sich Hoenig der experimentellen Berliner Rock-Formation Agitation Free an, beteiligte sich an zwei LP-Produktionen und allen Live-Auftritten. Am 14. 11. 1974 gaben Agitation Free ihre Abschiedsfete. Danach formierten Michael Hoenig und → Klaus Schulze kurzfristig Timewind. 1975 zog es ihn zu den ebenfalls in Berlin beheimateten → Tangerine Dream. Hoenig verabschiedete sich aber nach einer Australien-Tournee und einem vielbeachteten Auftritt in Londons «Royal Albert Hall», da er im Gegensatz zum Improvisations-Konzept von Tangerine Dream eine straffere Kompositionsarbeit vorzog.

Neben häuslichen Sound-Spielereien engagierte sich Michael Hoenig als Co-Organisator des dreiwöchigen «Meta Music-Festivals» in Berlin, einem Unternehmen, das traditionelle Folkmusik und avantgardistische Kompositionen nebeneinander präsentierte.

Im Frühjahr 1978 bekam die deutsche WEA, ein Tochterunternehmen der amerikanischen Warner Communications Company, Band und Platte des Künstlers Michael Hoenig zugesandt. Damit wurde deutlich, daß Hoenig – wohl als erster deutscher Rock-Musiker – ohne Umwege über deutsche Plattenfirmen einen Solo-Vertrag bei einem amerikanischen Multi-Media-Riesen unterschrieben hatte. «Departure From The Northern Wasteland» (Abreise aus dem nördlichen Ödland) entstand in den Jahren 1976 und 1977 angeblich für «Hörer, denen das Primitive zu langweilig und das Esoterische zu wenig kommunikativ erscheint» (Pressetext). Hoenigs Arbeiten, teilweise vergleichbar mit denen von → Klaus Schulze und → Tangerine Dream, bestechen durch ausgefeilte Arrangements und verhelfen zu romantischen Assoziationen. «Er beherrscht seine Synthesizer meisterhaft», lobte (SOUNDS, England) «jede Note, jeder Klang ist sorgfältig gewählt, eingesetzt und vorgetragen».

DEPARTURE FROM THE NORTHERN WASTELAND (Mai 1978 – Warner Brothers WB 56 464)
Michael Hoenig (Synthesizer, Keyboards) + Lutz Ulbrich (Gitarre), Micky Duwe (Gitarre)

Michael Hoenig, Bamberger Straße 4, 1000 Berlin 30, 0 30/2 11 14 44

Ihre Kinder (aufgelöst)

Mitte der 60er Jahre gründete Jonas Porst, der Sohn des Fotomillionärs, die Gruppe Jonah & The Wales, dazu gehörten auch der Geiger Georgie Meyer und der Tastenmann Sonny Hennig. Die Band spielte nach englischen Vorbildern ausgerichteten Beat und wurde «ein gigantischer Flop» (Porst). Ende 1968 gründeten Jonas Porst und Sonny Hennig die Gruppe Ihre Kinder, deren wesentlichster Programmpunkt Texte in deutscher Sprache waren. Porst: «Wir können von der Umwelt kein Verständnis für uns und unsere Probleme erwarten, wenn wir sie in einer fremden Sprache anreden.» Während sich Hennig – ebenso wie Porst Abkömmling eines vermögenden Unternehmers – um Texte und Musik der Kinder kümmerte, fungierte Porst als Produzent und Impresario. Zunächst stellten sich der Gitarrist Muck Groh (geb. 7. 10. 1946 in Mürnberg), der Bassist Karl Mack, der Schlagzeuger Peter Schmidt und der Geiger Georgie Meyer (geb. 12. 1. 1949 in Nürnberg) als Mitmusiker ein. Die von Porst verschickten Tonbänder wurden von neun Plattenfirmen als unkommerziell bezeichnet und abgewiesen. Kommentar von Liberty: «Zu pessimistisch.» Daraufhin produzierten sie die erste Platte «Ihre Kinder» auf eigene Rechnung, die schließlich von Philips veröffentlicht wurde. Bevor es zu den Plattenaufnahmen in Köln kam, verließen Karl Mack und Peter Schmidt die Band, deren Plätze Walti Schneider und der ehemalige Vertreter und Bierbrauer Olders Frenzel einnahmen. Zudem reiste die 19jährige Sängerin Judith Brigger mit ins Plattenstudio.

Auf dem Zweitalbum «Leere Hände» beschäftigten sich Ihre Kinder wie angekündigt in deutscher Sprache mit gesellschaftlichen und politischen Problem-Kreisen, zu denen man «am besten vor dem Hören einen Joint dreht und raucht, dann ist's am schönsten» (Pressetext). Der von POP verfaßte Leser-Appell «Give Deutsch a Chance, auch wenn's anfangs schwerfällt – im Falle Ihre Kinder werdet ihr sicher nicht enttäuscht werden» macht deutlich, daß ihnen eine Pionierrolle in der Entwicklung der deutschen Rock-Musik zukommt. «Leere Hände» entstand bereits unter Mitarbeit des Gitarristen Ernst Schultz. Judith Brigger schied vordem aus.

Vor Aufnahme von Album Nr. 3 – nach der Katalognummer «2 375 004» benannt und in einer Jeansstoff-Hülle verpackt – gab es eine weitere Umbesetzung: Für den ausgeschiedenen Walti Schneider wurde der Bassist und Saxofonist Tommi Roeder (geb. 4. 11. 1950, Bad Cannstatt) integriert. Gemeinsame Live-Auftritte mit Alexis Korner, Ginger Bakers Airforce und Family sowie ein Auftritt in der «Wünsch dir was»-Sendung (STERN: «Das Gastspiel der Gruppe erboste viele Zuschauer») machten Ihre Kinder im Laufe des Jahres 1970 bundesweit bekannt. Auch die im November 1970 veröffentlichte

LP «2 375 004» beschäftigt sich mit «unbequemen, abstoßenden Geschehnissen, Dingen, die die Leute nicht gerne hören», so der MUSIK EXPRESS, dessen Leser nach Ablauf des Jahres Ihre Kinder zur besten Bluesgruppe wählten. Im Jahre 1971 folgten die ersten Auslandsgastspiele in der Schweiz und Frankreich, zudem wurde mit «Die graue Stadt» die erste Single veröffentlicht. Im Sommer des gleichen Jahres verließ Gründer Sonny Hennig die Band, um Solo-Pläne zu verwirklichen. Sein Debüt-Album «Tränengas», auf dem der Brecht-Liebhaber Hennig die Themen Christentum, Demonstrationen, Napalm-Bomben, Trunksucht und Rauschgift zur Sprache bringt, wurde aufgrund «der vielleicht anspruchsvollsten Texte, die es zur Zeit in Deutschland gibt» und «einer Stimme, die eine Zumutung ist» (MUSIK EXPRESS) gleichermaßen gelobt und getadelt. «Die Idee zu diesem Album», schrieb Hennig, «kam mir beim Lesen von Günter Wallraffs «13 unerwünschten Reportagen». Einige meiner Lieder sind direkt auf Geschichten aus diesem Buch bezogen.» Zwar empfand Wallraff Hennigs Vertonungen als «ausgezeichnet», aber Radio Bozen verbot die Ausstrahlung, und der ZDF-Programmdirektor Peter Rüchel kommentierte: «Die Lieder sind unscharf, stark moralisierend und von einer gewissen Larmoyance.» Ebenso wie der Inhalt kam die Verpackung in die Diskussion. Der Hennig-Freund Ernst Schultz hatte als Hülle eine brisante Collage entworfen, auf der einerseits hungernde Menschen, Kriegsopfer und eingenebelte Demonstranten, andererseits ein knüppelnder Polizist, der Papst, Nazi-Größen und bekannte Politiker zu sehen waren. Da die Juristen der Deutschen Grammophon eine Verwendung als Platten-Cover blockierten, verschickte die Firma Kuckuck das Motiv als Poster. Zu den Bestellern gehörte auch das Schiller-Nationalmuseum in Marbach.

Die von Ernst Schultz geführten Kinder spielten im Sommer 1971 die vierte LP «Werdohl» ein, auf der Sonny Hennig allerdings auch als «Gast» mitwirkt. August Solmecke, der Bürgermeister des sauerländischen Städtchens Werdohl, bestellte daraufhin 20 Exemplare «für besondere Gäste unserer Stadt» und ehrte Ernst Schultz mit dem großen Stadtwappen in Kupfer. Die «beste Pop-Platte, die je in deutscher Sprache auf dem Markt erschien» (MUSIK EXPRESS) hievte die Gruppe auf vordere Poll-Plätze. Im Januar 1972 veröffentlichte auch Ernst Schultz mit «Paranoia Picknick» sein erstes Solo-Album, das thematisch (Gastarbeiterproblem, XY-Sendung, Kirche) an die früheren Ihre Kinder-Produkte anschloß. Für die Aufnahmen gewann Schultz auch die beiden Folkloristen → Jack Grunsky und Theo Bina, mit denen er auch eine Zeitlang im Trio auftrat. Nach der Trennung von Manager Jonas Porst und Hennigs Einsicht, «der Name Tränengas hatte uns in eine Richtung gedrängt, die uns belastete; schließlich sind wir nicht nur Polit-Rocker», lebten auch Ihre Kinder wieder auf, die ab Januar 1972 in folgender Besetzung spielten: Sonny Hennig, Tommi Roeder, Walti Schneider (der zurückkam) sowie die neuen

Leute Günther Storch (Schlagzeug) und Wolf Stumm (Gitarre). Dieses Quintett (Ernst Schultz kam bei Live-Auftritten hinzu) nahm die fünfte und letzte Ihre Kinder-Platte auf. «Anfang ohne Ende», so der Titel, erschien im Herbst 1972, kurz nachdem Wolf Stumm und Günther Storch wieder von dannen zogen.

Nachdem Peter Schmidt erneut in die Gruppe kam (um den ausgeschiedenen Günther Storch zu ersetzen), spielten Ihre Kinder unverändert bis zum Herbst 1973. Als dann der Schlagzeuger Heinz Hoff (für Schmidt) und der Gitarrist Ulli Grün hinzukamen, waren Ihre Kinder keine reine Nürnberger Band mehr. Nach zwei Konzerten, die Sonny Hennig, Ernst Schultz, Olders Frenzel, Ulli Grün und Heinz Hoff Anfang 1974 gaben, wurde es still um eine der bekanntesten deutschen Rockgruppen.

Mitte 1978 kehrten Sonny Hennig und Ulli Grün als → Meistersinger + Ihre Kinder in die deutsche Rock-Szene zurück.

IHRE KINDER (1969 – Erlkönig Int. 148. 402)
Sonny Hennig (Keyboards), Muck Groh (Gitarre), Walti Schneider (Bass), Olders Frenzel (Schlagzeug), Georgie Meyer (Geige), Judith Brigger (Gesang)`

LEERE HÄNDE (April 1970 – nicht lieferbar)

2 375 004 (Nov. 1970 – nicht lieferbar)

WERDOHL (Nov. 1971 – nicht lieferbar)

ANFANG OHNE ENDE (Okt. 1972 – nicht lieferbar)

SONNY HENNIG: TRÄNENGAS (Aug. 1971 – nicht lieferbar)

ERNST SCHULTZ: PARANOIA PICKNICK (Jan. 1972 – nicht lieferbar)

IHRE KINDER (Karussell 2 415 335)
Zusammenstellung aus Leere Hände, 2 375 004, Werdohl und Anfang ohne Ende.

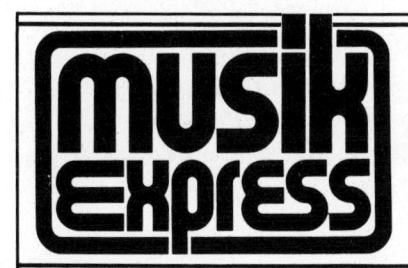

---

musik express

Kraftwerk, Kraan, Nina Hagen Band, Tangerine Dream, Lilac Angels, Rother, Lindenberg. Wir bringen den ausgereiften deutschen Rock.

Jakobi, Peter

Der Polit-Folklorist Peter Jakobi (30. 5. 1951) und das Trio «Blues & Ballads» gehörten mit Beginn des Jahres 1974 zur Münchner Musikszene. Dabei trug der gelernte Buchhändler Jakobi mal allein, mal in Begleitung von «Blues & Ballads» satirisch-giftige Reime im bayerischen Dialekt vor. Die mit Folk-, Blues- und Rock-Rhythmen vertonten Auseinandersetzungen mit König Faruk («Da Kini Faruk, a ganz varruckta Hund, war obn und untn ned ganz gsund; dem sei Disch, der war aus purem Gold; auf dem sein Befehl san scho manche Rübn g'rollt.»), Immobilienhaien in München-Giesing («Giasing, Giasing, wer hod de so kastriert?»), Mietwucher («Es steht ein Haus im Westend drausd, da schmeissens jetzt de Mieter naus»), Alfredo Stoessner («In Brasinda warns froh, daß der Schinda für a Woch aus da Hauptstadt verschwand»), John Wayne und FJS liegen auf einer «Pläne»-Platte vor.

Die «Blues & Ballads»-Mitglieder, die auch die Langspielplatte «I Could Cry vor Lauta Bluus» aufnahmen, waren Dieter Beck (Gitarre), → Willy Michl (Gitarre, Percussion, Gesang) und Walter Brandl (Gitarre, Bass). Im Februar 1974 verabschiedete sich Walter Brandl, im Juni Willy Michl. Mit den Neuzugängen Ricky Baltes (Bass, Gitarre, Gesang) und Sol de Sully (auch gelernter Buchhändler) stellten sich Peter Jakobi und Dieter Beck ab Juli 1974 unter dem verbindenden Gruppennamen Zyankali vor, der auf dem Umweltschutzsong «Zyankalischorsch» basiert. Mit ihrem «bayerischen Giftsound» (Sol de Sully) stellten sie sich u. a. auf dem Open-Air-Festival Neuperlach (München), dem UZ-Pressefest (21./22. 9. 1974 in Düsseldorf) und am 29. 9. 1974 zur «Theatron»-Veranstaltung im Münchner Olympiapark vor. Vom 10. bis 13. September zeichnete das ZDF für die Sendung «Lieder mit anderen Worten» ihre Gastspiele in der Hamburger «Fabrik» auf.

Zyankali gab es zum Jahresende 1975 nicht mehr. Initiator Peter Jacobi zog mit politischen Liedern wieder allein durch die Lande.

I COULD CRY VOR LAUTA BLUUS (Jan. 1974 – Pläne S 1001)
Peter Jakobi (Piano, Percussion, Gesang), Dieter Beck (Bass, E-Gitarre, Akustik-Gitarre), Walter Brandl (E-Gitarre, Bass), Willy Michl (Gesang, Akustik-Gitarre, Percussion), Klaus Weiß (Schlagzeug)

Peter Jacobi, Milchstr. 2, 8000 München 80, 0 89/48 58 52

Jane

Klaus Hess, Gitarre, Gesang (20. 11. 1946, Hohenhorn)
Manfred Wieczorke, Keyboards, Gesang (28. 4. 1946, Sarstedt)
Martin Hesse, Bass, Gesang (23. 5. 1949, Hannover)
Peter Panka, Schlagzeug, Gesang (3. 3. 1948, Hannover)

Nachdem sich Peter Panka und Klaus Hess von der Profi-Rockgruppe Justic of Peace abgesetzt hatten, suchten sie nach passender Verstärkung für ihre Band-Idee Jane und fanden im Oktober 1970 Werner Nadolny (ebenfalls Ex-Mitglied der Justice of Peace) und Charly Maucher. Schwung kam aber erst in die neuen Pläne, als man sich entschloß, nicht nur die Musik, sondern auch die Instrumente zu wechseln. So stieg Klaus Hess vom Bass zur Gitarre, Werner Nadolny vom Saxofon auf Orgel, Charly Maucher von der Gitarre zum Bass und Peter Panka vom Gesang zum Schlagzeug um. In dieser neuen Besetzung gab Jane am 5. Dezember 1970 das Debüt-Konzert in Hannover. Im April 1971 kam Bernd Pulst dazu, der «sicherlich derzeit beste deutsche Rocksänger» (SOUNDS '71). Nach dem Little-Woodstock-Festival in Hannover im Juni 1971 akzeptierte Jane ein Vertragsangebot von Metronome. Die erste Langspielplatte «Together» ließ erkennen, daß «ihre Arrangements sicherlich nicht die originellsten der letzten Zeit» sind. «Aber ihre ungeschminkte Art zu musizieren, ihre Fähigkeit, selbst mit beschränkten technischen Fertigkeiten ein ganzes Album ideenreich zu füllen, ist einfach aufregend» (SOUNDS). Im April 1972 verabschiedete sich der Sänger Bernd Pulst. Da kurz vor den Aufnahmen der zweiten LP Charly Maucher krank wurde (und aufhören mußte), ging für ihn Wolfgang Krantz mit der Gruppe ins Studio. Im Frühjahr 1973, kurz nachdem das zweite Album «Here We Are» in die Plattenläden gelangte, kam Charly Maucher wieder; dafür verließ Werner Nadolny die Band. «Die Gruppe braucht wohl noch ein wenig Zeit, um einen individuellen Sound zu finden», kommentierte SOUNDS das Zweitwerk, «zur Zeit grüßen noch Pink Floyd an allen Ecken und Enden».

Am 16. September produzierte sich Jane vor 5000 Besuchern beim German-Rock-Festival in Krefeld; am 9. Oktober traten sie in Scheessel beim «Klein Woodstock in der Heide» auf. Angestachelt durch den STERN-Satz: «Mangels einer eigenen musikalischen Pop-Tradition muß sich jeder deutsche Rocker entweder synthetische Klangmuster zusammenbasteln, die meistens unverständlich bleiben, oder angelsächsische Vorbilder kopieren», beschloß Jane, die von Anfang an nur englische Texte verwendeten, deutsches Lied- und Gedankengut in die neue, dritte Langspielplatte einzubringen. So modifizierten sie die Ballade vom «König in Thule» (die in Goethes Faust zu finden ist), bauten in «Early in The Morning» auf ein Volkslied-Motiv und druckten auf der Hülle den Eichendorff-Spruch: «Schläft ein Lied in allen

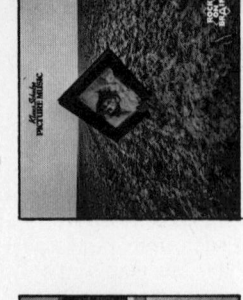

KLAUS SCHULZE
Picture Music
0040.146

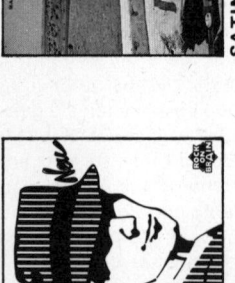

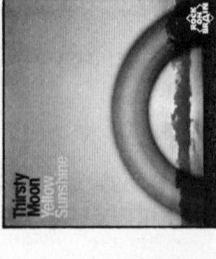

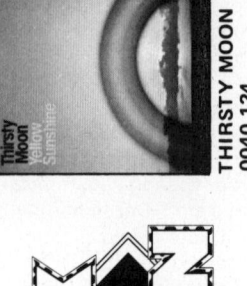

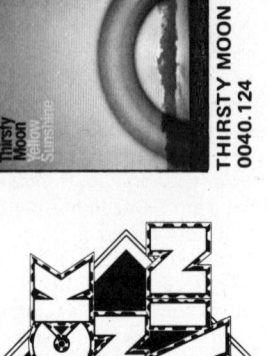

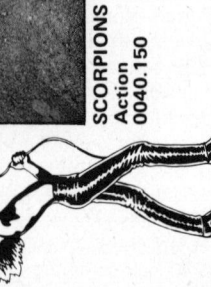

THIRSTY MOON
0040.124

SATIN WHALE
Dessert Places
0040.120

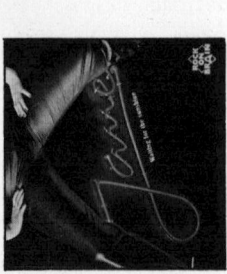

NEU
0040.145

SCORPIONS
Action
0040.150

JANE
Waiting For The Sunshine
0040.147

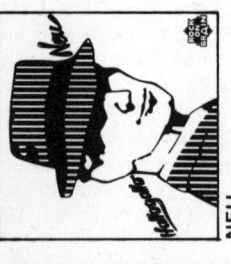

ROCK ON BRAIN

Im Vertrieb der METRONOME MUSIK GMBH, Überseering 21, 2000 Hamburg 60

Dingen, die da träumen fort und fort; und die Welt hebt an zu singen, triffst du nur das Zauberwort.» Andererseits zeugen Hüllen-Gestaltung und musikalische Höhenflüge auf «Jane III» auch vom «Hang zur Mystik, aber auch zur Science Fiction», denn, so Charly Maucher, «wir legen uns die Karten, beschäftigen uns mit Hexenkult und lesen von Däniken bis 2001 Odyssee im Weltraum».

Das Album wurde von Capitol auch in den USA veröffentlicht. CASH BOX entdeckte darauf «Blues und eine gehörige Portion schwerblütigen Hard-Rocks» und stimmte mit BILLBOARD überein, daß die Band «ein gutes Gefühl dafür hat, was auf dem amerikanischen Markt gefragt ist».

Im August 1974 trennte sich Jane von Charly Maucher und Wolfgang Krantz, die zusammen die Gruppe → Harlis ins Leben riefen. Martin Hesse wurde als neuer Bass-Mann verpflichtet. Das Trio Hess, Hesse und Panka gab im Herbst mehrere Konzerte in der Schweiz. Im Oktober 1974 wuchs Jane durch den Organisten und Sänger Gotfried Janko wieder zu Quartett-Stärke an.

Bereits einen Monat später ging das Quartett ins Studio um das vierte Album «Lady» einzuspielen; mit dem sie eindeutig die Weichen in Richtung melodiösen Heavy-Rocks stellten und dabei den «Stampfrock früherer Tage vergessen lassen» (STEREO). Zum nächsten Album «Fire, Water, Earth & Air», das im Kunstkopf-Verfahren aufgenommen wurde, holte man sich den Ur-Organisten Werner Nadolny zurück. RECORD WORLD fand, Jane habe sich «beachtlich entwickelt und ist mit ihrer Elektronik und differenzierten Melodien Pink Floyd vergleichbar». Spätestens hier zeigte sich, daß Jane das ungeliebte Kind der deutschen Rockfamilie ist. Obwohl die Band glänzende Verkaufserfolge vorweisen konnte und akzeptable Auslandskritiken erhielt, wurde sie mit ihrem Repertoire deutschen Kritikern nicht gerecht. Die Gruppe unterstützte diese Tendenz durch Eigenwilligkeit und Arroganz.

Als Jane im März 1976 zur 60-Konzerte-Tournee aufbrach, bediente erstmals Manfred Wieczorke die Keyboards. Wieczorke kam von der Gruppe →Eloy. Am 13. August 1976 gab Jane in ihrer Heimatstadt Hannover vor 2500 Besuchern ein Konzert, das drei Monate später als Platten-Dokument in den Handel kam. «Weitgehend unambitioniert», empfand ROLLING STONE, «und zudem ziemlich simpel».

Im Februar 1977 war Jane wieder im Studio zu finden, um, so stellte sich später heraus, «ein bedrohlich-mystisches Klangbild mit Gitarrenriffs im Black-Sabbath-Stil» zu produzieren, «das aber gefällt» (MUSIK EXPRESS), während SOUNDS das «eintönige und leicht größenwahnsinnige Getue» rundweg ablehnte. Die unterschiedliche Resonanz lag sicherlich auch am Image der Band, denn «Jane ist wie ihre Musik: Between Heaven und Hell» (Selbstdarstellung). Am 26. Februar war Jane auf dem ersten Brain-Festival zu finden und «heizte den Fans mit ihrer coolen Show und ihren stampfenden Rythmen ein»

(BRAVO). Anschließend ging es auf eine gut besuchte 54-Tage-Tournee durch Deutschland und die Schweiz. Als Jane im Herbst 1977 von ihrer Plattenfirma für insgesamt 300 000 (in Deutschland) verkauften Alben das «Goldene Brain-Label» erhielt, zeigte sich, daß sie nach → Udo Lindenberg und → Kraftwerk die Spitzenverkäufer unter allen deutschen Rockbands sind. Nach monatelangem Gerangel unterschrieb Jane im März 1978 bei Metronome einen neuen Plattenvertrag, der ihnen eine Lizenzgarantie von 600 000 DM einbrachte. Dadurch mußte die bereits angespreßte Kopplungs-LP «Crowns» (für den Fall, daß die Gruppe bei einer andern Firma unterschrieb) wieder in die Schubladen. Einen Monat später, rechtzeitig zur 20-Städte-Tournee und zum TV-Auftakt in «Rockpop» (1. 4.) erschien «Age Of Madness», das achte Album der Band.

TOGETHER (Febr. 1972 – Brain 1002)
Bernd Pulst (Gesang), Klaus Hess (Lead-Gitarre), Werner Nadolny (Orgel, Flöte), Charly Maucher (Bass), Peter Panka (Schlagzeug, Percussion)

HERE WE ARE (Mai 1973 – Brain 1032)
Peter Panka (Schlagzeug, Gesang), Klaus Hess (Lead-Gitarre, Bass-Gitarre), Wolfgang Krantz (Lead-Gitarre, Bass-Gitarre), Werner Nadolny (Orgel, Mellotron)

JANE III (April 1974 – Brain 1048)
Klaus Hess (Akustik- und E-Gitarre), Wolfgang Krantz (Leslie-Gitarre, Piano), Charly Maucher (Bass-Gitarre, Gesang), Peter Panka (Schlagzeug, Percussion, Gesang)

LADY (März 1975 – Brain 1066)
Klaus Hess (Akustik-Gitarre, E-Gitarre, Gesang), Peter Panka (Schlagzeug, Gesang), Martin Hesse (Fender-Bass), Gottfried Janko (Orgel, Synthesizer, E-Piano, Gesang)

FIRE, WATER, EARTH & AIR (Febr. 1976 – Brain 1084)
Klaus Hess (Gitarre, Gesang), Werner Nadolny (Keyboards, Synthesizer), Martin Hesse (Bass, Gesang), Peter Panka (Schlagzeug, Gesang)

LIVE (Nov. 1976 – Brain 80.001-2)
Doppelalbum. Klaus Hess (Gitarre, Gesang), Manfred Wieczorke (Keyboards, Gesang), Martin Hesse (Bass, Gesang), Peter Panka (Schlagzeug, Gesang).

BETWEEN HEAVEN & HELL (April 1977 – Brain 60 005)
Klaus Hess (Gitarre, Synthesizer, Gesang). Manfred Wieczorke (Keyboards, Gesang), Martin Hesse (Bass, Gesang), Peter Panka (Schlagzeug, Percussion, Gesang)

AGE OF MADNESS (April 1978 – Brain 60.124)
Klaus Hess (Gitarre, Gesang), Manfred Wieczorke (Keyboards, Gesang), Martin Hesse (Bass, Gesang), Peter Panka (Schlagzeug, Gesang).

Südwest Promotion, Höhenweg 22, 6901 Wilhelmsfeld, 0 62 20/13 06

Karthago (aufgelöst)

Joey Albrecht, der bereits mit 12 Jahren zur Hannoveraner Rockband The Rivals gehörte, machte sich 1958 auf den Weg nach Berlin und trat dort zuaammen mit dem dunkelhäutigen Gitarristen Gerald Luciano Hartwig in Folklore-Clubs unter dem Namen «Blues Machine» auf. 1970 nahm das Duo den Bolivianer Thomas «Pedro» Goldschmidt auf. Der gelernte Feinmechaniker bediente das Schlagzeug. Im September 1971 war mit dem Organisten Ingo Bischof und dem Schlagzeuger Wolfgang Brock (Goldschmit bediente nur noch Bongos, Congas, Timbels und andere Percussion-Instrumente) die Rock-Formation komplett, die als Karthago (nach der gleichnamigen, an der nordafrikanischen Küste gelegenen Hauptstand der Karthager) bereits einen Monat später die erste Langspielplatte einspielte. Obwohl «das Debüt-Werk übereilt entstand» (Pressetext), fand Karthago mit ihrer «simplen, soliden, guten Rockmusik» (SOUNDS) Anklang und setze «in der deutschen Pop-Szenerie neue Maßstäbe» (MUSIK EXPRESS). Die Leser des französischen Magazins EXTRA wählten die «Karthago»-LP zur Platte des Monats. Mit «gutem altem Schlicht-Rock und enormen Drive» (RHEIN-ZEITUNG) stellte sich Karthago zunehmend live vor, so auch beim 72er Rock-Festival in Germersheim.

Der Schlagzeuger Wolfgang Brock verließ im Februar 1973 die Band, um sich den → Rattles anzuschließen. Neues Karthago-Mitglied wurde Norbert «Panzer» Lehmann.

Das zweite Album «Second Step» wurde im Mai 1973 realisiert und offeriert neben Rock-, Blues- und Jazz-Rhythmen auch einen Bossa Nova.

Karthago stellte sich am 19. Mai 1973 beim German Rock Super Concert in der Frankfurter Festhalle, im September auf einer Skandinavien-Tournee, am 16. 9. beim German Rock Festival in Krefeld («sie donnerten wieder sehr und machten ihr Publikum an» – POP) und am 29. November zur Deutschrock-Veranstaltung des RIAS in der Deutschlandhalle vor. Da Norbert Lehmann im März 1974 zu → Epitaph wechselte, wurde Konstantin H. Bommarius als neuer Schlagzeuger verpflichtet. «Konni» Bommarius studierte Musik und spielte bereits bei Twenty Sixty Six und Abacus.

Nachdem Gerald Hartwig die Band im Juli 1974 verließ, spielte Karthago einige Monate nur in Quartett-Besetzung (Ingo Bischof und Joey Albrecht wechselten sich am Bass ab). Als sich im Oktober der englische Bassist Glenn Cornick bei Karthago einreihte, war «die Sensation perfekt» (MUSIK EXPRESS). Glenn Douglas Cornick schloß sich 1967 der John Evan Band an, aus der 1968 Jethro Tull hervorging. Cornick spielte die ersten drei Jethro-Tull-Alben mit ein, verließ die Gruppe im November 1970 und gründete im Februar 1971 seine eigene Band Wild Turkey, die er im Juli 1974 wieder auflöste.

Karthago war auf bundesdeutschen Fernsehschirmen in der Sendung «Music Today», «Musikreport» (11. 10.) und «Disco 74» (26. 10.) zu sehen.

Das Quintett Joey Albrecht, Ingo Bischof, Tommy Goldschmidt, Glenn Cornick und Konni Bommarius spielte im November 1974 im Oxforder Chipping Norton Studio das Album «Rock'n'Roll Testament» ein. Das hervorragend produzierte Album, «eine Absage an alte, wilde Tage» (POP), wurde als «bisher bestes Rock-Album einer deutschen Band» (SOUNDS) bezeichnet.

Mitte 1975, Glenn Cornick war wieder nach England zurückgekehrt, war «Karthago zerstört» (POP). Für eine 76er Frühjahrstournee baute Joey Albrecht Karthago neu auf: Mit Reinhart Bopp (früher Hardcake Special), Ingo Bischof, Gerald Hartwig, Tommy Goldschmidt und Ringo Funk (→ Atlantis). Die Konzerte in Hamburg (20. Januar) und Berlin (22. Januar) wurden mitgeschnitten und fanden für das Doppelalbum «Live At The Roxy» Verwendung; eine hörenswerte Erinnerung an eine der (live) besten deutschen Rock'n'Roll Bands.

Nachdem Albrecht «Monate unter Depressionen litt» (MUSIK JOKER), rief er Jochen Roth, Chico de los Reyes, Ernst Keinz und Ringo Funk im Sommer 1977 ins Studio, um die Langspielplatte «Love Is A Cake» zu produzieren.

Das Ende der Gruppe Karthago wurde bereits im Pressetext zur LP-Veröffentlichung angekündigt: «Albrecht versucht allerdings auch in keiner Weise, etwas Neues durchzusetzen oder vorzustellen, sondern benutzt Vorhandenes, das schon Erprobte». Anfang 1978, nach zermürbenden Vertragsverhandlungen und gescheitertem Band-Neuaufbau, war auch Gründer Joey Albrecht froh, «das mit dem ganzen Mist endlich Schluß ist».

KARTHAGO (Dez. 1971 – nicht lieferbar)

SECOND STEP (Juli 1973 – nicht lieferbar)

ROCK'N'ROLL TESTAMENT (Febr. 1975 – Bacillus BAC 2032)
Joey Albrecht (Lead-Gesang, Gitarre), Ingo Bischof (Orgel, Piano, Clavinet, E-Piano, Moog-Synthesizer, Gesang), Konni Bommarius (Schlagzeug), Glenn Cornick (Bass), Tommi Goldschmidt (Schlagzeug, Gesang, Percussion)

LIVE AT THE ROXY (Mai 1976 – Bacillus BAC 2040)
Joey Albrecht (Gitarre, Gesang), Ingo Bischof (Keyboards, Gesang), Tommy Goldschmidt (Percussion), Gerald Hartwig (Bass), Reinhart Bopp (Gitarre, Gesang), Ringo Funk (Schlagzeug).

LOVE IS A CAKE (Jan. 1978 – Crystal 064CRY32769)
Joey Albrecht (Gitarre, Bass, Gesang), Chico de los Reyes (Piano, Gesang), Jochen Roth (Gitarre), Ernst Keinz (Bass), Ringo Funk (Schlagzueg, Percussion).

BEST OF KARTHAGO (Bacillus BAC 2055)
Doppelalbum, Zusammenstellung

Kin Ping Meh (aufgelöst)

Am 8. Juli 1970 entschieden sich die fünf Mannheimer Amateur-Musiker Werner Stephan (Lead-Gesang), Joachim Schäfer (Gitarre, Piano, Gesang), Fritz «Frieder» Schmitt (Orgel, Piano), Torsten Herzog (Bass) und Kalle Weber (Schlagzeug) für den Gruppennamen «Kin Ping Meh», was «Pflaumenblütenzweig in goldener Vase» bedeutet und aus dem gleichnamigen Sittenroman aus dem China des 16. Jahrhunderts entlehnt ist. Die Gruppe gab ihr Debüt-Konzert am 15. September 1970 in Ludwigshafen. Im November reisten sie nach Hamburg, um neben 11 weiteren Schülerbands auf der Reeperbahn an der Endausscheidung eines Beat-Wettbewerbs teilzunehmen, den BILD AM SONNTAG zusammen mit Polydor und Constantin-Film ausgeschrieben hatte.

Die Jury hievte Kin Ping Meh auf Platz 1. Polydor offerierte einen Schallplattenvertrag, und Constantin-Film versprach die Mitwirkung beim Musikfilm «Pop in der Penne». Die zweite entscheidende Starthilfe war der Gewinn des vom Südwestfunk unter dem Motto «Deutsche Popgruppen wacht auf» inszenierten Wettbewerbs, für den immerhin 130 Bands Bänder einschickten. Im Januar durften sie bereits in der ARD-Sendung «Talentschuppen» vor den Fernseh-Kameras agieren.

Im März 1971 spielten sie in Wiesbaden zur Eröffnung der JUMA-Messe (Junger Markt) und eröffneten die Hollies-Konzerte in Offenbach, Saarbrücken und Kaiserslautern. In jenen Tagen bestimmten Joachim «Spencer» Schäfer und Werner Stephan den Ton der Gruppe. Sie schrieben das Eigenrepertoire der Gruppe, die ansonsten eine Vorliebe für Songs von Deep Purple, Chicago, Beatles, Spooky Tooth und Procol Harum zeigte. Im September 1971 verließ Joachim Schäfer die Band und wurde durch Willie Wagner ersetzt. Mit Wagner wurde auch die erste Langspielplatte «Kin Ping Meh» aufgenommen, für die sich als Produzenten → Achim Reichel und Frank Dostal fanden. Für SOUNDS war es eine LP, «die man getrost wieder vergessen darf, denn es gibt Hunderte von anderen deutschen, englischen und amerikanischen Gruppen, die ähnliche Musik machen, mit dem gleichen Mangel an Originalität und Substanz».

1972 reduzierte Kin Ping Meh die Zahl der Live-Auftritte drastisch (1971 waren es 200!) und konzentrierte sich auf das Würzburger Popfestival, die Eröffnung der Kieler Segelolympiade und gemeinsame Veranstaltungen mit Uriah Heep und Rory Gallagher. Außerdem lieferten sie beim ZDF die Musik für die TV-Serie «Sechs unter Millionen» ab. Im Juni erschien das Album «Kin Ping Meh No. 2». Als Gäste sind darauf der Gitarrist Uli Groß (Gitarre) und Gerhard «Gagey» Mrozeck genannt, die ab Juli 1972 offiziell zur Band gehörten. Im gleichen Monat verließ Willie Wagner die Band. Im September ging auch noch Torsten Herzog. Für ihn nahm der Engländer Alan Joe Wroe den Bass in die Hand.

Im Mai 1973 verließ Werner Stephan die Band, um an einer Solo-Karriere zu arbeiten. Beim German Rock Super Concert in der Frankfurter Festhalle (19. 6.) gab morgens um 4.30 Uhr der englische Sänger Geff Harrison sein Bühnen-Debüt. Es folgten Tourneen durch die Schweiz, Frankreich, Skandinavien und Österreich und Begleit-Konzerte für Golden Earring, Slade und Deep Purple. Kin Ping Meh erschien auf bundesdeutschen Mattscheiben («(Klatschmohn», «Heiß oder kalt», «Hits à gogo»), im Schweizer Fernsehen («Hits à gogo», «Kaleidoskop») und auf holländischen und österreichischen Kanälen. Nachdem im September 1973 Uli Groß der Band wieder den Rücken kehrte (um mit Martin Griffith, dem ehemaligen Lead-Sänger von «Beggars Opera», zusammenzuarbeiten), trat Kin Ping Meh fortan mit Geff Harrison, Gagey Mrozeck, Frieder Schmitt, Alan Joe Wroe und Kalle Weber auf.

Diese Besetzung spielte auch die dritte Landspielplatte der Gruppe ein, die schlicht «Kin Ping Meh 3» hieß. Das dritte Werk der Band, mit Chor und Bläsern angereichert, war auch für SOUNDS «eine der besten LPs einer deutschen Gruppe». Im Februar 1974 trat Kin Ping Meh in der Essener Gruga-Halle beim bisher größten Deutsch-Rock-Festival auf, im Herbst stellten sie auf einer Deutschland-Tournee Titel ihres vierten Albums «Virtues & Sins» vor. «Rock'n' Roll made in Germany», kommentierte DIE ZEIT, «auf eine schamlose und dabei geradezu herzerfrischende Weise epigonal in dem Sinne, in dem die frühen Stones oder Stealers Wheel Epigonen waren. Denn die drei Komponisten des Quintetts ‹klauen› nur bei den Besten: bei den Faces und Free, den Spooky Tooth und John Lennon.»

Kin Ping Meh stellte sich einem größeren Publikum durch die Fernsehsendungen «Musikladen» (13. 11. 74) und «Pop 75» (3. 3. 75) vor.

Der Keyboard-Spieler Frieder Schmitt verließ Mitte 1975 die Band, die in dem ehemaligen Curly Curve-Mitglied Chris Klöber Ersatz fand.

Mitschnitte der Deutschland-Tournee vom Herbst 1975 fanden für das Live-Album «Concrete» Verwendung, das u. a. bemerkenswerte Interpretationen der Titel «Come Together» (Beatles) und «Dancing In The Street» (Martha Reeves & The Vandellas) enthält. Im Sommer 1976 verließen → Geff Harrison (der eine eigene Band startete), Chris Klöber und Alan Joe Wroe die Band.

Einen neuen Schallplattenvertrag unterzeichneten am 22. 11. 76 im Hause Bellaphon Gagey Mrozeck (Gitarre), Kalle Weber (Schlagzeug) und die neuen Mitglieder Ron Sheepmaker (Keyboards), Chuck Trevor (Bass) und Michael Pozz (Gesang). Dieses Quintett zog auch ins britische Chipping Norton Studio ein, um das Album «Kin Ping Meh» aufzunehmen. Darauf versuchten sie sich durch stilistische Anleihen bei den Beatles und den Doobie Brothers vom Heavy-Rock-Image früherer Tage zu lösen. Dieser Versuch konnte – vor allem durch die dünne Stimme des Sängers – nicht überzeugen. Die letzten Live-Auftritte absolvierte Kin Ping Meh im Herbst 1976. Sieben Jahre Gruppenarbeit und 10 000 Mark Schulden brachten Kalle Weber zu der Erkenntnis: «Unter diesen Bedingungen hat es keinen Sinn weiterzuspielen, denn wenn du kein Topstar bist, bleibst du das Arschloch».

KIN PING MEH (Dez. 1971 – nicht lieferbar)

KIN PING MEH NO.2 (Juni 1972 – nicht lieferbar)

KIN PING MEH 3 (Okt. 1973 – nicht lieferbar)

VIRTUES & SINS (Nov. 1974 – Nova 6.22015)
Geff Harrison (Lead-Gesang), Gagey Mrozeck (Gitarre), Alan Joe Wroe (Bass), Frieder Schmitt (Orgel, String-Orgel, Piano, Synthesizer), Charly Weber (Schlagzeug, Percussion) + Jean-Jacques Kravetz (String-Orgel)

CONCRETE (Jan. 1976 – Nova 6.28370)
Doppelalbum. Geff Harrison (Gesang), Gagey Mroceck (Gitarre), Chris Klöber (Keyboards), Alan Joe Wroe (Bass), Kalle Weber (Schlagzeug, Percussion).

KIN PING MEH (Mai 1977 – Bacillus BAC 2046)
Michael Pozz (Gesang), Gagey Mrozeck (Gitarre), Ron Sheepmaker (Keyboards, Synthesizer), Chuck Trevor (Bass), Kalle Weber (Schlagzeug, Percussion).

Kraan

Peter Wolbrandt, Gitarre, Gesang (28. 10. 1949, Krefeld)
Ingo Bischof, Keyboards (2. 1. 1951, Berlin)
Hellmut Hattler, Bass, Gesang (14. 4. 1952, Ulm)
Udo Dahmen, Schlagzeug (12. 7. 1951, Aachen)

Zu der elitären Clique der Free-Jazz-Musiker gehörten 1969 und 1970 auch die drei Ulmer Peter Wolbrandt (Gitarre), Hellmut Hattler (Kontrabass) und Jan Fride (Schlagzeug). Im Zuge der immer deutlicher werdenden Jazz- und Rock-Umarmung gründeten sie Ende 1970 mit dem stark soulorientierten Saxofonisten Johannes «Alto» Pappert das Hard-Rock-Quartett Inzest. Gemeinsame Auftritte waren in jenen Tagen allerdings nur sporadisch möglich, denn Peter Wolbrandt und Johannes Pappert besuchten in Berlin die Kunst- bzw. Musikhochschule. Die nachgereisten Jan Fride und Hellmut Hattler versuchten sich in der Ex-Hauptstadt als Zeichner, Fotografen und Filmemacher. Intensive Drogenerfahrungen brachten sie mit asiatischer und orientalischer Musik in Berührung. Im Mai 1971 entschlossen sich die vier Unzertrennlichen, fortan professionell unter dem neuen Namen «Kraan» Musik zu machen. Hattler: «Jahrelang benutzten wir deutungsträchtige Gruppennamen. Nun sollte es ein Name sein, der nichts bedeutet.»

Nachdem sie den üblichen Ärger mit geräuschempfindlichen Vermietern in Ulm zu ertragen hatten, kam das verlockende Angebot der Gruppe Erna Schmidt zusammen einen stillgelegten Bauernhof am Rande des Teutoburger Waldes zu bewohnen. Als sich kurz darauf Erna Schmidt auflöste, war Kraan alleiniger Bewohner des Anwesens, das vom Graf Metternich mietfrei zur Verfügung gestellte wurde. Im Mai 1972 nahm Kraan in der verblüffend kurzen Zeit von zwei Tagen die erste Langspielplatte auf. «Das war praktisch ein Mitschnitt der Musik, die wir auch live spielten.» Und das wiederum empfand SOUNDS als «harten Rock, der elementarste Bereiche im Zuhörer anspricht, frei kollektive Improvisationen, die von lyrischen Harmoniefolgen bis zu spontanen atonalen Klangstrukturen reichen, elektronische Flächenmuster». Während der Rezensent des MUSIK EXPRESS empfand, ihnen sei es «optimal gelungen, die musikalischen Ideen auf eine LP zu transportieren», war die Gruppe – allerdings erst nach einem Jahr – kritischer: «Damals gingen wir ins Studio, spielten, improvisierten das meiste Material, und am Schluß wurde abgemischt. Nichts war endgültig fertig und ausgefeilt, nichts perfekt. Der Grund dafür war unsere Unkenntnis der Technik.» Immerhin, die Kraan-Klänge waren vielversprechend genug, daß die SOUNDS-Leser die Band im Pop-Poll '72 zur «Newcomer-Gruppe des Jahres» wählten. Kraan gehörte auch zu jenen 13 Gruppen, die für die Ausstaffierung des «German Rock Super Concert» am 19. Mai 1973 sorgten.

Auch beim zweiten Album «Wintrup» (nach ihrem Bauernhof betitelt) zeigte sich, daß sie keinen Wert auf üppige lyrische Ausstattung legen: «Wir glauben nicht, daß der Text irgendwie tiefer geht. Text hätte vielleicht Sinn, wenn man den Leuten ein Gleichnis oder eine Parabel erzählen könnte.» Damit ging Kraan Mitte des Jahres 1973 auf eine größere Tournee durch Deutschland, die Schweiz und Holland und rundete schließlich die Live-Erfahrungen beim englischen Windsor-Park-Festival ab. Außerdem gaben sie am 29. November 1973 beim Deutsch-Rock-Konzert in der Deutschlandhalle eine solch gelungene Vorstellung, daß «ihnen der Abend gehörte, denn sie hatten alles, eine aufregende Versiertheit an ihren Instrumenten, ein enormes Feeling für Arrangements, Improvisationsübergänge, Effekt-Timing und eine ungemein sympathische Bühnenpräsenz» (Barry Graves). Kraan gehörte auch zu den Interpreten des größten deutschen Rockfestivals, das vom 1. bis 2. Februar 1974 in der Essener Gruga-Halle ablief. Danach stellte sie auch die ARD in «Szene 74» vor; am 19. August gastierten sie im Münchner Olympiapark. Einen Monat später tauchte in den Plattenläden die dritte Langspielplatte der Gutsbewohner auf.

Das Titelstück «Andy Nogger», das sich ironisch mit dem Werbefernseh-Supermann auseinandersetzt, war ursprünglich als Werbespot-Musik für Graf Metternichs Quellwasser vorgesehen. Während die LP vom MUSIK EXPRESS zur «Platte des Jahres» erkoren wurde, kommentierte DISC distanzierter: «Ein angenehmes Album, aber ohne Höhepunkte». Im Zuge einer Deutschland-Tournee wurde im Oktober ein Konzert im Berliner Quartier Latin mitgeschnitten und vier Monate später als Live-Doppelalbum veröffentlicht. Das dilletantisch verpackte Album bestätigte, daß Kraan als «eine der besten deutschen Live-Gruppen» (POP) eingestuft wurden und Musik produzierten, die «in der Körpermitte wirkt, wenn sie den Kopf passiert hat» (MELODY MAKER). Ende 1974 brach Kraan zur ersten England-Tournee auf.

Auch das Jahr 1975 stand im Zeichen ausgedehnter Konzert-Reisen (mehr als 100 Auftritte): Nach einer Deutschland-Frühjahrstournee spielte Kraan beim dänischen Roskjilde-Festival. Dort allerdings schon mit einem fünften Mann: Dem Organisten Ingo Bischof. Der ehemalige → Karthago-Mann gab sein Kraan-Debüt am 30. Mai 1975 bei einem Konzert in Holzminden.

Bevor Kraan Mitte 75 zum zweiten England-Besuch rüstete, war dort in ganzseitigen Anzeigen zu lesen, man möge sich für «einen Wirbelsturm präparieren». Nach drei Insel-Konzerten wirbelte Kraan durch Frankreich, Dänemark und Deutschland. Im Gepäck das fünfte Album «Let It Out» mit «extrastarker Musik für Kopf und Hose» (SOUNDS). Die SOUNDS-Leser wählten dann auch Kraan mit Abstand zur «Gruppe des Jahres» und «Live» zur «LP des Jahres».

Die Frühjahrstournee 1976 fand ohne Inge Bischof statt, der sich kurz vor Jahresende abgesetzt hatte. Ihr dritter — sehr erfolgreicher — England-Abstecher führte sie als Vorgruppe von Nektar ins New Victoria Theatre («Brillant» — MUSIC WEEK) ins Roundhouse und in die TV-Sendung «Old Grey Whistle Test». Im August '76 zeigten sich mit dem Weggang von → Alto Pappert erste Auflösungserscheinungen. Pappert vermißte «eine übereinstimmende Weltanschauung» und verwirklichte später sein Solo-Projekt. Ohne Pappert, aber mit dem zurückgekehrten Ingo Bischof ging Kraan im Oktober auf Deutschland-Tournee.

Das 77er Kraan-Album, sinnigerweise «Wiederhören» betitelt, brachte zwar «enorm durchkonstruierte Musik» (MUSIK EXPRESS), aber keine Zukunft: die Spielfreude, unersetzbarer Motor aller Musiker, war dahin. Zu Pfingsten 1977 gab Kraan — vorläufig — das letzte Konzert.

Während Ambitionen und Musiker zur Fortsetzung des Kraan-Projektes fehlten, realisierte Bassist Helmut Hattler unter dem Stichwort «Baseball» seine Solo-Ambitionen. Nach Produktion des «Baseball»-Albums, das ausgezeichneten Jazz-Rock offeriert, begaben sich Helmut Hattler (Bass), Hubert Stütz (Gitarre, Gesang), Ingo Bischof (Keyboards), Roland Schaeffer (Saxofon, Gitarre, Gesang) und Udo Dahmen (Schlagzeug) auf Tournee und boten «sowohl optisch als auch akustisch kein homogenes Bild» (MUSIK EXPRESS). Das Team nahm auch an der Debüt-Sendung der ZDF-Reihe «Rockpop» am 14. 1. 78 teil.

Im Herbst 1978 verdichteten sich Anzeichen für eine – zumindest gelegentliche – Wiederbelebung der Gruppe Kraan. Die Kraan-Veteranen Peter Wolbrandt und Helmut Hattler konnten dafür Ingo Bischof und Udo Dahmen (früher bei der Charlie Mariano Band) gewinnen. Als musikalischer Extrakt erschien das Album «Flyday», dem allerdings die Dynamik und Brillanz früherer Kraan-Werke fehlt. Der Keyboard-Spieler Ingo Bischof arbeitete gleichzeitig an der neuen → Guru Guru-Konzeption mit.

Helmut Hattler:
BASEBALL (Nov. 1977 – Harvest 1C 064-32523)
Hellmut Hattler (Bass, Gesang), Peter Wolbrandt (Gitarre), Ingo Bischof (Piano, Synthesizer), Jan Fride (Schlagzeug), Nops Noppeney (Bratsche), Gerd Dudeck (Saxofon), Elmer Louis (Percussion), Curt Cress (Schlagzeug), Joey Albrecht (Gitarre), Andy Göldner (Gesang), Roland Schaeffer (Saxofon).

KRAAN (Juli 1972 – Spiegelei 160.605)
Peter Wolbrandt (Gitarre, Gesang, Percussion), Hellmut Hattler (Bass), Johannes A. Pappert (Saxofon, Percussion), Jan Fride (Schlagzeug, Congas)

WINTRUP (Juni 1973 – Spiegelei 160.603)
Peter Wolbrandt (Gitarre, Gesang), Hellmut Hattler (Bass, Gesang), Johannes Pappert (Saxofon, Percussion), Jan Fride (Schlagzeug, Congas)

ANDY NOGGER (Sept. 1974 – Spiegelei 160.600)
Peter Wolbrandt (Gitarre, Gesang), Jan Fride (Schlagzeug, Percussion), Hellmut Hattler (Bass, Gesang), Johannes A. Pappert (Alt-Saxofon)

LIVE (Febr. 1975 – Spiegelei 180.600)
Doppelalbum. Peter Wolbrandt (Gitarre, Gesang), Jan Fride (Schlagzeug, Percussion), Hellmut Hattler (Bass, Gesang), Johannes Pappert (Saxofon).

LET IT OUT (Sept. 1975 – Spiegelei 160.602)
Peter Wolbrandt (Gitarre, Gesang), Jan Fride (Schlagzeug), Hellmut Hattler (Bass), Johannes Pappert (Saxofon), Ingo Bischof (Keyboards).

STARPORTRAIT (Spiegelei 155.600)
Doppelalbum. Zusammenstellung aus Kraan, Wintrup, Andy Nogger, Live und Let It Out.

WIEDERHÖREN (Febr. 1977 – Harvest 1C 064-32 110)
Peter Wolbrandt (Gitarre, Gesang), Jan Fride (Schlagzeug), Hellmut Hattler (Bass), Ingo Bischof (Keyboards).

FLYDAY (Dez. 1978 – Harvest 1C 064-45210)
Peter Wolbrandt (Gitarre, Gesang, Percussion), Hellmut Hattler (Bass, Gesang, Percussion), Ingo Bischof (Synthesizer), Udo Dahmen (Schlagzeug).

Wintrup Musik, Postfach 1287, 4934 Horn 1, 0 52 38/2 39

Kraftwerk

Ralf Hütter, Stimme, Elektronik (20. 8. 1946, Krefeld)
Florian Schneider, Stimme, Elektronik (7. 4. 1947, Düsseldorf)
Karl Bartos, Elektronisches Schlagzeug
Wolfgang Flür, Elektronisches Schlagzeug

Auf der Akademie Remscheid trafen sich 1968 Ralf Hütter und Florian Schneider und schmiedeten gemeinsam an Zukunftsplänen, die sie in einer «Organisation» verwirklichen wollten. Reichliche musikalische Erfahrungen brachten beide ein. Ralf Hütter studierte 10 Jahre lang Klavier, Florian Schneider studierte am Konservatorium Flöte und spielte zeitweise in Jazzbands.

Testaufnahmen der Hütter/Schneider-Organisation wurden 1969 in England gar als Platte veröffentlicht. Nachdem bei einem Berliner Konzert Gurken und Tomaten auf die Bühne flogen, besann sich das Duo auf Naheliegendes und projizierte seine Musik «auf die Wirklichkeit, die akustische Darstellung des Ruhrgebiets», und musizierte ab Januar 1970 als «Kraftwerk».

Um autark zu sein und zeitunabhängig an neuen Klängen arbeiten zu können, richteten sie in Düsseldorf ihr eigenes «Kling-Klang-Studio» ein. Im Spätsommer 1970 baten Hütter und Schneider zur Aufnahme der ersten Langspielplatte «Kraftwerk» die Percussionisten Klaus Dinger (später → Neu) und Andreas Hohmann ins Studio. Die LP, auf der sie «die Raffinesse zeitgenössisch-elektronischer Musik mit der Dynamik der Rockmusik verbinden» (SOUNDS), gelangte in die deutschen Hitlisten (Platz 30), wurde in mehr als 50 000 Exemplaren verkauft und etablierte die Kraftwerker als «interessanteste Vertreter zeitgenössischer Musik made in Germany» (MUSIK EXPRESS). Durch häufige Live-Auftritte, die sie z. T. in Quintett-Stärke absolvierten und bei denen sie sich stets von einer alten Stehlampe mit drei biegsamen, vergilbten Pergament-Schirmen bescheinen ließen, wurden sie zum Phänomen der bundesdeutschen Rock-Szenerie.

«Kraftwerk 2» nahmen Ralf Hütter und Florian Schneider, «die Anti-Stars der deutschen Rock-Szene» (NRZ) allein auf; «und wieder fand der eigenartig stampfend-roboterhafte Kraftwerk-Sound allgemeinen Anklag» (POP) und landete auf Platz 36 der deutschen Hitparade. Im 71er SOUNDS-Poll wählten die Leser Kraftwerk zur Gruppe des Jahres, belegte Florian Schneider (hinter Wolfgang Dauner) Platz 2 in der Rubrik «Musiker des Jahres» und Platz 3 bei den «Instrumentalisten des Jahres», das Album «Kraftwerk» wurde unter die drei Langspielplatten des Jahres eingereiht, «Ruck Zuck» als bestes Einzelstück des Jahres genannt.

1972, als die Musiker «mehr auf Schlagsahne standen» (Schneider) und sich live durch Plato Riviera (Bass) und Emil Schult (Gitarre) verstärkten, wurden ihre Töne «sensibler, gingen die Assoziationen weicher ineinander über» (NRZ). Da sie ihre Musik ohnehin als in Töne umgesetzte Comic-Geschichten verstanden, legten sie ihrer dritten Langspielplatte «Ralf + Florian» von Emil Schult gemalte Comic-Zeichnungen bei. Die im Düsseldorfer Eigenbau-Studio aufgenommene und im eigenen «Kling-Klang-Verlag» verlegte «authentische Musik» (Schneider) hatte statt «Strom», «Spule» und «Megaherz» nun Titel wie «Tanzmusik», «Heimatklänge» und «Ananas Symphonie». Nach einem Frankreich-Konzert im März 1973 trat Kraftwerk nicht mehr live auf. Die beiden sensiblen Elektroniker, nach deren Melodien das Theaterballett der Württembergischen Staatsoper tanzte und die «der westdeutschen Arbeiterjugend die ‹Luft von anderen Planeten› in ihre Städte brachten» (DIE ZEIT), gaben weder Interviews noch Konzept-Erklärungen von sich. Dafür machte ihr Ende 1974 publiziertes «Autobahn»-Werk Schlagzeilen, für das sie mit Klaus Röder (Geige, Gitarre) und Wolfgang Flür (Percussion) wieder zwei Gastmusiker engagierten.

Die «durch elektronische Hilfsmittel skurril-vertonte Autobahnfahrt, die mächtig abgeht» (SOUNDS), erstmals mit Gesang untermalt, fand auch im Ausland mit ihrem «dynamischen neuen Sound» Beachtung und ließ vermuten, daß Kraftwerk eine «signifikante Rolle in der progressiven Musik zufällt» (CASH BOX).

Die Vermutung war richtig: Das Album kletterte ab Februar 1975 bis auf Platz 5 in der amerikanischen Hitparade, die «Autobahn»-Single kam auf Platz 25 der US-Charts. Danach zog Kraftwerk in die englischen Charts ein (Single Platz 10, LP Platz 25). Auch in Deutschland gelang ihnen mit Platz 9 (Single) und Platz 7 (LP) eine doppelte Hit-Plazierung.

In perfekter Abstimmung zu ihrem Single- und LP-Erfolg erschien Kraftwerk vom April bis Juni 1975 auf amerikanischen Konzertbühnen. Das Quartett (nun mit Karl Bartos und Wolfgang Flür) zeigte sich in mehr als 50 Vorstellungen im Nostalgie-Look – kurzgeschnittene Haare, Anzüge und Schlips – und schockierte das Show-Mekka Amerika durch eine Anti-Show: «Das Quartett bewegt kaum die Hände», entrüstete sich der SAN FRANCISCO EXAMINER,» und zeigt nicht die geringsten Emotionen. Um zu einem synthetischen Produkt zu gelangen, hat Kraftwerk seine Mitspieler zu Robotern entmenschlicht». Florian Schneider ließ schon damals wissen:» Kraftwerk ist keine Band, es ist ein Konzept, das wir Menschmaschine nennen». In einem Poll des US-Fachblattes CASH BOX wurde Kraftwerk zu den drei Großen der Rubrik «New Vocal Group» gezählt. vom 5. bis 18. September 1975 gab Kraftwerk elf England-Konzerte. In einem Leser-Poll des MELODY MAKER («Menschen oder Maschinen?») wurde «Autobahn» zu den drei besten Singles des Jahres und Kraftwerk zu den vier «Größten Hoffnungen» gezählt. Auch die Leser der Zeitschrift POP wählten Kraftwerk mit Abstand zur beliebtesten Gruppe des Jahres 1975.

Ihrem fünften Album gaben sie mit dem Titel «Radio-Aktivität» bewußt eine Doppeldeutigkeit und besangen ebenso die Radiowellen wie Madam Curie. «Kraftwerk hat sich noch nie an traditionelle Musikformen gehalten», erinnerte CASH BOX,» und hier setzten sie ihre Demonstrationen meisterhaft fort». Dagegen entdeckte der ROLLING STONE nur «eine Kopie der ‹Autobahn›-Techniken». Mit «Radio-Aktivität» konnte Kraftwerk den weltweiten Erfolg von «Autobahn» nicht wiederholen, gelangte aber auch mit diesem Album in die amerikanischen, englischen, französischen (Platz 1!), österreichischen und deutschen (Platz 22) Hitparaden. Am 28. 2. 1976 war Kraftwerk auf der Bühne des Pariser «Olympia» zu sehen; am 21. 3. umrahmten sie musikalisch das Rotterdamer Science Fiction Festival.

Im Herbst 1976 brach die «beliebteste deutsche Gruppe» (so das Umfrage-Ergebnis der HAMBURGER MORGENPOST) zu einer Europa-Tournee auf. In Holland, Belgien, Schweiz, Österreich, Frankreich, England (Roundhouse) produzierten sie ihre Roboter-Klänge mittels Lichttonorgel, Sequenzer, elektronischer Flöte, zwei Synthesizern, zwei elektronischen Schlagzeugen und einer sprechenden Schreibmaschine. Hütter: «In 20 Jahren werden nach unserer Meinung kaum noch Gruppen mit Gitarren und Schlagzeugen auftreten. Für uns gehören diese Instrumente heute schon der Vergangenheit an».

Entsprechend ihrer Vorstellung, «wir machen Heimatmusik aus dem Rhein-Ruhr-Gebiet», bestiegen sie den «Trans Europa Express» (LP-Titel) und beschrieben die Monotonie des Fahrtrhythmus und die wechselnden Schönheiten des Ausblicks. Damit gelang den «peinlich genauen Handwerkern», fand BILLBOARD,» eine Synthese aus elektronischen Effekten und Rockmusik mit zumeist symphonischer Qualität». Und noch mehr: «Mit diesem Album», schrieb der NEW MUSICAL EXPRESS,» haben sie sich von Klangbastlern zur möglicherweise interessantesten Band des Rockbereiches entwickelt». Auch mit diesem Werk zogen sie in die deutschen Hitlisten ein (Platz 32).

Die erfolgreichen Menschmaschinen wurden im Herbst 1977 mit dem «Pop Music Disco Award» ausgezeichnet. Konzerte gab Kraftwerk 1977 nicht.

Deutsche Fans, die seit Jahren nicht in den Genuß eines Auftritts kamen, durften Kraftwerk am 1. April 1978 in der ZDF-Sendung «Rockpop» sehen. In einer makabren Präsentation stellte die Gruppe gleichzeitig in New York und in Paris ihre Langspielplatte «Mensch-Maschine» vor. Während sich die Musiker (zwei in New York, zwei in Paris) unter die Premierengäste mischten, stellten sie originalgetreue Puppen ins Rampenlicht. Hütter: «Während unsere Roboter für Fotosessions und Presseempfänge zur Verfügung stehen, können wir uns anderen Dingen widmen.»

Die Menschmaschine Kraftwerk ließ sich von Künstlern wie Fritz Lang (Regisseur des Films «Metropolis») und El Lissitzky (Kunstform des Konstruktivismus) inspirieren und verkündete: «Wir fühlen uns mit dem Futurismus der 20er Jahre geistig verwandt und versuchen, die Kunstformen dieser Epoche fortzusetzen». Der MELODY MAKER sah dies musikalisch bestätigt: «Im Gegensatz zu den romantischen Tönen von Tangerine Dream gibt sich Kraftwerk mechanisch bis zum Letzten und somit inhuman». Erst der Vergleich mit ihren Frühwerken zeigt, daß die Kraftwerk-Klänge heute harmonischer, präziser und auch romantischer sind. Die Gruppe verkaufte allein von den drei letzten Alben in Deutschland über 300 000 Exemplare und brachte auch das Album «Mensch-Maschine» in die deutschen Hitlisten (Platz 12). Die Single «Die Roboter» kam bis auf Platz 5 der Hit-Notierungen. Ein Angebot zur Präsentation ihrer Single in der «ZDF Hitparade» nahmen sie nicht zur Kenntnis.

In der Perfektion der Roboter, der Identität von Mensch und Maschine, sieht Ralf Hütter die Zukunft: «Mit den Mensch-Maschinen können wir dann an verschiedenen Plätzen simultan Konzerte geben».

KRAFTWERK (Nov. 1970 – Philips 6305058)
Ralf Hütter (Orgel, Tubon), Florian Schneider (Flöte, Geige, Percussion), Andreas Hohmann, Klaus Dinger (Schlagzeug)

KRAFTWERK 2 (Dez. 1971 – Philips 6305117)
Ralf Hütter (Orgel, Piano, Bass, Rythmusmaschine, Glocken, Harmonika), Florian Schneider (Flöten, Geige, Gitarre, Glocken)

RALF + FLORIAN (Okt. 1973 – Philips 6305197)
Ralf Hütter und Florian Schneider (Gesang, Keyboards, String- u. Windinstrumente, Schlagzeug, Elektronik)

AUTOBAHN (Sept. 1974 – Philips 6305231)
Ralf Hütter (Gesang, Elektronik), Florian Schneider (Gesang, Elektronik), Klaus Roeder (Violine, Gitarre), Wolfgang Flür (Percussion)

HIGHRAIL (Fontana 9294124)
Zusammenstellung aus Autobahn, Kraftwerk 2, Kraftwerk

KRAFTWERK (Philips 6623057)
Doppelalbum. Zusammenstellung aus Autobahn, Kraftwerk 2, Kraftwerk.

RADIO-AKTIVITÄT (Dez. 1975 – Electrola 1C 062-82087)
Ralf Hütter (Stimme, Elektronik), Florian Schneider (Stimme, Elektronik), Karl Bartos (Elektr. Percussion), Wolfgang Flür (Elektr. Percussion).

TRANS EUROPA EXPRESS (Jan. 1977 – Electrola 1C 064-82306)
Ralf Hütter (Stimme, Elektronik), Florian Schneider (Stimme, Elektronik), Karl Bartos (Elektr. Schlagzeug), Wolfgang Flür (Elektr. Schlagzeug).

MENSCH-MASCHINE (April 1978 – Elektrola 1C 058-32843)
Ralf Hütter (Stimme, Alektronik), Florian Schneider (Stimme, Elektronik), Karl Bartos (Elektr. Schlagzeug), Wolfgang Flür (Elektr. Schlagzeug).

Electrola, Maarweg 149, 5000 Köln-Braunsfeld, 02 21/4 90 21

Kriegel, Volker

(Mild Maniac Orchestra)

Volker Kriegel, Gitarre (24.12.1943, Darmstadt)
Thomas Bettermann, Keyboards (19.2.1956)
Hans Peter Stöer, Bass (26.6.1956, München)
Nippy Noya, Percussion (27.2.1946, Celebes/Indonesien)
Evert Fraterman, Schlagzeug (20.5.1950)

Als 15jähriger erhielt Volker Kriegel seine erste Gitarre und lernte deren Handhabung autodidaktisch: «Ich hab' mir alles allein draufgeschafft. Ich bin ein richtiger Hausgemachter.» Vier Jahre später (1963) wurde er beim Amateur-Jazz-Festival in Düsseldorf zum besten Nachwuchs-Gitarristen gewählt. Mit 21 Jahren machte Kriegel sein Abitur am Frankfurter Goethe-Gymnasium und begann Soziologie zu studieren, u. a. bei Adorno (das er nach dem Vordiplom wieder aufgab). Im gleichen Jahr wurde er beim Amateur-Jazz-Festival in Düsseldorf zum besten Solisten gewählt. 1966 knüpfte Volker Kriegel engere Beziehungen zum «Frankfurter Kreis» um Albert Mangelsdorff. Über Hans Rettenbacher lernte er im Herbst 1968 den amerikanischen Vibraphonisten Dave Pike kennen. Nach einer durchjammten Nacht – Kriegel: «Unsere Intentionen deckten sich weitgehend» – entstand das Dave Pike Set, zu dem noch J.A. Rettenbacher und Peter Baumeister gehörten. Die in den folgenden Jahren äußerst erfolgreiche Jazz-Formation gastierte auf unzähligen Festivals des In- und Auslands, tourte durch die Schweiz, Südamerika und Deutschland und war im Fernsehen durch die Dusty-Springfield-Show, das Band-Portrait «The Dave Pike Set», in einer Gemeinschaftssendung mit Jimmy Smith und bei «Hits à gogo» zu sehen.

Im Februar 1971 spielte Volker Kriegel mit vier Begleitmusikern sieben Eigenkompositionen für sein Solo-Album «Spectrum» ein, «eine wirklich phantastische Platte, raffiniert angesiedelt auf dem schmalen Grat zwischen Jazz und Pop, Tradition und Progression, mit durchsichtigen, fabelhaft entspannten und kunstvoll aufgebauten Klangbildern» (HAMBURGER ABENDBLATT). Ende 1971 spielte Volker Kriegel erstmals mit Eberhard Weber zusammen, der im Dave Pike Set den Bass Rettenbachers übernommen hatte. Im SOUNDS Pop-Poll 71/72 wurde Volker Kriegel auf Platz 2 der «Instrumentalisten des Jahres» und auf Rang 4 der «Musiker des Jahres» gewählt. «Je länger wir miteinander spielten», so Kriegel über Dave Pike, «desto mehr drängte es mich, eigene Vorstellungen zu realisieren.»

Im März 1972 entstanden die Aufnahmen seines Zwei-Platten-Albums «Inside: Missing Link», mit «82 Minuten nie langweilig werdender Musik voller subtiler Emotionen, die am Ende totale Befriedigung hinterläßt» (KÖLNER STADT-ANZEIGER). Volker Kriegel, der beste deutsche Jazz-Gitarrist, schrieb und intonierte nicht nur eigene Jazz-Rock-Kompositionen, sondern zeichnete Cartoons (die PUBLIK und PARDON veröffentlichten), stellte Trickfilme für das Fernseh-Kinderprogramm her («Der Flöterich», «Warum Herrn Moritz Blumen auf dem Kopf wachsen»), schrieb Platten-Rezensionen und moderierte verschiedene Rundfunksendungen, so «Focus on Jazz» (Hessen III. Programm) Im SOUNDS-Pop-Poll '72 belegte Kriegel wiederum die Vorjahresplätze. Ende 1972 wurde das Dave Pike Set aufgelöst, der Namensgeber kehrte in die USA zurück.

Anfang 1973 gründete Kriegel mit Eberhard Weber «(Einer der besten Bassisten der Welt»), Rainer Brüninghaus «(Er kommt aus einer Rock-Gesang-Gruppe und ist unheimlich talentiert») und Joe Nay («Endlich der richtige Schlagzeuger») seine Gruppe Spectrum. Nach einigem Definitions-Wirrwarr entschloß man sich aber doch, den Namen Volker Kriegel voranzustellen: «Ich bin da so etwas wie eine Gallionsfigur, und die Musik, die wir gemacht haben, ist ja zum größten Teil durch meine Stücke bestimmt» (Kriegel). Seine Musik, «die soll unterhalten, ohne zu verdummen. Sie soll sensibilisieren, aufklären, aber ohne esoterischen Zeigefinger. Sie soll intelligent und sinnlich zugleich sein» (Kriegel).

Kurz bevor Volker Kriegel mit Spectrum aktiv wurde, nahm er – im März 1973 – mit dem Titel «Lift!» ein weiteres Solo-Album auf. «Kriegels Musik», fand die FRANKFURTER RUNDSCHAU, das ist die «Jazz-Tradition als Grundlage, dazu ein starkes Rhythmus-Bewußtsein als Erbe der Pop-Musik und die Suche nach neuen Klangmöglichkeiten.» Dagegen entdeckte das JAZZ PODIUM «zu oft Gleichklang», denn «trotz der sympathischen Themen klingt durch die Elektronik alles so kalt, wie sich Stahl anfühlt.»

Noch im gleichen Jahr wurde Kriegels Spectrum vom Goethe-Institut auf eine Nordafrika-Tournee geschickt (Tunesien, Algerien, Marokko) und im Oktober in der MPS-Tournee «Rhythm & Sounds» (zu der auch → Peter Herbolzheimer gehörte) bundesweit vorgestellt, wobei sich der «frische Ruhm Spectrums als eine der besten Rock-Jazz-Gruppen des Kontinents bestärkte» (RUHR-NACHRICHTEN). «Mild Maniac», das im Februar 1974 aufgenommene Album, wurde die erste Produktion der Spectrum-Formation Kriegel, Brüninghaus, Weber und Nay.

Klaus Doldinger, der schon 1973 anläßlich seines Bühnenjubiläums zu zwei «Jubilee»-Veranstaltungen in Düsseldorf und Hamburg neben seiner Gruppe → Passport auch Alexis Korner, Brian Auger, Johnny Griffin, Pete York und Volker Kriegel auf die Bühnen gebeten hatte, wiederholte die Jazz-Rock-Sessions in gleicher Besetzung auf einer '74er Konzert-Tournee.

Volker «Mild Maniac» Kriegel, immer ansprechbar, wenn sich neue Möglichkeiten der Artikulation auftun, eröffnete am 1. Mai 1976 zusammen mit dem Musiker und Instrumentenbauer Peter Coura einen «Guitar Shop».

Nahezu jeder deutsche Jazz-Festival-Veranstalter bat Volker Kriegel mit Band, (die nun Mild Maniac Orchestra hieß), auf die Bühne. So sah man Kriegel 1975 u. a. beim Jazzfestival Ludwigshafen, beim New Jazz Festival Moers, bei den Jazztagen von Enger, beim 1.New Jazz Festival in Hamburg und bei den Elmshorner Jazztagen.

Das Album «Topical Harvest», im Frühjahr 1976 erschienen, ist nicht nur «die schönste Jazzmusik, die in den letzten Monaten auf einer Schallplatte gemacht worden ist» (DIE ZEIT) sondern auch ein gutes Beispiel für den weiträumigen Jazz-Rock-Begriff. Kriegel: «Das Standbein war immer Jazz, das andere Spielbein ist Rock, aber manchmal auch Folklore, europäische Klassik, asiatische Musik und mehr».

Die erfolgreichste Mild Maniac Besetzung kristallisierte sich im Sommer 1976. Zu Volker Kriegel und Hans Peter Ströer (der von Emergency kam) stießen Thomas Bettermann (vorher bei Departure), der Holländer Evert Fraterman und später auch noch der Indonesier Nippy Noya. Volker Kriegel, «der Meister der Jazz-Rock-Synthese» (BERLINER MORGENPOST), und das Mild Maniac Orchestra waren im August 1976 Gäste beim Festival Heide und im September beim Züricher Jazzfestival und dem Deutschen Jazz Festival in Frankfurt. Am 15. Oktober stellte das ZDF seinen Zuschauern in der Reihe «kurzfilm international» Kriegel und Band als Interpreten der Titelmusik vor.

Zwölf von Volker Kriegel gezeichnete Maniac-Darstellungen enthielt der «Mild Maniac Kalender '77», der zum Jahresende in den Handel kam. Mit fünf Kriegel-Kompositionen erschien im Frühjahr 1977 die Langspielplatte «October Variations», das bis dahin homogenste Platten-Werk einer Kriegel-Formation.

Volker Kriegel ist Mitglied des «United Jazz Rock Ensembles», das sich gelegentlich zu TV- und Platten-Aufnahmen (Mood Records) trifft. Neben Kriegel gehören auch Albert Mangelsdorff, Eberhard Weber, Charly Mariano, Wolfgang Dauner, Ian Carr, John Hiseman und Barbara Thompson zum Ensemble.

An vier Samstag-Abenden im März und April 1977 präsentierte das Deutsche Fernsehen via «ZDF Sportstudio» Volker Kriegel und Begleitung. Volker Kriegel präsentierte den Fernsehzuschauern im Januar 1978 den in eigener Regie gedrehten Film «25 Jahre Jazzkeller – Ein Frankfurter Jubiläum»; und wenig später einen Film über Jazzkritiker; Kriegel: «Der größte Teil dessen, was Kritiker über Musik schreiben, ist Metaphysik. Es ist zumeist eine Entschuldigung dafür, daß man sich nicht auskennt». Auch für das kritische Porträt des Festivals «Montreux '77» (Sendetermin 2. Mai 1978) in dem deutlich wird, daß das fast dreiwöchige «Musikmarathon zum Spiegelbild des von US-Firmen beherrschten Schallplattengeschäfts geworden ist» (GONG), schrieb Volker Kriegel das Buch und führte Regie.

Das «Elastic Menu», Kriegels siebte LP-Produktion unter eigenem

Namen, servierte er mit Orchester im Frühjahr 1978. Den wohltemperierten Jazzrock um Kriegels sensibel-schöne Gitarrentöne empfanden Jazzkritiker bisweilen, wie beim Festival «Ost-West 78» als «allzu modisch und einschmeichelnd» (STEREO).

Mitte 1978 nahm Volker Kriegel mit dem Vibraphonisten Wolfgang Schlüter die Langspielplatte «House-Boat» auf.

SPECTRUM (Juni 1971 – MPS 68 034)
Volker Kriegel (Gitarre, Sitar), John Taylor (el. Piano), Peter Trunk (Bass, E-Bass, Cello), Cees See (Percussion), Peter Baumeister (Schlagzeug, Percussion)

INSIDE: MISSING LINK (Juli 1972 – MPS 88 030–2)
Doppelalbum. Volker Kriegel (el. Gitarre, Akustik-Gitarre), Albert Mangelsdorff (Posaune), Alan Skidmore (Sopran- und Tenorsaxophon), Heinz Sauer (Tenorsaxophon), John Taylor (el. Piano), Eberhard Weber (el. Bass, Bass-Gitarre), Cees See (Percussion, Gesang, Flöten), John Marschall (Schlagzeug)

LIFT! (Juni 1973 – MPS 68 035)
Volker Kriegel (el. Gitarre, Akustik-Gitarre), Stan Sulzman (Sopran-Saxofon, Flöte), Zbigniew Seifert (el. Violine), John Taylor (el. Piano), Eberhard Weber (Bass, Cello, E-Bass, Bass-Gitarre), Cees See (Percussion), John Marhall (Schlagzeug)

MILD MANIAC (April 1974 – MPS 68 036)
Volker Kriegel (el. Gitarre, Akustik-Gitarre, Bass-Gitarre), Rainer Brüninghaus (Keyboards), Eberhard Weber (Bass, Cello), Joe Nay (Schlagzeug) + Peter Giger (Percussion)

TOPICAL HARVEST (März 1976 – MPS 68 037)
Volker Kriegel (Gitarre, Banjo, Flöte, Percussion), Rainer Brüninghaus (Keyboards, Piano), Hans Peter Ströer (Bass, Gitarre, Flöte, Synthesizer), Ray Mantila (Percussion), Peter Giger (Percussion), Joe Nay (Schlagzeug), Albert Mangelsdorff (Posaune), Peter Coura (Gitarre).

OCTEMBER VARIATIONS (April 1977 – MPS 68 147)
Volker Kriegel (Gitarre), Thomas Bettermann (Keyboards), Hans Peter Ströer (Bass, Synthesizer), Evert Fraterman (Schlagzeug) + Nippy Noya (Percussion), Alan Skidmore (Saxofon), Ack van Rooyen (Trompete), Wolfgang Dauner (Synthesizer).

ELASTIC MENU (März 1978 – MPS 68 180)
Volker Kriegel (Gitarre, Banjo, Flöte), Thomas Bettermann (Piano, Synthesizer, Keyboards), Hans Peter Ströer (Bass, Synthesizer, Flöte), Nippy Noya (Percussion), Evert Fraterman (Schlagzeug).

STAR EDITION (MPS 88 036)
Doppelalbum. Zusammenstellung aus Spectrum, Lift!, Missing Link, Mild Maniac, Topical Harvest, Octember Variations, Elastic Menu.

HOUSE-BOAT (Nov. 1978 – MPS 68 206)
Volker Kriegel (Gitarre, Banjo, Percussion), Wolfgang Schlüter (Vibraphon), Thomas Bettermann (Piano, Synthesizer), Hans Ströer (Bass, Piano, Gitarre), Evert Fraterman (Schlagzeug, Cymbals), Elmer Louis (Percussion), Ralf-R. Hübner (Schlagzeug).

Volker Kriegel, Schenkendorfstr. 4, 6200 Wiesbaden, 0 61 21/81 25 59

Kühn, Joachim

Joachim Kühn, Europas bester und vielseitigster Jazz-Rock-Pianist, am 15.3.1944 in Leipzig geboren, begann mit einem klassischem Klavierstudium. Als 13-jähriger spielte er in einer Dixieland-Band, anschließend in einem Tanzorchester. Mit 19 gründete er sein eigenes Trio (Klavier, Bass, Schlagzeug), mit dem er auch im sozialistischen Ausland gastierte. Nachdem er 1965 die DDR verließ, gründete er mit seinem Bruder in Berlin das Rolf & Joachim Kühn-Quartett; (siehe LP «Reunion in Berlin»), zu dem auch Aldo Romano und J.F. Jenny-Clark gehörten. Das Quartett debütierte mit großem Erfolg auf den Berliner Jazztagen 1966. Zwei Monate später entstand die LP «Transfiguration» (mit Karl Berger und Bab Guèrin für J.F. Jenny-Clark). Schon ein Jahr später war das Kühn-Quartett auf dem amerikanischen Newport-Festival zu sehen. In den USA entstand – mit dem neuen Bassisten Jimmy Garrison – das Album «Impressions Of New York».

Von 1968 bis 1971 lebte Joachim Kühn in Paris. Auf den Berliner Jazztagen 1969 beteiligte er sich an einem Piano-Summit, anschließend formierte er mit Eje Thelin die Joachim Kühn und Eje Thelin Group, die 18 Monate existierte; mit Adelhard Roidinger (Bass) und Jacques Thollot (Schlagzeug).

Ab 1971 gehörte Kühn für eineinhalb Jahre zur Jean Luc Ponty-Band. Zwei Jahre später stellte er der Jazzwelt das Joachim Kühn-Trio vor, zu dem noch der Bassist Peter Warren und der Schlagzeuger Daniel Humair gehörten. Noch im gleichen Jahr schloß er sich der Gruppe Association P.C. an. Nicht zuletzt die bei Association P.C. (bis Mitte 1975) gesammelten Erfahrungen veranlaßten ihn, sich zunehmend in Richtung Jazz-Rock und «elektrischer Musik» zu orientieren. Kühn: «Ich will nicht auf einen Stil festgelegt werden. Ich bin für jede Art von Musik offen». Die Offenheit dokumentiert sich in Joachim Kühns weiterer Entwicklung. Zum einen in den Soloarbeiten mit klassischen Berührungspunkten und zum anderen in einer Jazz-Rock-Synthese, bisweilen auch als «Fusion-Musik» beschrieben. So entstand mit dem Titel «Hip Elegy» das erste Rockalbum des Jazzmusikers Joachim Kühn. Wie weit sich Kühn inzwischen dem Rock zuwandte («Ich höre fast nur noch Rock-Platten») zeigte sich deutlich mit «Springfever», «einem interessanten Werk eines jungen deutschen Keyboard-Virtuosen in starker Gesellschaft» (MELODY MAKER) mit dem Kühn aus dem «Wartesaal des Insidertips» (Henkels) heraustrat. Sein zweites Bein, die romantische Klaviermusik, setzte Kühn nachhaltig auf «Charisma» in Szene. Das Album wurde im Sheffield-Direktschnitt-Verfahren hergestellt, bei dem die Töne via Mischpult direkt – ohne Bandaufnahme! – in die Schneidedose einer Spezialapparatur gelangen, die alle Impulse in eine Lackmatrize schneidet.

Auf «Sunshower» macht Joachim Kühn deutlich, daß er heute auch zu den Großen des Jazz-Rock-Genres gezählt werden muß. Mit hochkarätigen Musikern produzierte er «ein dickes Rock-Geflecht, in dem er, vorzugsweise am akustischen Klavier, jazzmäßiger Kreativität freien Raum läßt» (JAZZ PODIUM).

Der NDR verdeutlichte «in einem vorbildlichen TV-Porträt» (MUSIK JOKER), (Sendung am 18.6.78), daß der kreative und vielseitige Pianist derzeit seine Rock-Inspirationen aus ständigen Amerika-Aufenthalten bezieht. Am 7. Juli 1978 trat Joachim Kühn im Rahmen des «European Jazz-Rock» beim Jazzfestival Montreaux auf.

Rolf & Joachim Kühn-Quartett:
REUNION IN BERLIN (1965 – nicht lieferbar)

Rolf & Joachim Kühn-Quintett:
TRANSFIGURATION (1966 – nicht lieferbar)

Rolf & Joachim Kühn-Quartett:
IMPRESSIONS OF NEW YORK (1967 – nicht lieferbar)

Joachim Kühn:
SOUNDS OF FEELINGS (1969 – nicht lieferbar)

Joachim Kühn:
BOLD MUSIC (1969 – nicht lieferbar)

Rolf & Joachim Kühn:
MONDAY MORNING (1969 – nicht lieferbar)

Michel Portal with Joachim Kühn:
OUR MEANINGS AND OUR FEELINGS (1969 – nicht lieferbar)

Joachim Kühn:
SOLO (1970 – nicht lieferbar)

Joachim Kühn:
PARIS IS WONDERFUL (1970 – nicht lieferbar)

Joachim Kühn und Eje Thelin Group:
IN PARIS (1970 – nicht lieferbar)

Joachim Kühn:
PIANO (1971 – nicht lieferbar)

Joachim Kühn-Trio:
INTERCHANGE (1971 – nicht lieferbar)

Association P.C. Featuring Joachim Kühn:
ROCK AROUND THE COCK (1973 – MPS 68 045)
Joachim Kühn (E-Piano), Toto Blanke (Gitarre), Siggi Busch (Bass), Pierre Courbois (Schlagzeug, Percussion), Karl-Heinz Wiberny (Saxofon, Flöte, Schalmei)

Joachim Kühn:
THIS WAY OUT (1972 – MPS 88 022–2)
Doppelalbum. Joachim Kühn (Piano, Saxofon), Peter Warren (Bass, Cello), Daniel Humair (Schlagzeug, Percussion), Gerd Dudeck (Saxofon, Flöte)

Joachim Kühn:
CINEMASCOPE (1974 – nicht lieferbar)

Joachim Kühn:
PIANO / CINEMASCOPE (MPS 88 037)
Doppelalbum. Entspricht den Alben Piano und Cinemascope

Joachim Kühn:
HIP ELEGY (1975 – MPS 68 066)
Joachim Kühn (Piano, E-Piano, Synthesizer), Alphonse Mouzon (Schlagzeug, Percussion), Philip Catherine (Gitarre), Terumasa Hino (Trompete), John Lee (Bass), Nana Vasconcelos (Percussion)

Joachim Kühn & Martial Solal:
DUO IN PARIS (1975 – nicht lieferbar)

Joachim Kühn/Albert Mangelsdorff/Pierre Favre/Gunter Hampel:
SOLO NOW (1976 – MPS 68 067)
Joachim Kühn (Piano), Albert Mangelsdorff (Posaune), Pierre Favre (Percussion), Gunter Hampel (Vibraphon, Flöte, Klarinette)

Joachim Kühn:
SPRINGFEVER (Sept. 1976 – Atlantic ATL 50 280)
Joachim Kühn (Keyboards), Philip Catherine (Gitarre), John Lee (Bass), Gerald Brown (Schlagzeug) + Zbigniew Seifert (Geige), Curt Cress (Schlagzeug)

Joachim Kühn:
CHARISMA (Juni 1977 – Atlantic ATL 50 352)
Joachim Kühn (Piano)

Joachim Kühn Band:
SUNSHOWER (Mai 1978 – Atlantic ATL 50 472)
Joachim Kühn (Piano, e-Piano, Synthesizer, Orgel), Jan Akkerman (Gitarre), Ray Gomez (Gitarre), Tony Newton (Bass), Glenn Symmonds (Schlagzeug), Willie Dee (Gesang)

Achim Torpus, Wilhelminenstr. 14A, 2300 Kiel 1, 04 31/55 18 18

THE KINKS
heißt eine von 20 informativen und packend geschriebenen Special-Stories aus dem Buch
ROCK GIANTS.
(250 Seiten, Fotos, kompl. Discografie, DM 12,80)
EIN BUCH VON TAURUS PRESS

La Düsseldorf

Klaus Dinger, Gesang, Gitarre, Keyboards (1946, Düsseldorf)
Thomas Dinger, Gesang, Percussion (1952, Düsseldorf)
Andreas Schell, Piano (1955, Düsseldorf)
Hans Lampe, Schlagzeug, Percussion (1952, Hamburg)

Das Projekt La Düsseldorf entstand 1974. Seinerzeit spielten die Selfmade-Musiker Klaus und Thomas Dinger und der ehemalige Tontechniker (bei Konrad Plank) Hans Lampe mit → Michael Rother in der Formation → Neu.

Anfang 1975 existierte Neu nicht mehr. Als La Düsseldorf spielte das Trio Dinger/Dinger/Lampe von September bis Dezember 1975 die Debüt-LP «La Düsseldorf» ein, auf der sie sich über eine Plattenseite mit der Dekadenz, dem Industrieschwergewicht Rheinmetall, dem Freizeitgott Fußball und dem Modezentrum Düsseldorf beschäftigen; (Textauszug: «Multi Klamotti Internationali in the Boutiqui of Düsseldorf City/ And so many Gangsters und Mädels/ Fein, fein/ Schön, schön/ So schön»). Mit einem «feinen Gespür für einfache, aber umso vertrauter klingende und äußerst angenehme Harmonien» (SOUNDS) und dominierendem Rhythmus knüpften sie an die Neu-Arbeiten an.

Der exzentrische Komponist Klaus Dinger, der sich gelegentlich auch Nikolaus van Rhein nennt, gab stets nur verschlüsselte Erklärungen wie «ich versuche zu realisieren, was ich träume» ab. Auch auf dem Mitte 1978 produzierten Album «Viva» (mit dem neuen Gruppenmitglied Andreas Schell) verbindet Dinger – in einer eigenwilligen Mixtur aus deutschen und englischen Textzeilen – Düsseldorfer Realitäten «(Geld regiert die Welt»)» mit Träumen «(Laser Blue Eyes Can See The Paradise»)». Das teilweise mit harten Rock'n'Roll-Rhythmen («Geld») andererseits mit melancholisch-schönen Harmonien («Rheinita») ausgestattete Album gehört zu den interessantesten Produktionen elektronischer Rockmusik.

Konzerte gab die Gruppe La Düsseldorf bislang nicht; «die sind», so Klaus Dinger, «für die 80er Jahre geplant».

LA DÜSSELDORF (Juli 1976 – Nova 6.22 550)
Klaus Dinger (Gesang, Gitarre, Keyboards, Synthesizer), Thomas Dinger (Gesang, Percussion), Hans Lampe (Percussion, Elektronik) + Harald Konietzko (Bass)

VIVA (Okt. 1978 – Strand 6.23 626)
Klaus Dinger (Gesang, Gitarre, Keyboards, Synthesizer), Thomas Dinger (Gesang, Percussion), Hans Lampe (Schlagzeug, Percussion), Andreas Schell (Piano) + Harald Konietzko (Bass)

Dinger-Land, Postfach 330160, 4000 Düsseldorf

Lady

Klaus Walz, Gitarre, Gesang (2.3.1951, Amberg)
Werner Nadolny, Keyboards, Gesang (3.4.1947, Hannover)
Christian Reinhardt, Bass, Gesang (21.3.1951, Helmstedt)
Ringo Funk, Schlagzeug (4.7.1945, Berlin)
Jack Peue, Schlagzeug, Percussion (10.1.1953, Meschede)

Lady ist die Idee und Kreation Werner Nadolnys. Nach klassischem Musikstudium blies er in der Beatband Justice of Peace Saxofon um schließlich bei der Gruppe → Jane an der Orgel zu landen. Ende 1973 verließ Werner Nadolny Jane und formierte im Januar 1976 die Band Lady. Die Mitmusiker der ersten Stunde waren Christian Reinhardt (Bass), Hanno Grossmann (Gitarre) und Claus Zaake (Schlagzeug). Dieses Quartett ist auch auf der Debüt-LP zu hören, die im Mai eingespielt wurde. Werner Nadolny hat darauf weitgehend seine musikalischen Ambitionen verwirklicht, bei denen eingängige Rock-Melodien und mehrstimmiger Gesang im Vordergrund stehen. Obwohl nicht «die Überraschung des Jahres 1977» (Anzeigentext) gefiel das Album durch acht «ausgereifte Songs» (MUSIK JOKER). Anfang 1977 kam der Gitarrist Matthias Jabs für Hanno Grossmann in die Band, später tauschten auch Rob Perotti (Schlagzeug) und Claus Zaake die Plätze.

«Without You», eine Single-Auskopplung der LP, stellte die Band in «Pop 77» vor. Im Laufe des Jahres avancierte Lady zur «Hausband» der Jugendsendung «Schüler-Express». Dort vertonten sie die Themen der jeweiligen Sendung, wie zum Beispiel den prämierten Beitrag zum Thema «Ich erfinde eine bessere Welt».

«I Feel The Fire», die zweite Single der Gruppe, erschien im Januar 1978 auf dem Nova-Label. Mitte 1978 verließ der Schlagzeuger Rob Perotti die Band. Seinen Platz nahm einige Wochen später das ehemalige → Atlantis-Mitglied Ringo Funk ein.

Außerdem verließ der Gitarrist Matthias Jabs die Gruppe um zur Lokalformation → Scorpions zu wechseln. Für ihn kam das ehemalige → Epitaph-Mitglied Klaus Walz. Die Band absolvierte Live-Auftritte als Begleitmannschaft des Engländers Casey Jones und trat – mit englischen Namen – als «The Governors» auf. Da Ringo Funk nur für die Platten-Produktion zur Verfügung stand, wurde als zweiter Schlagzeuger Jack Peue verpflichtet.

LADY (Okt. 1976 – Vertigo 6 360 636)
Werner Nadolny (Keyboards, Synthesizer), Claus Zaake (Schlagzeug, Percussion), Christian Reinhardt (Bass, Lead-Gesang), Hanno Grossmann (Gitarre)

Werner Nadolny, Welfenstr. 6a, 3000 Hannover

Lake

James Hopkins Harrison, Gesang (6.10.1949, Glasgow/Schottland)
Alex Conti, Gitarre, Gesang (2.4.1952, Berlin)
Geoff Peacey, Keyboards, Gesang (30.12.1949, Cinderfoud/England)
Detlef Petersen, Keyboards, Gesang (24.1.1950, Pellworm)
Martin Tiefensee, Bass (4.11.1948, Husum)
Dieter Ahrendt, Schlagzeug, Percussion (2.1.1950, Norderstapel)

Die international besetzte Band, die im Januar 1973 unter dem Namen Lake «unkomplizierten Heavy-Rock mit energischem Bläsersatz» (Selbstdarstellung) spielte, bestand aus dem Schotten Ian Cussick (Gesang), den Deutschen Martin Tiefensee (Bass), Gerd Beliaeff (Saxofon) und Fritz Graack (Schlagzeug), dem Italiener Oreste Malagia (Gitarre), dem Iren Bernhard Whelan (Trompete) und dem Engländer Geoffrey Peacey (Keyboards). Whelan und Peacey spielten vordem in Gary Glitters Boston Show Band, Cussick kam durch eine Melody Maker-Anzeige zu der Hamburger Tanzmusik-Band Tornados (der – bis auf Alex Conti – alle heutigen Lake-Mitglieder angehörten). Im Hintergrund: Detlef Petersen, ebenfalls Tornado-Mitglied, der schon in der ersten Stunde die Lake-Titel schrieb, arrangierte und produzierte. So auch «King of The Rock'n'Roll Party», die erste, im April 1973 erschienene Single.

Für die im Herbst 1974 erschienene dritte Single «Sailor», schon mit dem heutigen Lake-Stil vergleichbar, war eine neue Formation im Studio: Neben Geoff Peacey und Martin Tiefensee nun der Schotte James Hopkins Harrison (Gesang), der Amerikaner Spencer Mallinson (Gitarre) und der Schleswig-Holsteiner Dieter Ahrendt (Schlagzeug). Für Mallinson nahm im Frühjahr 1975 der Kanadier Andy Carson die Gitarre in die Hand. Im Herbst 1975 wurde schließlich Alex Conti neuer Lake-Gitarrist. Conti spielte von 1969 bis 1973 bei der Berliner Rockgruppe Curly Curve, wurde anschließend → Atlantis-Mitglied und half bei der Geburt der Rock'n'Roll-Truppe → Rudolf Rock & die Schocker.

Für spärliche Gagen tingelte Lake durch norddeutsche Dorfkneipen und Hamburger Clubs, wie z. B. das «Top Ten». Mit Petersen-Kompositionen, einem erheblichen finanziellen Vorschuß und der Devise «die Lieder, die man im Studio spielen will, muß man gut draufhaben, man darf nicht erst dort auf die göttliche Eingebung warten» (Petersen) ging Lake Mitte 1976 in das englische Sawmills Studio. Das Debüt-Album «Lake», im Klangbild an Steely Dan erinnernd und durch perfekten Harmoniegesang bestechend, muß zu den besten deutschen Rock-Produktionen gezählt werden.

Daß Lake «live absolut das hält, was sie auf Platte versprechen» (SOUNDS) zeigte sich auf einer Deutschland-Tournee im Novem-

Für alle Elvis-Fans!

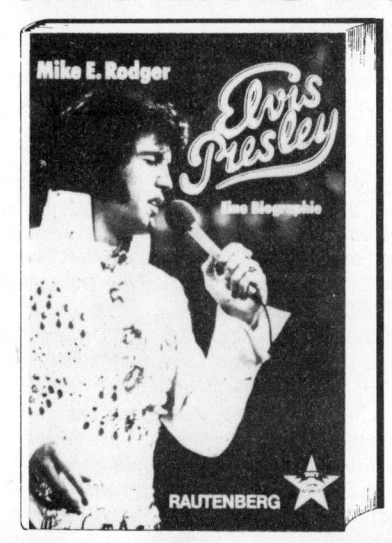

DM 24,-

Elvis Presley

Die einzige deutsche Elvis-Biographie mit vollständiger, bebilderter Discographie und Filmographie

4. erw. Auflage, über 300 Seiten, viele Bilder

Verlag Gerhard Rautenberg
Postfach 1909 · 2950 Leer/Ostfriesland

ber/Dezember 1976, als sie im Vorprogramm von Sutherland Brother & Quiver und Wishbone Ash auftraten.

Als «Künstler des Jahres/Nachwuchsensemble Pop national» wurde Lake im April 1977 mit dem «Deutschen Schallplattenpreis» ausgezeichnet. Bei einem Konzert im Londoner Marquee-Club (19.5.) wurde Lake ihrem Ruf als «Deutschlands renommierteste Rockband» (SÜDDEUTSCHE ZEITUNG) ebenso gerecht, wie bei Gastspielen mit Genesis in Offenburg (19.6.) und den Open Air Konzerten in Nürnberg (3.9.) und Karlsruhe (4.9.), wo sie neben Santana, Chicago, Rory Gallagher, Thin Lizzy und → Udo Lindenberg vor 85 000 Besuchern spielten.

«Deutschlands neue Supergroup» (MUSIK JOKER) stellte sich vom 14. Oktober bis 12. Dezember 1977 in Amerika vor. Nach einer 40-Städte-Tournee – zum Teil mit Nektar und City Boy – stand ihr Album «Lake» und die Single «Time Bomb» in den Bestsellerlisten der US-Fachblätter. Die Gesamtverkaufszahl des Debüt-Albums kletterte damit auf rund 350 000 Exemplare.

Nach einem Auftritt in «Rockpop» (4.3.78) erschien das Album «Lake II», das mit «schlichtweg toll» (SOUNDS) und «angenehm» (MELODY MAKER) kommentiert wurde und international «zwischen der Band ‹O› und den West-Coast-Vertretern Head East» (NEW MUSICAL EXPRESS) anzusiedeln ist. Während ihrer Deutschland-Tournee vom 7.-29. April füllten sie nicht nur größte Konzertsäle (wie das Congress Centrum in Hamburg) sondern präsentierten mit Chi Coltrane als erste deutsche Band einen amerikanischen Gast-Star im Vorprogramm. Ihr Bühnenvortrag wirkte streckenweise allerdings zu professionell-abgeklärt und emotionslos.

Nachdem sich Lake (am 30. Mai) in der englischen Fernsehshow «Old Grey Whistle Test» vorstellte, durfte das Hamburger Sextett im Vorprogramm von drei Bob Dylan Konzerten spielen: am 23. Juni in Rotterdam, am 1. Juli in Nürnberg und am 15. Juli in Camberley, wo sie als «nicht berauschend» (MELODY MAKER) und «unangenehmer Anachronismus» (NEW MUSICAL EXPRESS) empfunden wurden.

LAKE (Okt. 1976 – CBS 81 661)
James Hopkins Harrison (Gesang), Dieter Ahrendt (Schlagzeug, Percussion, Gesang), Geoffrey Peacey (Keyboards, Gesang), Alex Conti (Gitarre, Gesang), Martin Tiefensee (Bass)

LAKE II (März 1978 – CBS 82 651)
Dieter Ahrendt (Schlagzeug, Percussion), Alex Conti (Gitarre, Gesang), James Hopkins Harrison (Gesang), Geoffrey Peacey (Keyboards, Gitarre, Gesang), Detlef Petersen (Keyboards, Gesang), Martin Tiefensee (Bass)

Detlef Petersen, Hansastr. 26, 2000 Hamburg 13, 0 40/45 53 95

Landon, Neil

(Neil Landon Band)

Neil Landon, Gesang (26.7.1941, Pitvorth/England)
Bernd Gärtig, Gitarre, Gesang (6.3.1952, Berlin)
Cress Neckow, Keyboards (14.10.1946, Belgrad/Jugoslawien)
Gordon J. McMillan, Bass, Gesang (15.3.1953, Perth/England)
Norbert Lehmann, Schlagzeug, Gesang (10.6.1953, Berlin)

Als Deckboy in der britischen Handelsmarine sang Neil Landon an Bord und in Hafenkneipen Seemannslieder und Tageshits, («die Everly Brothers waren damals in»). Wieder zu Hause schloß er sich den Rolling Stones an, die aber mit einer – heute bestens bekannten – Formation gleichen Namens kollidierten und sich daraufhin umbenennen mußten.

Mit der eigenen Band Neil Landon & The Burnetts kam er 1964 erstmals nach Deutschland. 1965 gehörte Neil Landon den Ivy League an, danach den Flowerpot Men, die mit «Let's Go To San Francisco» 1967 einen Riesenhit landeten. Mit Noel Redding (Gitarre), Jim Leverton (Bass), Eric Dillon (Schlagzeug) und Neil Landon (Gesang) formierte sich 1969 Fat Mattress. Die Gruppe ging mit Jimi Hendrix auf USA-Tournee und produzierte das Album «Fat Mattress». Noel Redding: «Unsere Musik ist eine Mischung aus Country & Western, Jazz, Rock'n'Roll und ein bißchen Byrds».

Als Noel Redding zum Jahresende die Band verließ, kamen Mick Weaver (Piano, Orgel) und Steve Hammond (Gitarre) zu Fat Mattress. Nach einer zweiten LP löste sich die Formation Ende 1970 auf.

Die Londoner Szene erlebte Neil Landons Comeback 1972 in der Gruppe Main Horse Airline, die aber aus finanziellen Gründen nicht abhob.

Anfang 1974, («ich mußte dorthin, wo was lief»), kam Neil Landon nach Hamburg. Hier versammelte er versprengte Musiker um sich und wurde bald als Neil Landon & Friends, später als Neil Landon Band ein gern gebuchter Live-Act in der Hamburger Club-Szene.

Mitte 1975 ging Neil Landon mit neun Eigenkompositionen und diversen Musikern ins Studio, um sein erstes Solo-Album mit leichtfüßigen Rock-Melodien und Country & Western-Balladen einzuspielen. («Das hätte man besser machen können», Landon 1978). Zum nächsten Studio – «Rendezvous» kam es erst 18 Monate später. Auch die, ebenfalls von → Achim Reichel produzierte Zweit-LP thematisch und musikalisch an das Erstlingswerk anschließend, «haut keine Oma vom Moped» (SOUNDS) und fand entsprechend wenig Käufer.

Ähnlich wie bei seinem zweiten Gruppen-Engagement → Rudolf Rock und die Schocker bot Neil Landon auf der Bühne zunehmend Rock'n'Roll-Oldies; «dabei turnt er mit verrückten Klamotten in einer

Art und Weise über die Bühne, daß Screaming Lord Sutch in Verlegenheit käme» (MELODY MAKER).

Mit Rock'n'Roll-Hits («Summertime Blues»), Pop-Standards («Daydream»), Eigen-Favoriten («Cowboys, Gypsies And Indians») und dem Mattress-Hit («Magic Forest») ist dann auch das Live-Album «Sold Out» bestückt, «eine der besten Happy-Platten, die seit Jahren aus Hamburg gekommen ist» (MUSIK JOKER).

NEIL LANDON (Nov. 1975 – Nova 6.22 353)
Neil Landon (Gesang, Gitarre), Achim Reichel (Gitarre, Mundharmonika), Curvin Merchalt (Schlagzeug), Manfred Thiers (Bass), Christoph Arndt (Geige, Piano), Alex Conti (Gitarre), Erich Doll (Banjo), Gordon J. McMillan (Bass), Hermann Lammers-Meyer (Pedal Steel Gitarre), Jochen Petersen (Saxofon), Frank Wulff (Harmonium), Stefan Wulff (Klavier), Ulrich Salm (Bass), Olaf Casalich (Percussion)

RENDEZVOUS (April 1977 – Nova 6.23 011)
Neil Landon (Gesang), Adrian Askew (Keyboards), Ulrich Salm (Bass), Norbert Lehmann (Schlagzeug), Bernd Gärtig (Gitarre, Mundharmonika), + Eckhard Hofmann (Saxofon), Hermann Lammers-Meyer (Pedal Steel Gitarre), Erich Doll (Gitarre, Banjo), Achim Reichel (Gitarre), Curvin Merchalt (Schlagzeug), Manfred Thiers (Bass), Frank Wulff (Flöte)

LIVE/SOLD OUT (Mai 1978 – Nova 6.23 477)
Neil Landon (Gesang), Adrian Askew (Keyboards, Gitarre), Bernd Gärtig (Gitarre), Norbert Lehmann (Schlagzeug), Gordon J. McMillan (Bass), Ulrich Salm (Bass)

Neil Landon, Lehmweg 6, 2000 Hamburg 20, 0 40/47 95 00

Lilac Angels

Joe Stick, Gitarre, Gesang (21. 9. 1944, Winterberg)
Bodo Staiger, Gitarre, Gesang (27. 10. 1949, Siegen)
Peter Wollek, Bass, Gesang (22. 9. 1952, Düsseldorf)
Nappes Napiersky, Schlagzeug (9. 11. 1949, Düsseldorf)

Weil sich der Psychologie- und Medizin-Student Joachim Stick über ein schlechtes Konzert der Gruppe Caravan ärgerte, beschloß er, zukünftig mit einer eigenen Gruppe auf die Bühne zu klettern, um «es denen mal zu zeigen». Am Schwarzen Brett der Universität suchte Joachim Stick Gleichgesinnte.

Nach mehreren Wechseln spielten sich Horst «Horrex» Lütge (Gitarre), Martin «Nappes» Napiersky (Schlagzeug) und Det Silverstein alias Detlef Krause (Bass) als feste Gruppenmitglieder ein. Die englischen Namen der Mitglieder gehörten in das Grundkonzept, Anschluß an den internationalen Rock-Markt zu finden. Bei Live-Konzerten stellte sich heraus, daß die als Pausenfüller gedachten Blues- und Rock-Stücke weit bessere Resonanz fanden als das seinerzeitige «progressive» Repertoire. Daraufhin stellten die Lila Engel ihr Programm um und spezialisierten sich auf «Teeny-Rock für Teeny-Rökke, harte Rhythmen für kleine Mädchen» (HÖR ZU). Zusammen mit dem → Neu-Musiker Klaus Dinger produzierte die Düsseldorfer Gruppe im Frühjahr 1973 auf eigene Rechnung für DM 12 000 ihre erste Langspielplatte, der sie das Marilyn-Monroe-Zitat «I'm Not Afraid To Say Yes!» aufdruckten. Das Endprodukt, auf dem POP «typischen Rock 'n' Roll, der in die Beine geht», entdeckte, gaben sie der Hamburger Firma Phonogram zum Vertrieb. Joe Stick: «So kann man nicht beschissen werden. Jetzt stellen wir die Bedingungen und verdienen daran.»

Lilac Angels («Wir spielen fürs Volk und nicht für die Musiker. Diese Avantgardisten vom Schlage Zappas spielen doch recht oft am Publikum vorbei.») wurde am 11. 10. 1974 bundesweit durch die ARD-Fernsehsendung «Musikreport» vorgestellt.

Gemeinsam mit Klaus Dinger hob Joe Stick 1975 das Label «Dinger-Land» aus der Taufe, auf dem die Interpreten Lilac Angels, Neu, Fritz Müller und → La Düsseldorf ein Zuhause finden sollten. Zwei Jahre später gab Stick den Versuch, eine eigene Plattenfirma zu etablieren, als gescheitert auf und konzentrierte sich wieder auf die seit Herbst 1976 in neuer Besetzung spielenden Lilac Angels. Die Neuzugänge Bodo Staiger (Gitarre) und Peter Wollek (Bass) hatten neben dem → Kraftwerk-Mitglied Karl Bartos in der Jazz-Rock-Band Sinus gearbeitet.

Im August 1977 produzierte die Gruppe – erneut auf eigene Rechnung – die zweite Langspielplatte «Lilac Angels», die erst ein Jahr später auf den Markt kam. Wiederum verschrieb sich das Quartett dem «echten und urigen Hard Rock» (MUSIK EXPRESS), denn, «ich will nicht die Zeit damit verplempern, etwas Neues zu erfinden» (Stick). Am 9. September 1978 war Lilac Angels in der ZDF-Sendung «Rockpop» zu sehen.

I'M NOT AFRAID TO SAY YES! (Okt. 1973 – nicht lieferbar)

LILAC ANGELS (Sept. 1978 – Harvest 1C 066-45056)
Joe Stick (Gesang, Gitarre, Orgel, Piano), Bodo Staiger (Gitarre, Gesang), Peter Wollek (Bass, Gesang), Nappes Napiersky (Schlagzeug)

Joe Stick, Merkurstr. 32, 4000 Düsseldorf, 02 11/34 99 10

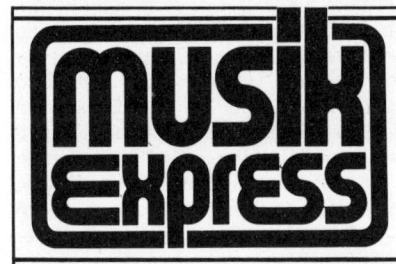

MUSIK EXPRESS

Kraftwerk, Kraan, Nina Hagen Band, Tangerine Dream, Lilac Angels, Rother, Lindenberg. Wir bringen den ausgereiften deutschen Rock.

Lindenberg, Udo

(Panikorchester)

Udo Lindenberg, Gesang (17. 5. 1946, Gronau)
Toomas Kretschmer, Gitarre (10. 8. 1948, Fulda)
Paul Vincent, Gitarre (1. 12. 1950, Bergheim)
Jean-Jacques Kravetz, Keyboards (30. 5. 1947, Paris/Frankreich)
Steffi Stephan, Bass (9. 5. 1947, Münster)
Bertram Engel, Schlagzeug

Udo Lindenberg, das «Fettauge in der westdeutschen Wassersuppe» (Wolf Biermann) begann seine musikalische Karriere im westfälischen Gronau, wo den Elfjährigen die «Oldtime-Jazzband» – «als Gag» (Lindenberg) – zum Trommeln engagierte. 1959 gründete er mit den Dixi Devils eine erste eigene Band. Ein Jahr später gewann er beim «Nordwestdeutschen Jazz-Jamboree» den 1. Preis als Schlagzeuger. Nach der Mittleren Reife wollte er einen «seriösen Beruf lernen» und begann mit einer Kellner-Lehre, um sich auf die Position eines Schiffsstewarts vorzubereiten. 1962 schloß er sich der halbprofessionellen Gruppe «Mister Adam's Jazzopaters» an und belegte zudem am Konservatorium Duisburg einen Jazz-Kursus. Mit einer jazz-orientierten Tanzband zog Lindenberg zwischen 1963 und '64 durch Frankreich und US-Militär-Clubs in Nordafrika. Durch «die Sauferei und das Rauchen völlig fertig» (Lindenberg) kehrte er nach Münster zurück, um dort noch einmal zur Musikschule zu gehen. Gleichzeitig schloß er sich der dortigen Tanz-Combo The Mustangs an. In jenen Tagen lernte er auch Carl G. «Steffi» Stephan und «Backi» Backhaus kennen. Letzterer spielte bei den Mayflowers.

Nach einem halbjährigen Bundeswehr-Abstecher trampte Udo Lindenberg am 13. 12. 1968 nach Hamburg, nahm zunächst Gelegenheits-Jobs an (z. B. im «Blue Note») und wurde 1969 Mitglied der City Preachers. Anfang 1970 löste sich die Gruppe auf; Lindenberg: «Da war die Luft schon länger raus.» Weil er seinerzeit «auf dem Jazz-Tip» war, ließ er sich von einem Hamburger Jazzhaus sechs Monate lang als Haustrommler engagieren; zeitweilig wurde er auch von Michael Naura und Knut Kiesewetter beschäftigt. Ende 1970 schloß sich Udo Lindenberg der Gruppe Emergency an, ab Mitte 1971 gehörte er zur ersten → Passport-Formation Doldingers. Im August 1971 nahm Udo Lindenberg mit Andy Marx (Gitarre) und Carl G. Stephan (Bass) seine ersten – englisch betexteten – Eigenkompositionen auf. Die «Lindenberg»-Platte «lief überhaupt nicht», so der Komponist, Texter, Sänger und Schlagzeuger, «und ich merkte, daß es nicht gut für mich war, englisch zu singen und zu schreiben, weil ich englisch gar nicht so gut konnte. Mir ist klargeworden, daß es viel besser ist, sich in der Sprache auszudrücken, die man beherrscht.»

1972 trat Udo Lindenberg mit dem Keyboard-Spezialisten Jean-Jacques Kravetz, der Sängerin Hannelore Mogler, dem Bassisten Steffi Stephan und dem Gitarristen Thomas Kretschmer als «Kravetz & Lindenberg» auf. Im Sommer 1972 entstand «Daumen im Wind», die erste Lindenberg-Platte mit deutschen Texten. Lindenberg: «'ne richtige Valiumplatte. Zu der Zeit habe ich meditiert und so seltsame Sachen wie Yoga gemacht. Ich hab mich dann in den Zustand der Versenkung versetzt und hab gesungen.» Immerhin brachte er damit «Deutschlands Schlagertext-Gefüge ins Wanken» (POP), denn «als erster deutscher Musiker löste er sich total vom 08/15-Klischee und spricht genau die Sprache seiner Generation». Mit → Atlantis ging der Schlagzeuger Lindenberg im Februar/März 1973 auf England-Tournee, löste sich aber wieder von der Band Inga Rumpfs, denn er wollte eine eigene «Groove-Band haben, die losgeht und interessante Sounds bringt». So erschien das im Juli 1973 produzierte Album »Alles klar auf der Andrea Doria» mit der Interpreten-Angabe «Udo Lindenberg & Das Panik-Orchester». Das Album erreichte mit Platz 23 die bis dahin beste Placierung einer deutschen Rockproduktion in den Hitnotierungen.

Am meisten Beachtung fand allerdings, daß es «Udo Lindenberg gelungen ist, unartikuliertes Englisch durch schlichte deutsche Texte zu ersetzen, ohne daß sie billig, hausbacken oder peinlich wirken» (WELT AM SONNTAG). Die Lindenberg-Geschichten, «erzählt im trockenen Keller-Jargon über sich und sein Milieu» (DER SPIEGEL), brachten ihm (für die Textzeile «Bei Onkel Pö spielt 'ne Rentner-Band seit zwanzig Jahren Dixieland») in Hamburgs Szenen-Kneipe Freibier auf Lebenszeit und bei seiner Plattenfirma einen Fünfjahresvertrag mit 1 Million DM Garantiesumme ein. Zu dem am 13. August 1973 aus der Taufe gehobenen Panik-Orchester zählten der Bassist Stephan, der Pianist Gottfried Böttger, der Gitarrist Karl Allaut und die Saxofonistin Judith, eine ehemalige DDR-Berufsmusikerin. Im Herbst engagierte der Initiator noch den Schlagzeuger Backi Backhausen. Das Album landete an der Spitze der LP-Hitliste (Platz 3).

Vom 16. bis 26. Januar 1974 ging das Rock-Orchester auf Deutschland-Tournee. Für die Mai-Tournee wechselte den Band-Chef am Saxofon aus: Für Judith wurde Olaf Kübler Orchester-Mitglied; nach einigen Wochen verzichtete Lindenberg endgültig auf Saxofon-Begleitung.

Zur Produktion seines vierten Solo-Albums «Ball Pompös» erklärte er: «Ich laß das so strömen, gehobene Ambitionen habe ich nicht.» Die Verkaufszahlen machten deutlich, daß er mit seiner eigenständigen Rockmusik den Nerv des Publikums traf. Die Herbst-Tournee des Panik-Orchesters wurde als «die heißeste und perfekteste Rock-Show des Jahres» (BRAVO) gepriesen. Für 100 000 verkaufte «Ball Pompös»-Alben wurde Udo Lindenberg mit einem Goldenen Gürtel bedacht. Beim Auftritt des Panik-Orchesters im neu eröffneten

Münchner PN-Club verließ Gitarrist Karl Allaut die Bühne und wurde durch Helmut Franke und Thomas Kretschmer ersetzt. Zudem verbreiteten die dritten Fernseh-Programme «Pop '74», «Musik-Szene in Hamburg» und das ZDF in der Silvester-Show Lindenberg-Songs.

Auch die 74er Pop-Poll-Ergebnisse standen im Zeichen der Lindenberg-Erfolge: Beim MUSIK EXPRESS belegte Udo Lindenberg in den Bereichen Vokalist, Schlagzeuger, vielversprechender Solist und Komponist Platz 1, das Panik-Orchester wurde als beste Platten-Gruppe und vielversprechendste Gruppe eingestuft, Karl Allaut als Gitarrist Nr. 1, Steffi Stephan als Bassist Nr. 1, «Rudi Ratlos» als Single des Jahres und «Ball Pompös» als LP des Jahres gewählt.

Auf einer Frühjahrstournee durch 27 Städte stellte der «Straßenpoet und Musik-Artist» (Lindenberg) die Lieder seiner neuen Langspielplatte «Votan Wahnwitz» vor, deren «Proletensprache der Straße» (Lindenberg) genau ins Schwarze traf: Das Album landete auf Platz 3 der deutschen LP-Bestsellerliste. Zudem sorgten ein «Disco»-Auftritt (24. 5. 75) und die von der ARD ausgestrahlte «Lindenberg-Show» (29. 3. 75) für gesteigerte Popularität des deutschen Rockstars. Für jeweils 250 000 verkaufte Exemplare der Alben «Votan Wahnwitz» und «Ball Pompös» erhielt Lindenberg am 13. 6. 75 zwei Goldene Schallplatten. Im Zuge des Lindenberg-Booms übernahmen viele deutsche Rockinterpreten Formulier- und Ausdrucksweise des Hamburgers, obwohl dieser erklärte: «Ein Glück, das ich nicht singen kann».

Mit der Opernstimme Elli Pirelli, Geiger Rudi Ratlos, Pantomime Jack Ford und den neuen Musikern Keith Forsey (Schlagzeug) und Roger Hook (Gitarre) ging Lindenberg mit seinem Panikorchester im Herbst 1975 auf eine 30-Tage-Tournee durch Deutschland. Zum Repertoire gehörte das sechste Album «Galaxo Gang», das zwar in der Hörergunst ähnlich weit oben stand, wie die Vorgänger (Platz 4 der LP-Hitparade – «Beste deutsche LP» bei einer Umfrage der HAMBURGER MORGENPOST) aber kritisch kommentiert wurde: «Lindenberg plagiert sich selber; seine mit Abstand schlechteste Platte» (STEREO). Registrierte die NEUE HANNOVERSCHE PRESSE, daß es «eine breite, offene Identifikation des Publikums mit Udo Lindenberg gab», beschrieb Gottfried Böttger, der sich Anfang 1976 von der Panikband absetzte, den Orchester-Chef als «einen Menschen, der seine Geschäfte auf dem Rücken von Unmündigen austrägt». Lindenbergs unverschlüsselte Song-Aussagen wurden verschiedentlich von Radio- und Fernsehstationen zensiert. So wurde die Originalzeile «als dann die Damen seinen Samen nahmen» in den Fernsehsendungen «Lieder mit anderen Worten», «Hits A Gogo» und «Talkshow» geändert bzw. gekürzt gesendet.

Nach einem Zeitungsaufruf («Ich suche eine Mädchenband») schickte die Frankfurterin → Ulla Meinecke Probebänder nach Hamburg. Sie wurde später ebenso von Udo Lindenberg produziert wie der Teenager Nissim und das Waldemar Wunder-Syndikat mit der – total verunglückten – Langspielplatte «I Maky You Feel Good».

Nach der Hitzusammenstellung «Panik-Udo» (Platz 34, LP-Hitparade) erschien mit «Sister King Kong» ein weiteres «Spitzenalbum» (POP) mit «Blabla-Progressivität» (SOUNDS). Lindenbergs konkrete Alltagsthemen wie der Schulverdruß in «Jenny» («Weg, weg, abhauen, weg, ich mach' ne Biege, ich mach' ne Fliege») sorgten für Zünd- und Diskussionsstoff. Lindenberg: «Nach der kreativen Aufregung in den sechziger Jahren, nach der Rock-Revolution und den Studentenunruhen, leben wir heute in einer ganz müden Zeit. Wenn ich versuche, ein bißchen frische Luft in die Szene zu pusten, will man mir gleich die Lunge amputieren».

Die «überbewerteste deutsche Rockgruppe» (76er Poll-Ergebnis der Zeitschrift MUSIKER) ging vom 8. Januar bis 5. Februar 1977 erneut auf Deutschland-Tournee. Vor 70 000 Besuchern (bei einem Umsatz von 1,4 Millionen Mark) sorgten Diaprojektionen, Elli Pirelli, der Transvestit Romy Haag, ein Liliputaner und diverse Personifizierungen der Song-Themen für «mehr Rock-Kabarett als Konzert» (Lindenberg). Das Panikorchester bestand aus Toomas Kretschmer (Gitarre), Steffi Stephan (Bass), Paul Vincent (Gitarre), Jean-Jacques Kravetz (Keyboards) und Bertram Engel (Schlagzeug). Im Mai 1977 absolvierte die Lindenberg-Crew einen England-Abstecher mit einem Promotion-Auftritt im «Sound Circus» und einem Fernsehgastspiel im «Old Grey Whistle Test». Die in England und Amerika veröffentlichte LP «No Panic» wurde ein Flop. Lindenberg vermutete: «Das lag wohl an der schlechten Übersetzung» (durch Michael Chapman).

Mitte 1977 stellte sich Udo Lindenberg mit dem Panikorchester neben → Lake «schlapp und ausgebufft» (MUSIK EXPRESS) auf dem Nürnberger Open-Air-Festival vor. Ein Fernsehmitschnitt wurde am 17. 10. 1978 unter dem Titel «Rockstars unterm Himmelszelt» gesendet.

In dem Album «Panische Nächte» kommentiert Deutschlands erfolgreichster Rockmusiker sein Star-Leben («Mister Nobody»), geht harsch mit Heroin-Dealern ins Gericht («Schneewittchen») und widmet dem deutschen Rock'n'Roll-Idol Ted Herold den Song «Teddi». Das Album landete auf Platz 31 der LP-Hitparade. Der Titel «Riki Masorati» kam auf Platz 4 der DDR-Hitparade und das DDR-Magazin NEUES LEBEN lobte den «klassischen Antityp zu den Schlagerschnulzen-Schönlingen der ZDF-Hitparaden».

Den «gigantischsten Aufwand, der je für eine Tour in Deutschland betrieben wurde» (Veranstalter Fritz Rau) erlebten Zehntausende zwischen dem 10. Januar und 28. Februar 1978 während der fünften Lindenberg-Tournee. Unter anderem gehörten zum Bühnen-Spektakel der Bläsersatz von → Peter Herbolzheimer und die sogenannten deutschen Rockladies Ingeburg Thomsen (→ Rudolf Rock), → Jutta Weinhold und Ulla Meinecke. Das Konzert in Höchst (14. 2.) wurde vom Fernsehen aufgezeichnet und mit dem Titel «Panische Nächte» am 10. August 1978 vorgeführt. Die persönlichen Konzert-Tageseinnahmen von 20 000 Mark sparte der «Lumpenpoet mit Blechstimme» (STUTTGARTER NACHRICHTEN): «Meine zweite Million habe ich schon. Man kann ja in diesem Business meistens nur kurzfristig so viel einnehmen.»

Der «deutsche Rock'n'Roll-Meister aller Klassen» (BREMER NACHRICHTEN) wurde für seine Konzert-Vorstellungen bundesweit gelobt, wenn er auch bei Kennern mit Rock-Oldies wie «Sittin' On The Dock Of The Bay» «ins Brackwasser mittelmäßiger Kopien plumpste» (WELT).

Als «eine Art Tribut an meine älteren Rockbrüder» wollte Lindenberg die LP «Rock-Revue» verstanden wissen, auf der er seine eigene Rock'n'Roll-Vergangenheit aufarbeitet und Standards wie «Tutti Frutti», «Sweet Little Sixteen» und «Sympathy For The Devil» eindeutscht. «Seiner bislang besten LP» (STERN) liegt ein beispielhaftes Text- und Informationsheft bei.

Daß Lindenberg inzwischen nicht nur ein Rock- oder Teenager-Idol ist, zeigte sich an den Verpflichtungen für die Fernsehsendungen «Bios Bahnhof» (9. 2. 78), «Liedercircus» (7. 7. 78), «Plattenküche» (21. 10. 78), «Zwischenmahlzeit» (9. 11. 78) und «Ein Tag im Herbst» (30. 11. 78).

Kurz vor Weihnachten erschien mit dem Titel «Dröhnland Symphonie» eine «recht ernsthafte Platte, aber nicht Udo's originellste» (MUSIK EXPRESS) die den «Genius der deutschen Rockszene» (MUSIK JOKER) weiterhin auf dem Thron der deutschen Rockkultur beließ.

Jean-Jacques Kravetz:
KRAVETZ (Aug. 1972 – nicht lieferbar)

Paul Vincent:
VINCENTS FLIEGENDER ROCK & ROLL ZIRKUS (Mai 1975 – nicht lieferbar)

Bertram Engel:
GEBRÜDER ENGEL (Mai 1976 – nicht lieferbar)

LINDENBERG (Nov. 1971 – Telefunken SLE 14 637)
Udo Lindenberg (Gesang, Schlagzeug, Keyboards, Percussion), Carl G. Stephan (Bass), Andy Marx (Gitarren), Helmut Franke (Gitarre)

DAUMEN IM WIND (Nov. 1972 – Telefunken SLE 14 679)
Udo Lindenberg (Gesang, Schlagzeug, Piano, Percussion), Carl G. Stephan (Bass), Roger Hook (Akustik-Gitarre, Mandoline), Thomas Kretschmer (E-Gitarre, Sound-Gitarre) + Michael Naura (E-Piano), Peter Herbolzheimer (Posaune), Rale Oberpichler (Gesang), Helmut Franke (Akustik-Gitarre), Jo Kirsten (Akkordeon), Johnny Müller (Chromonika), Rainer Rubink (Banjo)

ALLES KLAR AUF DER ANDREA DORIA (Okt. 1973 – Telefunken SLE 14 719)
Udo Lindenberg (Gesang, Schlagzeug), Steffi Stephan (Bass), Thomas Kretschmer (Gitarre), Karl Allaut (Gitarre), Gottfried Böttger (Piano, Celesta) + Jean Jacques Kravetz (Piano, Orgel), Peter Hesslein (Akustik-Gitarre)

BALL POMPÖS (Aug. 1974 – Telefunken SLE 14 790)
Udo Lindenberg (Gesang, Schlagzeug), Karl Allaut (Gitarre), Gottfried Böttger (Piano), Steffi Stephan (Bass), Backi Backhausen (Schlagzeug) + Keith Forsey (Schlagzeug), Dieter Ahrendt (Schlagzeug), Helmut Franke (Gitarren), Thomas Kretschmer (Gitarren), Lonzo Westphal (Geige), Jean-Jacques Kravetz (Orgel), Gigo Seelenmeyer (Banjo), Chris Herrmann (Trompete), Rainer Regel (Saxofon), Bolle Burmeister (Saxofon), Olaf Kübler (Saxofon), Peter Herbolzheimer (Posaune), Wolfgang Schmitz (Posaune)

VOTAN WAHNWITZ (Mai 1975 – Telefunken 6.22223)
Udo Lindenberg (Gesang, Schlagzeug), Toomas Kretschmer (Gitarre), Helmut Franke (Gitarre), Gottfried Böttger (Keyboards), Steffi Stephan (Bass), Keith Forsey (Schlagzeug), Dieter Ahrendt (Schlagzeug) + Elli Pirelli (Gesang), Inga Rumpf (Gesang), Rale Oberpichler (Gesang), Jean-Jacques Kravetz (Keyboards), Peter Hesslein (Gitarre), Dieter Horns (Bass), Bruno's Salon Band, Herbolzheimer-Bläser, Streicher des Kölner Gürzenich-Orchesters, Kinderchor

GALAXO GANG (Febr. 1976 – Telefunken 6.22460)
Udo Lindenberg (Gesang, Schlagzeug), Toomas Kretschmer (Gitarre), Roger Hook (Gitarre), Gottfried Böttger (Keyboards), Steffi Stephan (Bass), Keith Forsey (Schlagzeug) u. a.

PANIK-UDO (Mai 1976 – Telefunken 6.22524)
Zusammenstellung aus Daumen im Wind, Alles klar auf der Andrea Doria, Ball Pompös, Votan Wahnwitz, Galaxo Gang

NO PANIC (Febr. 1977 – Telefunken 6.22980)
Zusammenstellung in englischer Sprache

SISTER KING KONG (Nov. 1976 – Telefunken 6.22609)
Udo Lindenberg (Gesang, Bass, Keyboards, Percussion), Paul Vincent (Gitarre), Toomas Kretschmer (Gitarre), Dave King (Bass), Steffi Stephan (Bass), Curt Cress (Schlagzeug), Bertram Engel (Schlagzeug), Kristian Schultze (Keyboards), Jean-Jacques Kravetz (Keyboards), Gottfried Böttger (Keyboards), Claas Juster (Keyboards), Olaf Kübler (Saxofon), Ulla Meinecke (Gesang), Jutta Weinhold (Gesang), Rale Oberpichler (Gesang), Inge Wellmann (Gesang) u. a.

PANISCHE NÄCHTE (Okt. 1977 – Telefunken 6.23279)
Udo Lindenberg (Gesang), Paul Vincent (Gitarre), Toomas Kretschmer (Gitarre), Kristian Schultze (Keyboards), Jean-Jacques Kravetz (Keyboards), Curt Cress (Schlagzeug), Bertram Engel (Schlagzeug), Dave King (Bass), Steffi Stephan (Bass), Eckhart Hofmann (Saxofon), Herbert Bornhold (Percussion), Jonny Müller (Mundharmonika), Lonzo Westphal (Geige)

LINDENBERGS ROCK-REVUE (April 1978 – Telefunken 6.23474)
Udo Lindenberg (Gesang), Paul Vincent (Gitarre), Toomas Kretschmer (Gitarre), Steffi Stephan (Bass), Jean-Jacques Kravetz (Keyboards), Bertram Engel (Schlagzeug) + Curt Cress (Schlagzeug), Dave King (Bass), Kristian Schultze (Keyboards) u. a.

DRÖHNLAND SYMPHONIE (Nov. 1978 – Telefunken 6.23682)
Udo Lindenberg (Gesang), Toomas Kretschmer (Gitarre), Paul Vincent (Gitarre), Steffi Stephan (Bass), Dave King (Bass), Bertram Engel (Schlagzeug), Jean-Jacques Kravetz (Keyboards), Nippy Noya (Percussion), Gebhard Gloning (Saxofon) u. a.

Teldec, Heussweg 25, 2000 Hamburg 19, 0 40/4 01 91

ROCKSZENE DEUTSCHLAND

Deutsche Interpreten und ihre Produktionen für den nationalen und internationalen Markt.

Bauer Garn & Dyke
„Sturmfrei"
⊙ 6.23984 AP ▭ 4.23984 CR

Novalis
„Flossenengel"
⊙ 6.23980 AP ▭ 4.23980 CR

Achim Reichel
„Heiße Scheibe"
⊙ 6.23741 AP ▭ 4.23741 CR

Eisberg
„Schwarzer Peter – Rock Oper – 1. und 2. Akt"
⊙ 6.23740 AP ▭ 4.23740 CR

Kiev Stingl
„Hart wie Mozart"
⊙ 6.24094 AP

City
„City II"
⊙ 6.23874 AP ▭ 4.23874 CR

Karat
„Albatros"
⊙ 6.24087 AP ▭ 4.24087 CR

Bel Ami
„Berlin bei Nacht"
⊙ 6.24086 AP ▭ 4.24086 CR

Stern-Combo Meißen
„Weißes Gold"
⊙ 6.24088 AP

Mayday
„Anything Else"
⊙ 6.23789 AP ▭ 4.23789 CR

Highway
„Wheel Of Fortune"
⊙ 6.23968 AP ▭ 4.23968 CR

Satin Whale
„On Tour"
⊙ 6.23976 AO

Zeus
„Europium"
⊙ 6.23731 AP

Peter Maffay
„Steppenwolf"
⊙ 6.23777 AT ▭ 4.23777 CT

„Tame & Maffay 2"
⊙ 6.24070 AT ▭ 4.24070 CT

ROCKSZENE DEUTSCHLAND

Udo Lindenberg
DIE NEUE

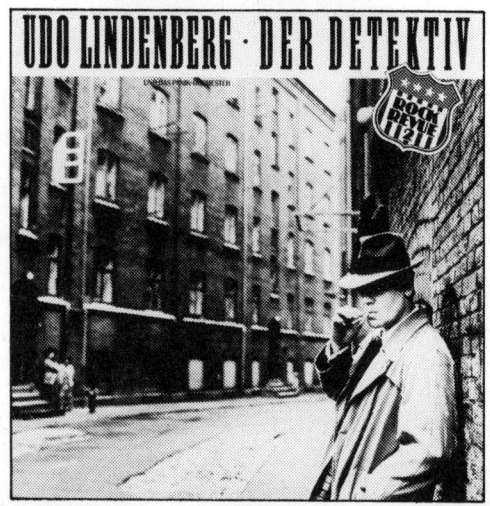

UDO LINDENBERG · DER DETEKTIV

„Der Detektiv" ⊙ **6.24091 AT** ⊟ **4.24091 CT**

„Lindenberg"
⊙ 6.21081 AS
„Daumen im Wind"
⊙ 6.21104 AS ⊟ 4.21104 CT
„Alles klar auf der Andrea Doria"
⊙ 6.21138 AS ⊟ 4.21138 CT
„Ball Pompös"
⊙ 6.21202 AS ⊟ 4.21202 CT
„Votan Wahnwitz"
⊙ 6.22223 AS ⊟ 4.22223 CT
„Galaxo Gang"
⊙ 6.22460 AS ⊟ 4.22460 CT
„Panik-Udo"
⊙ 6.22524 AS ⊟ 4.22524 CT
„Sister King Kong"
⊙ 6.22609 AS ⊟ 4.22609 CT
„No Panic"
⊙ 6.22980 AS ⊟ 4.22980 CT
„Panische Nächte"
⊙ 6.23279 AS ⊟ 4.23279 CT
„Lindenbergs Rock-Revue"
⊙ 6.23474 AS ⊟ 4.23474 CT
„Dröhnland Symphonie"
⊙ 6.23682 AT ⊟ 4.23682 CT
„Livehaftig"
⊙ 6.28475 DT (2 LPs) ⊟ 4.28475 CT

TELDEC
„TELEFUNKEN-DECCA" SCHALLPLATTEN GMBH

Lokomotive Kreuzberg (aufgelöst)

Der gemeinsame politisch-musikalische Weg fünf linker Berliner begann im Januar 1972 konkrete Formen anzunehmen, als sie das Polit-Rock-Kabarett Lokomotive Kreuzberg ins Leben riefen. Im Amateur-Status produzierten Andreas «Andi» Brauer, Volker Hiemann, Uwe Holz, Franz Powalla und Kalle Scherfling die Stücke «Deutsch-amerikanisches Volksfest» und «Kollege Klatt». «‹Kollege Klatt› ist so einer, der jeden Tag zum Malochen stiefelt und abends kaputt in seine kalte Küche kommt und erkennt, daß er für seine Zukunft kämpfen muß; er wird aktiv und organisiert sich» (Hüllentext). Die Sprechgesänge, Blues-Balladen und Rock-Passagen ließen die Berliner Ende 1972 vom Pläne-Verlag auch als Platte vertreiben.

Seit Januar 1973 bezeichnete sich Lokomotive Kreuzberg treffender als Rock 'n 'Roll-Theater, denn bei ihrer Zielsetzung, Elemente der Rock- und Blues-Musik mit Straßentheatermitteln für ein konkretes politisches Engagement einzusetzen, gibt es nichts zu Lachen. Auch ihr drittes Programm, das die Gruppe beim Internationalen Studenten-Theater in Parma/Italien, dem MSB Spartakus Bundeskongreß 1973, den X. Weltfestspielen der Jugend in Ostberlin (gewürdigt durch den Preis für «besondere künstlerische Leistung»), der 'ran-Fete 1974 und auf vielen Kleinveranstaltungen präsentierte, enthielt keine verschlüsselten Botschaften: James Blond ist «ein gespielter Comic Strip, der sich in winzigen Häppchen zwischen die musikalischen Nummern schiebt und die jeweils folgenden Songs thematisch vorbereitet» (SÜDDEUTSCHE ZEITUNG). Ihre Texte mit bewußt vereinfacht dargestellten betriebs- und wirtschaftspolitischen Zusammenhängen, verfaßt von Karl-Heinz Scherfling, fanden dann auch nicht uneingeschränkt Beifall. STEREO schrieb von einer «reichlich einfältigen politischen Kinderstunde mit ungeheuer klaren Verhältnissen: Kapitalisten sind böse, Arbeiter sind gut». Demgegenüber fanden die musikalischen Produkte zumeist positive Anerkennung. «Gehörten zur Musik ganz unpolitische Texte», ließ die WAZ wissen, «müßte man die Berliner Gruppe dennoch zur bundesdeutschen Pop-Creme zählen», und auch DIE ZEIT vernahm «originelle Musik, hervorragend dazu geeignet, eine Botschaft zu transportieren».

Von dem Quintett der ersten 72er Stunden waren nach einem Jahr nur noch der gelernte Radio- und Fernsehtechniker und spätere Abiturient Uwe Holz, der ehemalige Hilfsarbeiter und spätere Abiturient Karl-Heinz Scherfling und der Abiturient und studierte Opernsänger Andreas Brauer dabei. Im April 1973 ersetzte Manfred Praeker (Schriftsetzer) den ausgeschiedenen Franz Powalla. Im Dezember 1973 wechselten die Gitarristen Volker Hiemann und Uwe Müllrich die Plätze. Sechs Monate später schloß sich Uwe Müllrich der Gruppe → Embryo an und wurde durch Bernhard Potschka (Hilfsarbeiter, Abiturient) ersetzt. Aus gegebenem Anlaß produzierte Lokomotive Kreuzberg eine Chile-Solidaritäts-Single («Chile 73/Hey Mister Amerika»). Nach der Auftragsarbeit einer Filmmusik (für den Streifen «Schneeglöckchen blühn im September») startete das Berliner Rock 'n' Roll-Theater Ende September 1974 mit dem neuen Programm «Menschen, Mäuse & Moneten», das sich mit dem «Zusammenspiel skrupelloser Geldmacher und doppelzüngiger Parlamentarier und den Leidtragenden» beschäftigt.

Daß Lokomotive Kreuzberg wohl Deutschlands musikalisch perfekteste Polit-Rock-Band ist, zeigte sich am dritten Album «Fette Jahre», das im Januar 1975 eingespielt wurde. Ihre herbe – und zumeist ironisch formulierte – Gesellschaftskritik ist nahtlos mit den Rock-Melodien verwoben. Lokomotive Kreuzberg knüpft damit stilistisch an die Arbeiten der Gruppe → Ihre Kinder an. Ihr erfolgreichstes Rock-Theater-Stück «Count Down», 1975 inszeniert, brachte es immerhin auf 120 Aufführungen; (u. a. mit der Schauspielerin und Jazzsängerin Donata Höfer).

In ihrer letzten Langspielplatte verpackte «die am meisten unterschätzte deutsche Rockgruppe» (BWZ), die Formel ‹wer die Macht hat, hat Recht› in einer Westernballade. Textauszug: «Boss Joe Key hatte sieben Gunmen mit je zwei Fünfundvierzigern. Grob geschätzt sind das hundertzwölf mal Recht». Andererseits beschäftigten sich die Berliner mit 77er Tagesthemen: Der Redakteur im Dienste Axel Cäsars, der Tod in einer radioaktiven Wolke, Akkordarbeit und morgendliche Spiele unter der Bettdecke.

Nach einem Konzert im Hamburger Audimax (am 2. 12. 1977) war bei Lokomotive Kreuzberg der Dampf raus und die Gruppe löste sich auf. Bernhard Potschka, Manfred Praeker und Herwig Mitteregger kamen Ende 1978 als Mitglieder der → Nina Hagen Band zu unerwartet großem Erfolg.

KOLLEGE KLATT (Nov. 1972 – Pläne 99 101)
Andreas Brauer (Gesang, E-Clavinet, E-Violine, Synthesizer), Volker Hiemann (Gesang, E-Gitarre, Akustik-Gitarre), Uwe Holz (Gesang, Schlagzeug, Harmonika), Franz Powalla (Gesang, Bass), Karl-Heinz Scherfling (Gesang)

JAMES BLOND (Dez. 1973 – Pläne 99 103)
Andreas Brauer (Gesang, E-Clavinet, E-Violine, Flöte, Akustik-Gitarre, Percussion), Volker Hiemann (Gesang, E-Gitarre, Akustik-Gitarre), Uwe Holz (Gesang, Schlagzeug, Harmonika, Percussion), Manfred Praeker (Gesang, Bass, Akustik-Gitarre, Percussion), Karl-Heinz Scherfling (Gesang)

FETTE JAHRE (März 1975 – Pläne 99 104)
Karl-Heinz Scherfling (Gesang, Percussion), Bernhard Potschka (Gitarre, Gesang), Manfred Praeker (Bass, Gitarre, Percussion, Gesang), Uwe Holz (Schlagzeug, Percussion, Harmonika, Gesang), Andreas Brauer (Geige, Piano, Flöte, Percussion, Synthesizer, Gesang)

MOUNTAIN TOWN (Nov. 1977 – Pläne 99 105)
Andreas Brauer (Gitarre, Geige, Keyboards, Gesang), Bernhard Potschka (Gitarre), Uwe Holz (Gesang, Percussion), Manfred Praeker (Bass, Banjo, Gesang), Herwig Mitteregger (Schlagzeug, Percussion), + Marianne Langfeld (Gesang), Wolfgang Dauner (Piano), Ack von Rooyen (Flügelhorn)

Lords

Ulli Günther, Gesang (24. 7. 1942, Berlin)
Klaus Peter Lietz, Lead-Gitarre (31. 12. 1943, Hammerstein)
Rainer Petry, Rhythmus-Gitarre (5. 7. 1944, Berlin)
Bernd Zamulo, Bass (16. 8. 1946, Cuxhaven)
Peter Donath, Schlagzeug (11. 8. 1944, Berlin)

1959 formierte sich in Berlin das Sextett Skiffle Lords, dazu gehörten auch Ulli Günther, Klaus Peter «Leo» Lietz und Rainer «Gandi» Petry. Ihre Skiffle-Klänge waren so beliebt, daß sie verschiedene Wettbewerbe, u. a. den um das «Goldene Waschbrett» gewannen und 1971 zu «Berlins Skiffle Band Nr. 1» gewählt wurden. Angelsächsische Beat-Klänge (vor allem die der Beatles) veranlaßten die Gruppe, ihren Stil zu verändern. Dafür wurde am Silversterabend 1963 der Gruppenname auf The Lords gekürzt und in den folgenden Wochen der Bassist Knut Kuntze und der Schlagzeuger Peter Donath angeworben. Das Quintett Günther, Lietz, Petry, Kuntze und Donath beteiligte sich 1964 an dem von United Artists ausgeschriebenen Wettbewerb «Wer spielt so wie die Beatles», gewann zunächst die lokale Ausscheidung und schließlich am 6. 9. 1964 im Hamburger «Star Club» die Endausscheidung und wurde als «Deutschlands Beatformation Nr. 1» gekürt. Daraufhin unterschrieben die Lords, «die als Imitatoren begannen und es blieben» (Dieter Baacke in ‹Beat – die sprachlose Opposition›), einen Platten-Vertrag und wurden Profis.

Im Oktober wurden sie vom Frankfurter Club K 52 verpflichtet, danach folgten 4-Wochen-Engagements nach Weiden, Berlin, Essen und Düsseldorf. Nach einem schweren Autounfall mußte Knut Kuntze im Februar 1965 ersetzt werden. Seinen Platz nahm zunächst Heinz Hegemann und ab August 1965 Bernd Zamulo ein. Im Mai 1965 begleitete die Gruppe Casey Jones auf dessen Deutschland-Tournee, im Herbst des Jahres bereitete sie (mit Zamulo) die Auftritte der Kinks vor. Am 15. August rückte ihre erste Hit-Single «Shakin' All Over» in die deutschen Hitlisten ein und landete auf Platz 11. In der Folgezeit brachten sie noch 10 weitere Titel in die deutschen Hitlisten: «Poor Boy» (1965, Platz 12), «Que Sera» (1966, Platz 21), «Greensleaves» (1966, Platz 14), «What They Gonna Do» (1966, Platz 34), «Have A Drink On Me» (1967, Platz 19), «Glory Land» (1967, Platz 5), «John Brown's Body (1968, Platz 11), «Good Time Music» (1968, Platz 37), «People World» (1969, Platz 17), «Three-Five-Zero-Zero» (1969, Platz 27).

1966 spielten die Lords auf dem VI. Internationalen Liederfestival in Zoppot/Polen, traten im polnischen Fernsehen auf und wurden anschließend für ein Konzert (vor 25 000 Zuhörern) im Warschauer Fußballstadion und eine Gastspielreise durch Polen und die ČSSR verpflichtet.

Im Oktober 1966 begleiteten sie die Beach Boys auf deren Deutschland-Tournee. Im August 1967 traten die Lords beim Internationalen Liederfestival in Split/Jugoslawien auf und belegten mit «Gipsy Boy» den zweiten Platz vor der englischen Gruppe Shadows. Es schloß sich eine Tournee durch das Gastgeberland und Italien an. Mit ihrem größten Hit «Glory Land» waren sie in 13 verschiedenen nationalen und internationalen Fernseh-Sendungen zu sehen. Außerdem trat das Beat-Quintett im Laufe der Jahre in Frankreich, Spanien, den Benelux-Ländern, Skandinavien, in Österreich, Ungarn und der Schweiz auf, zudem brachten sie «immer in einheitlichen, selbstentworfenen Fantasiekostümen» auch auf «Schützenfesten und Schunkelgesellschaften der rheinischen Karnevals-Jecken Schwung» (Pressetext). Als Beweis für die Gunst der Fans überreichte ihnen BRAVO 1969 den «Bronzenen Otto», außerdem wurden sie im Pop-Poll des MUSIK EXPRESS zur besten deutschen Popgruppe gewählt.

Im April 1971 löste sich die Zweckgemeinschaft – Ulli Günther: «Unsere Musik soll uns Geld bringen» – auf. Klaus Lietz, Rainer Petry, Bernd Zamulo und Peter Donath wandten sich «zivilen» Berufen zu. Ulli Günther formierte mit Reinhart Bopp (Gitarre, Gesang), Günter Bopp (Bass, Gesang), und Hans Harbrecht (Schlagzeug) die «New Lords». Die Brüder Bopp und Hans Harbrecht hatten schon zwei Jahre lang unter dem Namen Rovers die Lords als Vorgruppe auf Tourneen begleitet. Zum Jahresende fanden die Lords unter den unsympathischsten Gruppen (Platz 1, POPFOTO) noch einmal Erwähnung. Auf ihrer ersten und einzigen Langspielplatte bewiesen die New Lords, «daß es um ihre Musik nicht mehr traurig bestellt ist» (Pressetext). Das Quartett gab am 29. April 1973 in Mainz sein letztes Konzert. Reinhart Bopp, Günter Bopp und Hans Harbrecht spielten bei Hardcake Special weiter, Ulli Günther verfolgte Solo-Projekte und nahm 1974 in einer Jam-Session mit 16 Musikern und Sängern «Lord Ulli's Pop-Skiffle-Party» auf, «ein rundes, unkompliziertes Hörvergnügen, ideal für stockende Hausfeten und trübe Regentage» (POP).

Im Oktober 1976 kehrte bei Ulli Günther, Klaus Peter Lietz, Rainer Petry, Bernd Zamulo und Peter Donath die Lust zurück, 10 Jahre alte Erfolge gegen gutes Honorar noch einmal aufleben zu lassen: Die Lords gingen wieder auf die Bühne. Ulli Günther: «Leider kam nach uns keine deutsche Rockband richtig hoch. Deshalb wollen wir's jetzt noch einmal packen.» In den folgenden 18 Monaten stellten sich «Deutschlands Beat-Könige» (POP) in «Disco» vor und präsentierten die drei neuen Singles «Naked Man», «Teenage Love» und «Jezebel».

TWO ORIGINALS OF THE LORDS (Crystal 134 Cry 45091/92)
Enthält die Originalalben In Black And White und Shakin' All Over aus dem Jahre 1965

THE LORDS 1964–1971 (Electrola – 1C 148-31072/73)
Doppelalbum

THE BEST OF LORDS (Electrola – 1C 048.29783)

NEW LORDS (Nov. 1971 – nicht lieferbar)

LORD ULLI'S POP-SKIFFLE-PARTY (April 1974 – Electrola 1C 062-29524)

Ulli Günther, Vickrather Str. 39, 4000 Düsseldorf, 02 11/59 18 68

Lucifer's Friend

Mike Starrs, Gesang (10. 11. 1947, Lochgelly/Schottland)
Peter Hesslein, Gitarre (26. 1. 1947, Hamburg)
Peter Hecht, Keyboards (9. 3. 1944, Speyer)
Adrian Askew, Keyboards (31. 3. 1947, Sheffield/England)
Dieter Horns, Bass (28. 2. 1946, Hamburg)
Herbert Bornholdt, Schlagzeug, Percussion (23. 3. 1946, Hamburg)

Mit der Biografie der vier deutschen Lucifer's-Friend-Mitglieder entblättern sich beträchtliche Teile des Stammbaumes der deutschen Rockmusik. Peter Hesslein spielte zwischen 1963 und 1968 bei den Giants Gitarre. Peter Hecht und Dieter Horns agierten ab 1965 bei den German Bonds, zu denen 1968 auch noch Hesslein stieß. Gegen Ende des Jahres 1969 fand auch der Schlagzeuger Joachim Rietenbach zu den German Bonds, die sich Anfang 1970 auflösten. Danach meldeten sich Hesslein, Horns und Hecht an der Hamburger Kunstschule an und studierten mehrere Semester Grafik und Design. Im Spätherbst 1970 entschloß sich der German Bond-Torso Rietenbach, Hecht, Horns und Hesslein zu einer gemeinsamen Plattenaufnahme. Erst nach Produktion der Playbacks fand man in John Lawton den geeigneten Vokalisten. Lawton trat seinerzeit mit der britischen Gruppe Stonewall im «Top Ten» auf der Hamburger Reeperbahn auf. Das Album «Lucifer's Friend» «eines superenergievollen deutschen Rock-Quintetts, mehr als ein bißchen Led Zeppelin ähnlich» (CHICAGO EXPRESS), erschien im Januar 1971. Erst nach einer guten Resonanz auf die LP-Veröffentlichung, entschlossen sich die Fünf, auch live aufzutreten und erschienen u. a. vor den «Beatclub»-Kameras.

Im Januar 1972 zog Lucifer's Friend erneut ins Studio, um «Where The Groupies Killed The Blues» aufzunehmen. «Das Meisterstück mit seltsam symbolhaften Texten und noch seltsamerer Musik» (CHICAGO SUN TIMES) gehörte – allerdings erst 1974 – zu den von BILLBOARD ermittelten meistgesendeten Rock-Werken. Im Frühjahr 1972 entschlossen sich die «Freunde des Teufels», nicht mehr live aufzutreten. «Wir sind schlecht bezahlt und betrogen worden und hatten tierische Schulden» (Hesslein). So existierte Lucifer's Friend fortan nur noch als Studioband; während Peter Hesslein – nach einem Zwischenspiel bei den → Rattles und den Les Humphries Singers – beim James Last-Orchester seinen Lebensunterhalt verdiente, sang John Lawton bei den Les Humphries Singers, verdingte sich Peter Hecht als freier Arrangeur und arbeitete Dieter Horns als Studiomusiker.

Ihr drittes Album «I'm Just A Rock'n'Roll Singer» entwickelte sich bei WMMS, Cleveland's populärster Radio-Station, zum «meistgefragten Album des Jahres». Auslösendes Moment waren die Import-Aktionen der Chicagoer Firma Billingsgate Records, die «eine der vehementesten europäischen Gruppen» (CASH BOX) so nachhaltig ins Gespräch brachten, daß die CHICAGO SUN TIMES ihren Reporter Al Rudis nach Hamburg schickte, um Facts über eine Gruppe zu sammeln, deren Weg von «totaler Unbekanntheit bis zu den höchsten Rängen des Rock führte».

Obwohl die Band die bis dahin größten Verkaufszahlen aller deutschen Gruppen in Amerika erreichte, wurden nie Tantiemen nach Deutschland überwiesen.

Im Sommer 1973, kurz nach Veröffentlichung des dritten Albums, gab es die bislang einzige Gruppen-Umbesetzung: Für Joachim Rietenbach nahm Herbert Bornholdt hinter dem Schlagzeug Platz. Auch Bornholdt war schon ein «gestandener Mann» in der deutschen Rock-Szene, gehörte er doch zu den Tonics und von 1970 bis 1973 zu den → Rattles. Wie Hesslein wurde auch Bornholdt von James Last engagiert.

Anfang des Jahres 1974 befreiten sich die Fünf wieder von ihren verschiedenen Verpflichtungen und widmeten sich den Aufnahmen des vierten Albums «Banquet», zu dem sie noch weitere 30 Musiker (vor allem Bläser und Streicher) ins Studio holten. Die «vor allem nach dem amerikanischen Markt ausgerichtete Produktion» (Hesslein) fand auch in der Heimat positive Resonanz: «Die hervorragende Visitenkarte» (STEREO) «ist ein Orchester-Rock-Banquet für musikalische Feinschmecker» (POP).

Mit der Anfang 1976 produzierten LP «Mind Exploding» entfernte sich die Studiogruppe Lucifer's Friend vom Publikumsgeschmack. Die Plattenfirma Phonogram zog bereits ein Jahr nach Veröffentlichung das Album aufgrund mangelnden Absatzes vom Markt zurück.

Vom Job des Tanzmusikers frustriert – Hesslein: «Letztlich sind und bleiben wir doch Rockmusiker» – planten Hesslein, Horns, Hecht und Bornholdt die Rückkehr auf die Rock-Bühne. Nachdem der frühere Sänger John Lawton im Herbst 1976 bei Uriah Heep einstieg und ein Versuch mit dem Ersatzmann Ian Cussick fehlschlug, suchten die Vier im Herbst 1977 in englischen Musikzeitungen nach einem neuen Vokalisten. Man entschied sich für Mike Starrs. Der Schotte, gelernter Schlachter und Schmied, gründete in London Ende der 60er Jahre die Gruppe Spinning Wheel (zu der auch Rick Wakeman gehörte), wechselte zu Strawbs und wurde 1975 Mitglied bei Colloseum II.

Mit Starrs nahm Lucifer's Friend das Album «Good Time Warrior» auf, mit dem sie musikalisch an ihre besten Zeiten der frühen 70er Jahre anknüpften. Mit dem für 100 000 Mark produziertem Werk «haben sie einen Standard erreicht», ließ SOUNDS wissen, «den man bei den vergleichbaren hiesigen Rockbands nur noch von Lake gewöhnt ist». Als Lucifer-Symbolfigur wurde – wie auf früheren Alben – der Hamburger Hans Helberg, Jahrgang 1915, abgebildet. Um die im Studio konzipierten Klänge auch auf der Bühne präsentieren zu können, wurde als zweiter Keyboard-Spieler Adrian Askew verpflichtet. Askew spielte als 14-jähriger in der Band Tony And The Kingtones und ab 1970 bei Edison Lighthouse. 1974 wurde Askew → Atlantis-Mitglied, später spielte er für → Neil Landon.

Nach einigen Testkonzerten und einem «Rockpop»-Auftritt (14. 10. 78) gab Lucifer's Friend das offizielle Comeback-Konzert am 31. Oktober 1978 in der Hamburger Musikhalle. Trotz großer Licht- und Lautausstattung konnte die Band mit ihren komplizierten und zum Teil undurchsichtigen Rock-Rhythmen nicht begeistern.

LUCIFER'S FRIEND (Jan. 1971 – nicht lieferbar)

WHERE THE GROUPIES KILLED THE BLUES (März 1972 – nicht lieferbar)

I'M JUST A ROCK 'N' ROLL SINGER (Mai 1973 – nicht lieferbar)

BANQUET (Sept. 1974 – nicht lieferbar)

MIND EXPLODING (Juni 1976 – nicht lieferbar)

THE DEVIL'S TOUCH (Fontana 6434306)
Zusammenstellung aus Lucifer's Friend. I'm Just A Rock'n'Roll Singer, Banquet und Mind Exploding

GOOD TIMES WARRIOR (Sept. 1978 – Elektra ELK 52087)
Mike Starrs (Gesang), Peter Hecht (Keyboards), Herbert Bornholdt (Schlagzeug, Percussion, Gesang), Peter Hesslein (Gitarre, Gesang), Dieter Horns (Bass)

Peter Hesslein, Sachsenweg 13, 2000 Hamburg 61, 0 40/5 51 55 15

JIM MORRISON & THE DOORS
heißt eine von 20 informativen und packend geschriebenen Special-Stories aus dem Buch
ROCK GIANTS.
(250 Seiten, Fotos, kompl. Discografie, DM 12,80)
EIN BUCH VON TAURUS PRESS

Maffay, Peter

Peter Maffay, heute Deutscher, wurde am 30. 8. 1949 in Kronstadt (Rumänien) als Sohn eines ungarischen Flugzeugbauers geboren. Als Peter Makkay wanderte er 1963 mit seinen Eltern aus und blieb – da Amerika derzeit keine Einwandererlaubnis erteilte – in Mühldorf hängen. Dort besuchte er das Gymnasium, das er aber nach der Mittleren Reife mangels ausreichender Zensuren verlassen mußte. In München begann er 1968 eine Lehre als Chemigraph, abends klampfte er mit Freunden im Folklore-Club «Song Parnass». Hier wurde er im Herbst 1968 von dem Texter und Produzenten Michael Kunze entdeckt. Mit dem von Kunze getexteten und von Peter Orloff komponierten Erstlings-Schlager «Du» landete Peter Maffay – eine Seltenheit in der Plattenbranche – im April 1970 auf Platz 1 der deutschen Hitparade. In den nächsten sechs Jahren brachte Peter Maffay noch weitere 12 Singles in den deutschen Hitlisten unter und avancierte damit zu einem der erfolgreichsten Schlagersänger.

Seine erste Langspielplatte, bestückt mit 22 Eigenkompositionen, aber mit Kunze-Texten (Maffay: «Mir fehlt die Begabung, mich mit Worten auszudrücken»), erschien 1973. Daß Maffay's musikalische Ambition nicht beim Schlager-Eintopf aufhören, demonstrierte er seinen Fans auf einer Frühjahrstournee des Jahres 1974. Dafür hatte er als Begleitmusiker die Gruppe «18 Karat Gold» angeheuert; mit Jörg Evers und Klaus Ebert (Gitarre), Lothar Meid (Bass) und Keith Forsey (Schlagzeug). «Samstag abend in unserer Straße», Maffays zweite LP, 1974 erschienen, kann man zwar nicht als «Made-In-Germany-Rock» (BRAVO) bezeichnen, aber die – zeitweise – Abkehr vom trivialen Schlager ist unverkennbar. Auf dem Album «Meine Freiheit» – mit dem er erstmals auch in die LP-Charts einzog – waren erstmals die Musiker der Rock-Gruppe → Sahara zu hören, mit denen er Ende 1975 auch auf eine 37-tägige Clubtournee ging. Mit Veröffentlichung der Alben «Super Songs» (einer Single-Zusammenfassung) sowie «Und es war Sommer» (für das er mit dem Deutschen Schallplattenpreis ausgezeichnet wurde) meldete Maffays Plattenfirma den Verkauf der 300 000sten Langspielplatte.

Nach einer Hitparaden-Auszählung der Fachzeitschrift MUSIKMARKT war Peter Maffay der erfolgreichste deutsche Schlagerstar des Jahres 1976; zudem wählten ihn die Leser der Zeitschrift zum «besten deutschen Sänger».

Eine «Country-Rock-Scheibe internationalen Formats» (TV HÖREN UND SEHEN) kam im Frühjahr 1977 unter dem Titel «Tame & Maffay» in die Läden. Damit konfrontierte der «erfolgreichste deutsche Schlagerstar» (STERN) seine Fans erstmals mit in englischer Sprache gesungenen Country-Rock-Songs und einem Partner. Johnny Tame, neben Maffay in «Disco 77» und «Szene 77» zu sehen, heißt bürgerlich

Uwe Reuss (3. 3. 1947, Burg Friedberg) und tingelte in der Begleitband von Costa Cordalis übers Land. Immerhin erreichte er mit «Tame & Maffay» hinter der Elektronik-Gruppe → Kraftwerk den größten Hitlisten-Erfolg einer deutschen Rock-Produktion (Platz 24).

Mit einer Begleitband, zu der Frank Diez (Gitarre), Günther Moll (Gitarre), Stefan Wissnet (Bass), Jean-Jacques Kravetz (Keyboards) und Bertram Engel (Schlagzeug) und auch Johnny Tame gehörten, stellte sich Peter Maffay in zwei Terminblöcken (November 1977 und März 1978) mit eigenen Oldies, aktuellen Titeln der LP «Dein Gesicht», Country-Rock-Songs und Rock-Nummern wie «Satisfaction» vor, zeigte sich «befreit vom Schlager-Mief» (RHEINISCHE POST) und trotz «banaler Süßholzraspelei» als «interessanter Rocksänger» (RUHR-NACHRICHTEN). Auf «Peter Maffay live» demonstriert der Ex-Schnulzensänger, wo seine Ambitionen liegen und was er seinem Publikum zu bieten hat: Rockmusik fürs Gemüt.

OMEN (März 1973 – Telefunken – 6.28042)
Doppelalbum. Peter Maffay (Gesang, Gitarre), Paul Vincent (Gitarre), Lothar Meid (Bass), Fritz Muschler (Piano), Keith Forsey (Schlagzeug)

SAMSTAG ABEND IN UNSERER STRASSE (Sept. 1974 – Telefunken 6.21195)
Peter Maffay (Gesang, Gitarre), Martin Harrison (Schlagzeug), Paul Cameron (Bass), Thomas Schiedel (Gitarre), Ingo Kramer (Gitarre), Thor Baldurson (Orgel, Piano)

MEINE FREIHEIT (Okt. 1975 – Telefunken 6.22296)
Peter Maffay (Gesang, Gitarre, Percussion), Ingo Cramer (Gitarre), Tiny Hagen (Mundharmonika), Martin Harrison (Schlagzeug), Mike Thatcher (Piano), Stefan Wissnet (Bass), Thor Baldurson (Piano), Frank Diez (Gitarre), Günther Moll (Gitarre), Dave King (Bass), Thomas Horn (Percussion, Congas)

SUPER-SONGS (Mai 1976 – Telefunken 6.22534)
Zusammenstellung

UND ES WAR SOMMER (Sept. 1976 – Telefunken 6.22602)
Peter Maffay (Gesang, Gitarre), Frank Diez (Gitarre), Günther Moll (Gitarre), Stefan Wissnet (Bass), Martin Harrison (Schlagzeug), Holger Brandt (Schlagzeug), Thor Baldurson (Keyboards), Tiny Hagen (Mundharmonika)

TAME & MAFFAY (Febr. 1977 – Telefunken 6.22960)
Johnny Tame (Gesang, Gitarre), Peter Maffay (Gesang, Gitarre), Frank Diez (Gitarre), Günther Moll (Gitarre), Stefan Wissnet (Bass), Mike Thatcher (Keyboards), Alex Pittwohn (Mundharmonika), Hannes Beckmann (Geige), Guiseppe Solera (Flöte), Eddie Taylor (Saxofon), Martin Harrison (Schlagzeug), Charles Campbell (Percussion)

DEIN GESICHT (Okt. 1977 – Telefunken 6.23238)
Peter Maffay (Gesang, Gitarre), Frank Diez (Gitarre), Günther Moll (Gitarre), Gary Gordon (Gitarre), Jean-Jacques Kravetz (Keyboards, Synthesizer), Stefan Wissnet (Bass), Bertram Engel (Schlagzeug)

LIVE (Febr. 1978 – Telefunken 6.23420)
Peter Maffay (Gesang, Gitarre), Johnny Tame (Gesang, Gitarre), Frank Diez (Gitarre), Günther Moll (Gitarre), Jean-Jacques Kravetz (Keyboards), Stefan Wissnet (Bass), Bertram Engel (Schlagzeug)

Teldec, Heussweg 25, 2000 Hamburg 19, 0 40/4 01 91

Mass

Ernest J. Burnside, Gesang (20. 9. 1951, New York/USA)
Detlev Schreiber, Gitarre, Gesang (22. 6. 1955,Berlin)
Victor Radny, Bass (15. 3. 1949, Regensburg)
Hannes Eder, Schlagzeug (27. 2. 1953, Regensburg)

Black Mass nannte sich die Free Music-Gruppe, die der Bassist Günther Viktor Radny (ein Ex-Mitglied von Synthetic Grass) 1970 in Regensburg gründete. Ende 1973 hatte Radny das Bedürfnis nach «ehrlichem Rock» und kürzte den Namen auf Mass. Mit dem Schlagzeuger Johannes Eder (früher bei I Drive) und wechselndem Gitarristen bot man Heavy-Rock.

Durch eine Anzeige in der Zeitschrift MUSIKER fand Mass Anfang 1976 den Gitarristen Detlev Schreiber, der die Erfahrungen aus den Gruppen Walpurgis, Mirage und Chippendale einbrachte. Das Trio Radny/Eder/Schreiber ging Ende 1976 mit neun Eigenkompositionen und dem umarrangierten Creation-Hit «Painter-Man» ins Studio, um die Debüt-LP «Back To The Music» einzuspielen. Nach dem Motto «Wir machen Musik, die in unsere Zeit paßt: Realitätsbezogen, aggressiv und laut» (Radny) spielten sie einen respektablen – wenn auch nicht optimal produzierten – «Schwermetall»-Rock ein, der bisweilen an Rory Gallagher und Black Sabbath erinnert.

Ende Juni 1978 verstärkte sich Mass durch den Sänger Ernst Jack Burnside, der zuvor in der New Yorker New Wave-Band THC auftrat.

BACK TO THE MUSIC (März 1977 – United Artists UAS 30022)
Detlev Schreiber (Gitarre, Gesang), Victor Radny (Bass), Hannes Eder (Schlagzeug)

Mass, Schwertnermühle 16, 8411 Regensburg-Lappersdorf, 09 41/8 28 77

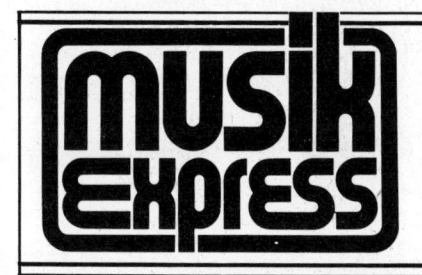

Meid, Lothar

Lothar Meid, die «ehrliche Haut» (STEREO), am 28. August 1942 in Barbenhausen geboren, legte eine grundsolide Ausbildung vor: Nach der Gymnasialzeit studierte er an der Ludwig-Maximilians-Universität zu München Jura – gelegentlich auch Psychologie, Architektur und Zeitungswissenschaft – und hielt bis zum Examen an der Universität Regensburg durch. 1968 entschloß er sich «im Hinblick auf die Qualität meines Examens» (Meid), Musiker zu werden. Immerhin blies er schon als Pennäler Trompete; später wechselte er zum Bass. Bei Gunther Hampel spielte Lothar Meid Modern Jazz, u. a. mit Jaki Liebezeit (→ Can). Während des großen Soul-Booms scharte Lothar Meid drei Schwarze und zwei Weiße um sich, unter ihnen Jimi Jackson und Wolfgang Paap. Das Trio Meid/Jackson/Paap beteiligte sich Mitte 1969 an der Gründung von → Embryo. Mit Jackson stieg Meid 1971 in Doldingers erste → Passport-Formation ein. Zwischendurch und vor allem nach der Passport-Ära bediente Meid bei → Amon Düül II den Bass. 1973 hoben die Gitarristen Klaus Ebert und Jörg Evers, der Bassist Lothar Meid und der Schlagzeuger Keith Forsey die Band «18 Karat Gold» aus der Taufe. Nach einem «All Bumm» (LP-Titel) war im Sommer 1974 «18 Karat futsch» (POP). Lothar Meid musizierte wieder mit Amon Düül, ging mit → Joy Fleming auf Tournee, stellte sich als Studiomusiker zur Verfügung und posierte in Robert Lemkes TV-Film «Idole» als Schauspieler.

Nach der Devise «Irgendwas mach ich mal, dann komm ich groß 'raus.» (Textzeile) spielte Lothar Meid Ende 1975 mit befreundeten Musikern die erste Solo-LP ein.

Zwischen Januar und Oktober 1977 verbrachte Meid an der Produktion seines zweiten Solo-Albums «Einbahnstraße». Auf der sehr persönlich wirkenden – weil im bayerischen Dialekt gesungenen – LP gelang ihm ein heimatliches Stimmungsbild, das sich «zwischen Udo Lindenbergs Szenen-Chinesisch, Konstantin Weckers Dichter-Engagement und Gunter Gabriels trivialem Sozialwitz leichtfüßig durchwurschtelt» (MUSIK EXPRESS). Für den «Nuschler von München-Haidhaisen» (SOUNDS) und dessen «echtem Bedürfnis» (Meid) rührte die Plattenfirma gehörig die Werbetrommel: Ein 45-Sekunden-Werbespot flimmerte in Münchner Kinos, Plakate an Litfaßsäulen und Anzeigen in Bezirkspostillen kündeten vom neuen Werk des «Asphalt-Carusos».

MENSCH, DIESER KLAUS! (Jan. 1976 – Philips 6305 283)
Karl Allaut (Gitarre), Thor Baldursson (Keyboards, Synthesizer), Jörg Evers (Gitarre), Keef Hartley (Schlagzeug, Percussion), Lothar Meid (Bass)

EINBAHNSTRASSE (Febr. 1978 – Atlantic ATL 50 447)
Mats Björklund (Gitarre), Nick Woodland (Gitarre), Geoff Stradling (Keyboards), Keith Forsey (Schlagzeug), Lothar Meid (Bass), Olaf Kübler (Saxofon)

Global Music, Nederlingerstr. 21, 8000 München 19, 0 89/15 10 60

Meinecke, Ulla

Ulla Meinecke, am 14. 8. 1953 im hessischen Usingen geboren, zog 1956 mit den Eltern nach Frankfurt, besuchte dort das Gymnasium und begann Deutsch und Politik zu studieren. Die «unhäusliche, unruhige Stadtratte» (Meinecke über Meinecke) jobte als Kellnerin und Tapeziererin. Einen → Udo Lindenberg-Aufruf in der Zeitschrift MUSIK JOKER («Ich suche eine Mädchenband») beantwortete sie mit drei eigenen Liedern auf einer Musikkassette. Lindenberg ließ Ulla Meinecke nach Hamburg kommen, denn «bei ihr ist in jedem Lied eine totale, ganz nackte Ehrlichkeit. Und ich glaube, das ist es, was ankommen wird. Besonders bei Mädchen».

Bereits im April 1977 produzierte Lindenberg mit der neuen «Rock-Mieze» (BRAVO) die erste Langspielplatte «Von toten Tigern und nassen Katzen». Zu ihren hörenswerten Texten – «Das, was ich schreibe, habe ich alles erlebt» – schrieb Udo Lindenberg die Musik. Die totale Lindenberg-Umklammerung – zu Lindenberg-Rhythmik sang sie im Lindenberg-Idiom – brachte ihr nicht die gewünschte Anerkennung ein.

Ulla Meinecke, die als Lindenbergs Sekretärin und Managerin arbeitet, begleitete ihren Förderer auf dessen 77er und 78er Tourneen.

Erst ihr zweites Album «Meinecke Fuchs», ein «bemerkenswert arrangierter Seelen-Striptease eines bisherigen Neutrums» (Pressetext), ebenfalls vom Lindenberg-Einfluß geprägt, macht deutlich, daß sie als musikalische Berichterstatterin realer Mädchen-Themen bestehen kann. Der «sinnliche Mensch» Ulla Meinecke zählt sicherlich nicht zu den sogenannten deutschen Rockladies, wohl aber zu den talentierten Liedermachern deutscher Sprache.

VON TOTEN TIGERN UND NASSEN KATZEN (Mai 1977 – Telefunken 6.23044)
Ulla Meinecke (Gesang), Paul Vincent (Gitarre), Thomas Kretschmer (Gitarre, Mundharmonika), Bertram Engel (Schlagzeug), Curt Cress (Schlagzeug), Steffi Stephan (Bass), Dave King (Bass), Jean-Jacques Kravetz (Keyboards), Kristian Schultze (Keyboards)

MEINECKE FUCHS (Sept. 1978 – Telefunken 6.23639)
Ulla Meinecke (Gesang), Bertram Engel (Schlagzeug), Günther Gebauer (Bass), Jean-Jacques Kravetz (Keyboards), Paul Vincent (Gitarre, Synthesizer), Helmut Zacharias (Geige), Pepe Solera (Saxofon)

Teldec, Heussweg 25, 2000 Hamburg 19, 0 40/4 01 92 54

"IHRE KINDER"

die Meistersinger aus Nürnberg
präsentieren auf eigenem Label ihre besten LP's

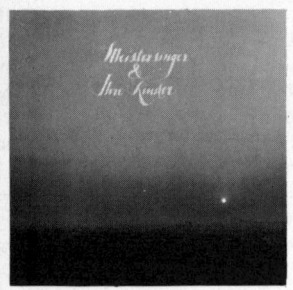

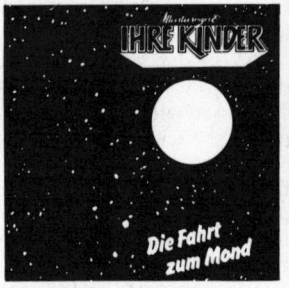

Bestellnr.: LP-01001
"Meistersinger & Ihre Kinder"

Bestellnr.: LP-01004
"Die Fahrt zum Mond"

"Ihre Kinder" laut Rocklexikon die erste Gruppe, die es verstand, deutsche Sprache mit Rockmusik zu verbinden, setzt die wahrscheinlich größte und wichtigste Idee deutscher Popmusik fort.

Bei Meistersinger erschienen!

Bestellnr.: LP-01002
"Uli Fasold"

Seine Lieder beeindrucken durch Ihre lyrische Ausdrucksweise mit satt unterlegtem Rhythmus und ehrlichen Texten.

Bestellnr.: LP-01003
"Guitar Boogie Woogie"

Philadelphia Jerry Ricks, die wichtigste Blues-Entdeckung der letzten Jahre, spielt mit Oscar Klein Blues, Boogie und Jazz von selten gehörter Perfektion.

Kontakt: Meistersinger-Musikproduktion GmbH

Bamberger Str. 4
D 8550 Forchheim
Tel. 0 91 91 / 8 08 08

TIS
Im Vertrieb des
TELDEC
IMPORT SERVICE
MAX-NONNE-STR. 45
D-2000 HAMBURG 62
WEST-GERMANY

Meistersinger & Ihre Kinder

Sonny Hennig, Gesang, Keyboards (4. 3. 1946, Mühlhausen)
Ulli Grün, Gitarre (25. 1. 1945, Landsberg)
Alfred Schmucker, Bass (6. 9. 1952, Erlangen)
Stephan Fischer, Schlagzeug, Percussion (30. 5. 1952, Willste)

Zu den Pionieren deutschsprachiger Rockmusik zählt zweifelsfrei die Gruppe → Ihre Kinder, die zwischen 1969 und 1974 fünf Langspielplatten ablieferte, die zu den Meilensteinen deutscher Rock-Kultur gehören.

Die Gruppe löste sich Anfang 1974 auf. Organist Sonny Hennig und Gitarrist Ulli Grün verschwanden in der Disco-Versenkung und tingelten mit der Soulband Powerful Tramps durch US-Clubs. Nachdem Sonny Hennig die Lust verließ, «den Plattenverkauf der Temptations in Deutschland zu fördern», scharte er versprengte Ex-Mitglieder der Powerful Tramps um sich und knüpfte mit dem Projekt Meistersinger & Ihre Kinder an frühere Tage an. Mit dem Namen Meistersinger & Ihre Kinder beantwortete Hennig die Frage, als wessen Kinder sie sich fühlen. (Meistersinger nannten sich die volksnahen Dichter und Sänger des 14. Jahrhunderts, die die Dichtkunst der Minnesänger fortsetzten. Richard Wagner schrieb über die «Meistersinger von Nürnberg» eine Oper).

Auf der Debüt-LP, ohne Bindung an Minnegesang und Wagner-Bombast, sondern mit gelöst-lockeren Rhythmen bestückt und durch die Soul-Vergangenheit der Interpreten geprägt, erweist sich Sonny Hennig einmal mehr als einer der «eindrucksvollsten und ausdrucksstärksten Stimmen in der deutschen Rock-Szene» (NÜRNBERGER NACHRICHTEN).

Sonny Hennig arbeitet als Produzent in der Meistersinger Musikproduktion und ist erst dann bereit – «Es hat sich schon jeder mal die Finger verbrannt» (Liedtext) – auf die Bühne zurückzukehren, «wenn die Bedingungen nicht so mies wie früher sind».

MEISTERSINGER & IHRE KINDER (Juli 1978 – Meistersinger Musikproduktion)
Sonny Hennig (Gesang, Keyboards), Ulli Grün (Gitarre), Alf Schmucker (Bass), Stefan Fischer (Klavier), Herva Middleton (Schlagzeug) + Ulli Fasold (Gitarre)

Meistersinger Musikproduktion, Breitenlohestr. 48, 8550 Forchheim, 0 91 91/8 07 28

Message

Sammy Kunig, Gesang, Saxofon (24. 12. 1948, Thalheim)
Allan Murdoch, Gitarre, Bass, Gesang (9. 6. 1945, Ryda/England)
Fritz Gröger, Gitarre (6. 11. 1948, Vaihingen)
Reiner Nagel, Bass, Keyboards, Gesang (11. 2. 1949, Stuttgart)
Peter Schmidt, Schlagzeug, Percussion (13. 5. 1955, Stuttgart)

Der Düsseldorfer Bassist Horst Stachelhaus gründete Message im September 1968. Im Mai 1970 kam der Brite Allan Murdoch zur Band. Ein halbes Jahr später konnte Murdoch seinen Landsmann Tommy McGuigan (Gesang, Gitarre) gewinnen. Murdoch und McGuigan musizierten bereits 1962 in der schottischen Formation Maysiders zusammen. Mit dem Schlagzeuger Gerhard Schaber und dem Gitarristen Billy Tabbert entstand das erste Message-Album «The Dawn Is Comin». Das Album muß zu den experimentellen, weil richtungslosen, Frühwerken deutscher Rockmusik gezählt werden. Im März 1973 entstand die LP «From Books And Dreams», auf der Message zu mystischen Themen – in dürftiger Aufnahmequalität – Heavy-Rock-Rhythmen intonierten. Im Juni 1974 verstärkte der Schlagzeuger Manfred von Bohr die deutsch/englische Formation. Von Bohr spielte von 1968 bis 1971 in der Band Dies Irae und beteiligte sich an deren Debüt-Platte «First». Das Quartett McGuigan/Murdoch/Stachelhaus/von Bohr absolvierte 1974 eine erfolgreiche Jugoslawien-Tournee und begleitete in Deutschland die Gruppe Nazareth.

Das dritte Album mit dem Titel «Message» war zwar das bislang beste Produkt der Gruppe, erinnerte aber stark an «angloamerikanische Gruppen wie It's A Beautiful Day und Blodwyn Pig» (SOUNDS). Nach einer neuerlichen Jugoslawien-Tournee im Jahre 1975 (62 000 Besucher in 10 Städten) tourte die Band durch Holland, Frankreich und Deutschland, wo sie u. a. im Friesenheimer Radstadion (6. 9.) und als Begleitband von Lynyrd Skynyrd auftraten.

1976 spielte Message im Vorprogramm von Canned Heat und bot bei zahlreichen Live-Auftritten, wie beim Pop-Festival im Dinslakener Burgtheater (Sept.) «erstklassigen Jazz-Rock, verquickt mit einschmeichelnden Pop-Elementen, der die Zuschauer sofort mitriß» (RHEINISCHE POST).

Der LP-Titel «Synapse» (Bedeutet: Übergangsstelle für Erregungen im Nervengewebe) machte deutlich, daß sich Message mit ihrer vierten Langspielplatte vom Hard- und Heavy-Rock losgesagt hat und zu komplizierteren Klangstrukturen tendiert, die eher im Jazz-Rock-Bereich angesiedelt sind.

Mit dem Keyboard-Spieler Helmut Fichtner stellte sich Message auf dem 1. Brain-Festival (Febr. 1977) in der Essener Grugahalle vor und «räumte so ab, daß achttausend Teens ausflippten» (BRAVO).

Nachdem sich Manfred von Bohr und Horst Stachelhaus im Mai

1977 in Richtung → Birth Control absetzten und Tommy McGuigan aus gesundheitlichen Gründen ausschied, stellte Message Emil Wirth (Bass), Tommy Wahl (Schlagzeug), Helmut Fichtner (Keyboards) und David Hanselmann (Gesang) ein. Dieses Quintett nahm auch das Album «Using The Head» auf, mit der «besten Losgehmusik, die wir in Deutschland seit langem gehört haben» (HAMBURGER MORGENPOST). Als sich auch Wahl, Fichtner und Hanselmann wieder verabschiedeten, trat Message bis Anfang 1978 mit verschiedenen Session-Musikern auf.

Beim zweiten Brain-Festival (25./26. 2. 1978) war die Message-Sängerin Anne Haigis «die Entdeckung des Festivals» (MUSIK JOKER). Wenig später erklärte sie jedoch ihren Rücktritt: «Ich will mich nicht unter dem Rocklady-Image verkaufen lassen. Was mich interessiert ist Jazz».

Im April 1978 formierte sich Message neu: Allan Murdoch engagierte Fritz Gröger (Gitarre); Reiner Christian Kunig (Gesang), der einmal zu Barry Ryan's Begleitband gehörte; Reiner Nagel (Bass), der schon mit Alexis Korner jammte und Peter Schmidt (Schlagzeug). Dieses Quintett demonstrierte auf «Astral Journeys» einen neuerlichen Stilwechsel der Band. Mit ihrer unkommerziellen Mischung aus melodischen Rocksongs, Jazz-Rock-Phasen und Hard-Rock-Passagen ging Message von Oktober bis Dezember 1968 auf Deutschland-Tournee.

THE DAWN ANEW IS COMIN (Mai 1972 – Bacillus BAC 2007)
Tommy McGuigan (Gesang, Saxofon), Horst Stachelhaus (Bass), Allan Murdoch (Gitarre), Gerhard Schaber (Percussion, Gesang), Billy Tabbert (Gitarre, Spinett, Gesang) + Taff Freeman (Mellotron, Gesang)

FROM BOOKS AND DREAMS (Aug. 1973 – Bacillus BAC 2018)
Tommy McGuigan (Gesang, Saxofon, Mellotron), Allan Murdoch (Gitarre), Horst Stachelhaus (Bass), Günther Klingel (Schlagzeug)

MESSAGE (April 1975 – Nova 6.22213)
Tommy McGuigan (Gesang, Saxofon, Flöte), Allan Murdoch (Gitarre), Horst Stachelhaus (Bass), Manfred von Bohr (Schlagzeug, Percussion)

SYNAPSE (Sept. 1976 – Nova 6.22523)
Tommy McGuigan (Gesang, Saxofon), Allan Murdoch (Gitarre), Horst Stachelhaus (Bass), Manfred von Bohr (Schlagzeug) + Tony Greaves (Saxofon)

USING THE HEAD (Aug. 1977 – Brain 60.078)
Allan Murdoch (Gitarre), Helmut Fichtner (Keyboards), Emil Wirth (Bass), David Hanselmann (Gesang), Tommy Wahl (Schlagzeug)

ASTRAL JOURNEYS (Nov. 1978 – Brain 60.165)
Sammy Kunig (Gesang, Saxofon), Reiner Nagel (Bass, Keyboards, Synthesizer, Gesang), Peter Schmidt (Schlagzeug, Percussion), Allan Murdoch (Gitarre, Bass, Gesang), Fritz Gröger (Gitarre) + Taff Freeman (Piano)

Michael Zosel, Postfach 538, 6550 Bad Kreuznach, 06 71/3 02 23

Michels, Wolfgang

Auch Wolfgang Michels, am 15. Juli 1951 in Delmenhorst geboren, wurde Mitte der 60er Jahre ein Bob Dylan-Fan. Als 15-jähriger trat er erstmals mit Selbstkomponiertem im Vorprogramm der German Bonds auf. Unter dem Pseudonym One Plus None bestieg er 1967 die Bühne der «Lila Eule» in Bremen. Als Sänger der Gruppe Take Five beteiligte er sich im gleichen Jahr an einer Beat-Session des DELMENHORSTER KREISBLATTS.

1967 schickte Wolfgang Michels Tonbandaufnahmen zur Londoner BBC. Sein in der Sendung «Hit '67» vorgestellter Song «Desert Walker» plazierte sich – hinter dem Stones-Titel «Jumping Jack Flash» – auf Platz zwei der Hitparade. Der Rundfunkhörer Alexis Korner lud Michels daraufhin nach London ein.

1969 hob Wolfgang Michels mit Klaus Kaufmann (Klavier), Hans-Jürgen Ludwig (Schlagzeug) und Eddy Muschketat (Mundharmonika, Percussion) die Gruppe Percewood's Onagram aus der Taufe. Das erste Album erschien mit einem Hüllentext Alexis Korners: «Etwas von Dylan, etwas von Jagger, etwas von The Band und eine Menge von dir». Auch die weiteren Alben der Gruppe profitierten vom Kompositions- und Formuliertalent Wolfgang Michels, der durchweg Selbsterlebtes vertonte, wie etwa in «Lonely» die Einsamkeit nach einer verlorenen Liebe oder in «Give Me All I Derserve» die Wut beim Empfang des Einberufungsbescheids zur Bundeswehr. Michels prägte auch den eigenständigen Rock der Gruppe Perwood's Onagram, die zu den potentesten deutschen Underground-Gruppen der frühen 70er Jahre gezählt werden muß. Ende 1974 löste sich «eine der besten deutschen Rockgruppen» (HAMBURGER MORGENPOST) nach finanziellen Schwierigkeiten auf. Wolfgang Michels wurde Produktmanager der Schallplattenfirma Metronome und kreierte dort das Label «Nature», auf dem u. a. → Truck Stop zu Hause sind.

Michels, der fortan nur noch Solo auftrat, nahm unter der Leitung des Produzenten Paul C. Curcio im Oktober 1976 in Kalifornien die Langspielplatte «Full Moon California Sunset» auf, deren unprätentiöser Country-Rock unter deutschen Produktionen seinesgleichen sucht. «Michels Texte», kommentierte SOUNDS, «sind mit ihrer Genauigkeit, ihrem Realismus, höchst erfreuliche Ausnahmen auf der deutschen Pop-Szene, so wie auch die sorgfältig strukturierte, ehrliche und präzise Musik den einschlägigen Bands weit voraus ist».

Im Spätherbst 1978 nahm Michels wiederum in Kalifornien das Album «Crazy Enough» auf.

PERCEWOOD'S ONAGRAM (April 1969 – nicht lieferbar)

LESSONS FOR VIRGINS (Mai 1970 – nicht lieferbar)

TROPICAL BRAINFOREST (Sept. 1972 – nicht lieferbar)

AMEUROPA (Juni 1974 – Govi PO 1004)
Wolfgang Michels (Gitarre, Gesang), Gerald Heinemann (Gesang), Klaus Kaufmann (Piano), Uwe Meyer (Bass), Eddy Muschketat (Mundharmonika, Percussion), Geary Priest (Schlagzeug), Peter Conant Schaffer (Gitarre) + Hans Jürgen Ludwig (Flöte, Percussion)

NEW WAVE DROPOUTS (März 1978 – Pastels M-ST-2011)
Zusammenstellung aus Ameuropa und unveröffentlichten Percewood's Onagram-Titeln

FULL MOON CALIFORNIA SUNSET (Juni 1977 – Telefunken 6.23476)
Wolfgang Michels (Gitarre, Gesang), David Lewis Berger (Mundharmonika), Rich Girard (Bass), Peter Conant Schaffer (Gitarre), Mike Curotto (Schlagzeug, Percussion), Steve Yelick (Piano)

Wolfgang Michels, Bröertreppe 6, 2000 Hamburg 55, 0 40/86 96 60

Michl, Willy

«Willy Michl ist ein Bayer», schrieb die Münchner ABENDZEITUNG, «der gegen das Gaudi-Burschen-Image und das depperte Sepperl-Bild kämpft». Michls erfolgreiche Waffen sind Blues-Balladen mit bayerischen Texten. Am 19. 7. 1950 in München geboren, geigte er zunächst im Gymnasial-Orchester, wechselte dann zum Bass, um schließlich an der Gitarre zu landen. Im Münchner «Birdland» hörte Willy Michl den von farbigen Amerikanern gespielten Blues. Als Wirt einer Berghütte im Höllental trug er dann seinen Gästen eigene Blues-Versionen vor.

Im Frühjahr 1975 trat der «Luis Trenker der Musik» (HAMBURGER MORGENPOST) im Münchner «Spectacle» auf. Noch im gleichen Jahr erschien «Blues Goes To Mountain», seine erste Langspielplatte. «Der hochmusikalische und sensible Michl», fand STEREO, «ist ein Liedermacher ohne Zeigefinger, ein Balladensänger mit Privatem, das fast nebenbei Allgemeines ausdrückt, ist ein Bluesmusiker ohne Leidensdruck und Weltschmerz».

Auch zur zweiten LP «Blues & Balladen» steuerte der Alt-Philologe und ehemalige Kaminbauer Rolf Bengert die «zum Weinen schönen Texte» (MUSIK JOKER) bei.

Ein Live-Doppelalbum dokumentiert, wie «witzig, poetisch, aggressiv, wild, melancholisch das Ganze ist und wie es ungeheuer rockt und swingt» (HAMBURGER ABENDBLATT).

Willy Michl ist es gelungen, ähnlich wie der in Norddeutschland beheimateten Gruppe → Torfrock, eigene Blues- und Rockformen zu entwickeln, die sowohl musikalisch als auch textlich einen eindeutigen Bezug zu seiner Heimat haben.

BLUES GOES TO MOUNTAIN (Aug. 1975 – Telefunken 6.23490)
Willy Michl (Gesang, Gitarre), Bramislav Kovacev (Schlagzeug), Kurt Richter (Bass), Harry Winkler (Gitarre), Otto Weiss (Piano, Vibraphon), Rudi Risavy (Flöte, Geige), Georg Schwenk (Akkordeon), Dieter Beck (Gitarre, Mundharmonika), Friedl Lichtmannegger (Zither)

BLUES BALLADEN (Nov. 1976 – Decca 6.22605)
Willy Michl (Gitarre, Gesang), Dave Inker (Gitarre), Antonio Campo (Bass), Mladen Franko (Piano, Synthesizer), Meini Geppert (Schlagzeug, Percussion), Boris Jojic (Piano)

LIVE (Mai 1977 – Decca 6.28414)
Doppelalbum. Willy Michl (Gitarre, Gesang), Dave Inker (Gitarre), Steve Engebretson (Bass), Charles Espocito (Schlagzeug)

Willy Michl, Conollystr. 22, 8000 München 40, 0 89/3 51 57 80

Missus Beastly

Friedemann Josch, Flöte, Saxofon (21. 7. 1952, Mainz)
Burkard Schmidl, Keyboards (14. 10. 1955, Würzburg)
Eveline Drechsler, Bass
Jan Zelinka, Schlagzeug (3. 4. 1959, München)

Die Herforder Gymnasiasten, die 1968 ihre Blues- und Rhythm & Blues-orientierte Rock-Band ins Leben riefen, entschieden sich für den Gruppen-Namen Missus Beastly. 1969 brachten die Amateur-Musiker zu ihrer ersten Tournee nach Süddeutschland auf, fuhren zum 2. Essener Pop & Blues-Festival und musizierten auf dem Waldeck-Festival mit → Tangerine Dream, → Guru Guru und Xhol. Im Januar 1970 nahmen Atzen Wehmeyer (Gitarre, Gesang), Petja Hofmann (Bass, Gesang), Wolfgang Nickel (Orgel) und Lutz Oldemeier (Schlagzeug) mit den Gast-Musikern Hansi Fischer (Xhol) und Dieter Serfas (Amon Düül II) in eigener Regie die erste Langspielplatte auf. Das in 1000 Exemplaren selbstvertriebene Produkt «Missus Beastly» kostete DM 12 000.

Als Anfang 1970 der Gitarrist Paul Vincent und der Organist Michael Scholz hinzukamen, spielte die Band als Sextett. Missus Beastly, die im März beim «1. Hamburger Pop & Blues-Festival» mit einer 60-Mark-Gage abgespeist wurden, experimentierten und kommunizierten mit Musikern anderer deutscher Bands (Jimmy Jackson, Harald Lindner) in Jam-Sessions. Mitte des Jahres verließ Paul Vincent die Band und machte Platz für Roman Bunka; siebentes Mitglied wurde Jürgen Benz (Saxofon, Flöte). Ende 1970 verließen Atzen Wehmeyer und Wolfgang Nickel die Band; die verbliebenen Lutz Oldemeier, Roman Bunka, Petja Hofman und Jürgen Benz sowie der Neuzugang Michael Scholz (Orgel, Gesang) entschlossen sich, fortan professionell zu arbeiten. Aber schon Weihnachten mußte die Band aufgeben, der Manager verkaufte Bus und Anlage. Im Frühjahr 1971 versuchte die Band «ohne Manager, ohne Anlage, ohne Chancen» (Oldemeier) einen Neubeginn, hielt aber nur bei gelegentlichen Auftritten bis zum Jahresende durch: Petja Hofmann reiste nach Indien, Roman Bunka schloß sich → Embryo an, Jürgen Benz blies bei Erna

Schmidt, Lutz Oldemeier verstärkte → Checkpoint Charlie und Klaus Götzner kam über Embryo zu Unterrock, später zu → Ton Steine Scherben.

In Instanbul trafen sich der Mainzer Unterrock-Flötist Friedemann Josch und der Münchner Missink Link- und Embryo-Organist Dieter Miekautsch. Zusammen fuhren sie nach Herford und erwärmten Lutz Oldemeier, Norbert Dömling (früher bei Blues Campaign) und Jürgen Benz für einen Neubeginn. Ab Oktober 1973 gingen diese fünf wieder als Missus Beastly auf Tournee. Im Januar 1974 nahm das sich «eher an der anfro-amerikanischen als an europäischer Musiktradition orientierte» Quintett eine weitere «Missus Beastly»-LP auf. «Die neuen Beastly's»,verheißt der Hüllen-Text, «machen die Musik der Nach-Mahavishnu-Ära, eine Musik, die stillos ist, über den Stilen steht: Eine Symbiose aus Jazz, Rock, Funk.» Nachdem Dieter Miekautsch die Band im März '74 verließ, trat Missus Beastly des öfteren mit dem → Dzyan-Gitarristen Eddy Marron, dem Unterrock-Geiger Volkmar Hahn und dem → Embryo-Gitarristen Roman Bunka auf; u. a. beim 106. Jazzworkshop des NDR mit Wolfgang Dauner.

Im Februar 1975 verließ der letzte Ur-Beastly Lutz Oldemeier die Gruppe. Für ihn trommelte drei Monate lang Jim McGilliray, dann saß Butze Fischer am Schlagzeug. Ab Mai 1975 trat Missus Beastly durch Burkard Schmidl (Keyboards) erstmals wieder als Quintett auf.

Die Überlegungen «Aufnahme und Vertrieb von Schallplatten nicht dem Gutdünken von Produzenten und Schallplattenkonzernen zu überlassen» (Josch) mündeten im Frühjahr 1976 in der Cooperative «April-Musik im Vertrieb der Musiker». Unter diesem Namen produzierten und verkauften die Gruppen Missus Beastly, → Embryo, → Sparifankal und → Ton Steine Scherben zukünftig ihre Schallplatten. Damit lösten sich erstmals Gruppen erfolgreich vom schwerfälligen Schallplattenbusiness und von deren existenzbedrohenden «Verkauf-oder-Verschwinde-Prinzip». Daß die künstlerische/kommerzielle Unabhängigkeit Erfolg haben kann, zeigte sich am ersten April-Produkt «Dr. Aftershave And The Mixed-Pickles», einem ausgezeichneten LP-Werk, mit dem sie ihre «erstaunliche Entwicklung bis in die Gefilde der Fusion-Musik» (JAZZ PODIUM) demonstrierten. Davon verkauften Gruppe und Freunde bis 1978 mehr als 5000 Alben, während die von Teldec vertriebene LP nicht über 1500 verkaufte Exemplare kam. (Nach einem Einspruch des April-Musikverlages mußte die Gruppen-Initiative 1977 den Namen in «Schneeball» ändern).

Nachdem im Frühjahr 1976 Jürgen Benz abwanderte (der später → Munja gründete), ging Missus Beastly wieder als Quartett auf Tournee. Sie stellten ihren Jazz-Rock (den sie seit 1974 ohne Gitarristen spielen!) auf einer Mai-Tournee in Italien vor und traten dabei als erste ausländische Rockband in Sardinien auf. Sie spielten vor 8000 Zuhörern beim Vlotho-Festival; neben → Volker Kriegels Mild Maniac Orchestra, Embryo und → Passport im August 1976 beim Festival

«Westcoast '76» und im Oktober auf dem ersten April-Fest in Berlin. Über das April-Fest berichtete die ZDF-Sendung «Direkt» am 20. 11. 1976.

Butze Fischer wanderte im November 1976 zu Embryo ab. Für ihn kam der Würzburger Freddy Setz in die Band. Als im März 1977 der Bassist Norbert Dömling die Gruppe verließ, trat Missus Beastly mit Friedemann Josch (Flöte, Saxofon), Matz Steinke (Bass), Burkard Schmidl (Keyboards) und Freddy Setz (Schlagzeug) auf. Nach der «April»-Tournee durch 10 deutsche Städte und der Tamfez-Beteiligung stand Missus Beastly im Mittelpunkt des Spielfilms «Johnny West», der den Aufstieg eines Roadies zum Rock-Star zum Inhalt hat. Auch beim 77er Vlotho-Festival, das 30 000 Besucher kostenlos erleben durften, stand Missus Beastly auf der Bühne.

Im August 1977 löste sich Freddy Setz von der Gruppe und schloß sich Aera an. Den Ersatzmann Rainer Römer hielt es nur vier Monate: Im Januar 1978 verließ er ebenso wie Matz Steinke (zu Area) die Band. Mit den Neulingen Jan Zelinka und Locko Richter gingen Friedemann Josch und Burkard Schmidl im April 1978 ins Studio, um das Album «Spaceguerilla» einzuspielen. Ihr erfrischender 50-minütiger Jazz-Rock ist zwar nicht besonders kommerziell, aber eine «unkomplizierte Musik, die an die Nerven und in die Beine geht» (MUSIK EXPRESS).

Der Bassist Locko Richter verließ Missus Beastly im September 1978. Für ihn spielte kurzfristig Heinz Gembus. Zusätzlich stand auch der Gitarrist Micha Ehlers im Spätherbst 1978 auf der Bühne. Gembus und Ehlers sind Mitglieder der Gruppe High Crack. Ab Januar 1979 wurde die ehemalige Out Of Focus-Bassistin Eveline Drechsler neues Gruppenmitglied.

MISSUS BEASTLY (1970 – nicht lieferbar)

MISSUS BEASTLY (Nov. 1974 – nicht lieferbar)

DR. AFTERSHAVE AND THE MIXED PICKLES (April 1976 – Schneeball 001)
Friedemann Josch (Flöte, Saxofon), Norbert Dömling (Bass, Percussion), Jürgen Benz (Saxofon, Flöte), Butze Fischer (Schlagzeug, Percussion), Burkard Schmidl (Keyboards, Gesang, Percussion) + Roman Bunka (Gitarre), Maria Archer (Gesang), Wolli Fümmler (Saxofon), Christian Burchard (Vibraphon)

SPACEGUERILLA (Juni 1978 – Schneeball 011)
Burkard Schmidl (Piano, Synthesizer, Keyboards), Locko Richter (Bass, Geige), Jan Zelinka (Schlagzeug), Friedemann Josch (Flöte, Saxofon)

Missus Beastly, 3429 Lütgenhausen, 0 55 29/7 07 + 05 51/4 74 41

Müller-Westernhagen, Marius

«Als ich keinen Bock mehr auf die Schule hatte, sagte mein Vater: Dann laß es». Da war Marius Müller-Westernhagen, am 6. 12. 1948 in Düsseldorf geboren, 14 Jahre alt. «Die höhere Schule» erlebte er als Schauspieler in einer Fernsehrolle. In der Düsseldorfer Jugend-Rockband Harakiri war er «so eine Art Mick Jagger und Rod Stewart für Arme» (Müller-Westernhagen).

Für das satirische TV-Magazin «Express» sang er 1972 «Gib Bayern zurück an die Bayern», eine Persiflage des McCartney-Hits «Give Irland Back To The Irish». Unter dem Pseudonym Marius West kam 1974 die Single «Celebration» – der Titelsong des Films «Supermarkt» – in die Läden. Als Rock-Poet mit hervorragenden, weil ehrlichen und zumeist autobiografischen Texten stellte sich Marius Müller-Westernhagen Anfang 1975 vor. Unter Mitarbeit des Komponisten Peter Hesslein und der Gruppe → Lucifer's Friend entstand mit «Das erste mal» ein bemerkenswertes Debüt-Album mit «kesser, rockiger, countryhafter Musik» (STEREO), das nur an der dünnen Stimme des Interpreten leidet. Die Single-Auskopplung «Wir waren noch Kinder» stellte Müller-Westernhagen in den Musikshows «Studio B» und «Disco» vor.

In einer eigenen Fernsehshow («Es geht mir wie dir») und mit acht Liedern durfte er sich erstmals am 1. November 1975 deutschen Zuschauern präsentieren.

War «Das erste mal» eine persönliche Vergangenheitsbewältigung, so wandte sich Marius Müller-Westernhagen auf «Bittersüß» weitgehend Gesellschaftsproblemen zu. Dabei sind das üppige Arrangement und die Bigband-Instrumentierung den wiederum ausgezeichneten Texten abträglich.

Populär wurde Marius Müller-Westernhagen allerdings nicht durch seine Rock-Poesien, sondern durch zahlreiche Rollen in Kino- und Fernsehfilmen: Von Klamaukfilmen wie «Hurra, bei uns geht's rund» über Oswald Döpkes «Sladek oder Die Schwarze Armee», die Runze-Streifen «Verlorenes Leben» und «Der Mörder», Bringmanns «Aufforderung zum Tanz», Gräwerts «Ein deutsches Attentat», Cremers «Der Gehilfe», Dorsts «Klara's Mutter», v. Trottas «Das zweite Erwachen der Christa Klages», Kubachs «Geteilte Freude» bis zum Tatort-Krimi «Transit ins Jenseits».

Marius Müller-Westernhagen vermutete, «Ganz allein krieg ich's nicht hin» und nahm auch für das dritte Solo-Album die kompositorische und aufnahmetechnische Hilfe der Musiker um Lucifer's Friend in Anspruch. Die Kompositionen sind darauf ebenso blendend arrangiert wie üppig produziert, wirken aber emotionslos. Zur musikalischen Selbstverwirklichung kam es beim Album «Mit Pfefferminz bin ich dein Prinz», das von → Lothar Meid produziert wurde und an die

Rock'n'Roll-Vergangenheit des Interpreten anknüpft.

DAS ERSTE MAL (Febr. 1975 – Warner Brothers WB 56095)
Marius Müller-Westernhagen (Gesang), Peter Hesslein (Gitarre, Percussion), Peter Hecht (Piano, Orgel, Synthesizer), Dieter Horns (Bass), Herbert Bornhold (Schlagzeug, Percussion)

BITTERSÜSS (Jan. 1976 – Warner Brothers WB 56194)
Marius Müller-Westernhagen (Gesang), Peter Hesslein (Gitarre), Peter Hecht (Piano, Orgel, Synthesizer), Dieter Horns (Bass), Curt Cress (Schlagzeug), Herbert Bornhold (Schlagzeug)

GANZ ALLEIN KRIEG ICH'S NICHT HIN (Aug. 1977 – Warner Brothers WB 56381)
Marius Müller-Westernhagen (Gesang), Peter Hesslein (Gitarre), Peter Hecht (Tasteninstrumente), Dieter Horns (Bass), Herbert Bornhold (Schlagzeug, Percussion) + Orchester

MIT PFEFFERMINZ BIN ICH DEIN PRINZ (Dez. 1978 – Warner Brothers WB 56567)
Marius Müller-Westernhagen (Gesang, Mundharmonika), Karl Allaut (Gitarre), Nick Woodland (Gitarre), Jean-Jacques Kravetz (Keyboards), Lothar Meid (Bass), Jean Paul Zimbris (Schlagzeug), Olaf Kübler (Saxofon)

ZBF Agentur, Leopoldstr. 19, 8000 München 80, 089/33 50 81

Munich

Peter Bischof, Gesang (21. 2. 1950, Kandel)
Bimey Oberreit, Gitarre (5. 6. 1953, München)
Klaus Kosney, Gitarre (5. 7. 1952, Erding)
Hermann Weindorf, Keyboards (31. 5. 1953, Isny)
Hans-Herbert Gebhard, Bass (30. 9. 1949, Michelstadt)
Evert van der Wal, Schlagzeug (11. 1. 1949, Itengelo/Holland)

Am 21. 2. 1977, dem Geburtstag von Peter Bischof, standen die Sechs der Munich Factory erstmals auf der Bühne des Münchner «Marienkäfers» und gaben Oldies zum besten. Ein halbes Jahr später warteten sie an gleicher Stelle mit Gruppen-Kompositionen auf.

Das Sextett, das als Munich im Januar 1978 ins Studio ging, um an der ersten Langspielplatte zu arbeiten, brachte reichlich Rock-Erfahrung mit: Peter Bischof sang in der Formation Orange Peel (zu der auch Curt Cress, später → Snowball, gehörte), war zwischen 1972 und 1974 mit Frank Diez (später → Snowball) bei Emergency und nahm danach Studio-Jobs an. 1975 legte er das mit Frank Diez produzierte Album «Daybreak» vor, «eine sanfte, harmonische und melodische Platte» (POP). Klaus Kosney (Absolvent des Richard-Strauß-Konservatoriums) und Hans-Herbert «Bertl» Gebhard musizierten bereits in den Gruppen Because und Horizont zusammen.

«Munich», ihr erstes Plattenprodukt, enthält melodische Rockmu-

MORGENROT

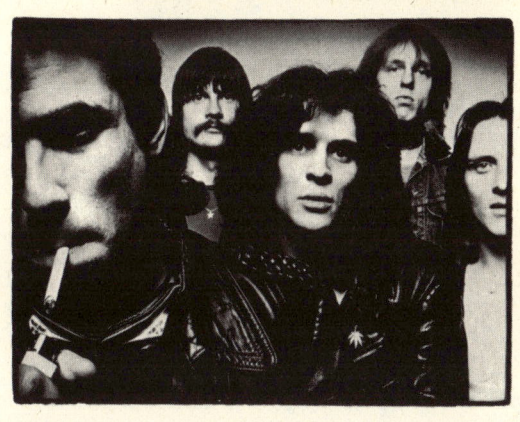

LP/MC »MORGENROT« CBS 83901

MORGENROT

Berliner
Großstadt-Rock
für den Rest
der Republik

CBS
The Family of Music

sik mit ausgezeichnetem – und in Deutschland kaum gehörten – Harmoniegesang und erinnert an ausländische Konkurrenten wie Eagles, Kansas und Stix. Nachdem Munich am 14. Oktober 1978 in «Rockpop» zu sehen war, ging die Band im Dezember auf ihre erste Deutschland-Tournee.

Diez & Bischof:
DAYBREAK (Sept. 1975 – nicht lieferbar)

MUNICH (Sept. 1978 – Karma 2325203)
Evert van der Wal (Schlagzeug), Hans-Herbert Gebhard (Bass), Klaus Kosney (Gitarre), Hermann Weindorf (Keyboards), Peter Bischof (Gesang), Bimey Oberreit (Gitarre)

Claus Dittmar, Bertelestr. 72, 8000 München 71, 0 89/79 79 82

Munju

Dieter Kaudel, Gitarre (15. 9. 1956, Würzburg)
Jürgen Benz, Saxofon, Flöte (31. 7. 1949, Würzburg)
Wolfgang Salomon, Bass (4. 11. 1952, Würzburg)
Thomas Römer, Schlagzeug (1. 12. 1952, Augsburg)

Die Würzburger Jazz-Rock-Gruppe Munju existiert seit dem Frühjahr 1976. Gründungsmitglieder waren: Der Gitarrist Dieter Kaudel, vordem bei der Real Ax Band; der Saxofonist Jürgen Benz, vier Jahre lang Mitglied bei → Missus Beastly; der Bassist Wolfgang Salomon und der Schlagzeuger Thomas Römer.

Die im Frühjahr 1977 entstandene Debüt-Platte «High-Speed Kindergarten» produzierte die Gruppe selbst und brachte sie in den Schneeball-Vertrieb ein: «Die Zusammenarbeit mit den beteiligten Gruppen, nicht nur in Produktion und Vertrieb, sondern auch bei gemeinsamen Konzerten und die Kommunikation untereinander ist wichtiger Bestandteil unseres Musikmachens». DIE ZEIT kommentierte: «Eine einigermaßen überraschende Begegnung mit einer Gruppe aus der Provinz, die ganz unprovinziell ist. Die fünf begabten Musiker machen, grob rubriziert, einen von Rock und Soul angeregten Jazz. Sie haben einen genauen Klangsinn, spannen gemeinsam ein haltbares, federndes rhythmisches Netz, auf dem sie ihre solistischen Figuren sehr gewandt vorführen. Die Musik hat Schwung, sie wirkt leicht, sogar lustig, manchmal ironisch». Munju war ständiger Gast des Alternative-Festivals «Umsonst & Draußen», das 1976 und 77 in Vlotho, 1978 an der Porta Westfalica stattfand.

HIGH-SPEED KINDERGARTEN (Okt. 1977 – Schneeball 012)
Dieter Kaudel (Gitarre), Jürgen Benz (Saxofon, Flöte), Wolfgang Salomon (Bass), Thomas Römer (Schlagzeug) + Joseph Spector (Congas)

Wolfgang Salomon, Kirchbühlstr. 2a, 8700 Würzburg, 09 31/7 11 34

Mythos

Stephan Kaske, Gitarre, Synthesizer, Gesang (26. 10. 1951, Berlin)
Sven Dohrow, Gitarre, Mellotron (28. 9. 1957, Berlin)
Eberhard P. Seidler, Bass, Gesang (27. 1. 1954, Berlin)
Ronnie Schreinzer, Schlagzeug, Percussion (21. 3. 1958, Berlin)

Mythos wurde 1969 als Trio von den Gymnasiasten Stephan Kaske, Thomas Hildebrand (Schlagzeug) und Harald Weiße (Bass) gegründet. Nach dem ersten überregionalen Erfolg beim Langelsheim-Festival (Pfingsten 1971) nahm sie Ohr-Musik unter Vertrag. Noch im Herbst 1971 wurde die erste Langspielplatte «Mythos» aufgenommen. Neben Händels (umarrangierter) «Feuerwerksmusik» sind darauf die Sinnlosigkeit des Schlachtfeldtodes («Hero's Death») und die Glückseligkeit nach Drogengenuß («Oriental Journey») Themen der «Elektro-Rockband» (Eigendarstellung). In dem 18-Minuten-Opus «Encyclopedia Terrae» verarbeiten sie – in englischer Sprache – die Fiktion, ein Mann ließe sich 32mal von einer Zeitmaschine um hundert Jahre vorausschicken, bis «er erwachte, um zu sehen, daß kein Leben mehr auf der Erde existierte». Das «eng verbundene Zusammenspiel der Instrumente» (POP) konnte Mythos im Vorprogramm der angelsächsischen Gruppen Colosseum, Family, Edgar Broughton Band, Steamhammer, Ashton, Gardner & Dyke und Humble Pie zeigen.

Im Dezember 1972 wechselte Stephan Kaske seine Mitmusiker aus: Für Thomas Hildebrand und Harald Weiße spielten fortan Axel Brauer (Schlagzeug) und Michael Kratz (Bass).

Im Mai 1973 trennte sich Kaske wieder von Brauer und Kratz. Ein halbes Jahr später stellte er mit Robby Luizaga und Hans-Jürgen Pütz eine neue Mythos-Formation vor. – Zu dem am 17. 9. 1974 ausgestrahlten ZDF-Film «Die Superspinne» schrieb Stephan Kaske die Filmmusik, die unter dem Titel «Expeditions» auf der LP «Dreamlab» wiederzufinden ist. Obwohl sich die Gruppe heute mit dieser zweiten Langspielplatte nicht mehr identifizieren kann, (Kaske: «Das war praktisch eine Auftragsproduktion für Kaiser und die Kosmischen Kuriere».), gefällt die durchweg ruhig fließende Musik- besonders durch Stephan Kaskes Flötenspiel. Eine im Frühjahr 1976 aufgenommene «Krönungszeremonie des Tut-ench-Amun» bei der sich, neben Stephan Kaske (Synthesizer), und Robby Luizaga (Bass) auch Jürgen Dollase (Keyboards), Harald Großkopf (Schlagzeug) und Roberto Cacciapaglia (Gitarre) beteiligten, wurde als Platte nie gepreßt.

Mythos-Chef Stephan Kaske lieferte den akustischen Rahmen für Ernst Khuon's Beitrag «Augenblick und Ewigkeit», für den Streifen «Die Germanen» (Prof. Aaron v. Müller) und die ARD-Reihe «Traum vom Fahren».

Die «musikalisch optimale Besetzung» (Kaske) fand im Sommer 1976 zusammen: Der Gitarrist Sven Dohrow, der Bassist Eberhard

«Eichler» Seidler und der Schlagzeuger Ronnie Schreinzer.

Dieses Quartett nahm Ende 1977 das Album «Strange Guys» auf, auf dem sich Mythos eindeutig als Rock-Gruppe vorstellt. Es bleibt allerdings zweifelhaft, ob die angestrebte – aber nicht bruchlos realisierte – Synthese von Rock'n'Roll und elektronischer Musik erfolgreich ist.

MYTHOS (1972 – nicht lieferbar)

DREAMLAB (April 1976 – nicht lieferbar)

STRANGE GUYS (April 1978 – Venus V78 MY-F1003)
Stephan Kaske (Gesang, Flöte, Synthesizer, Gitarre), Sven Dohrow (Gitarre, Mellotron), Eberhard P. Seidler (Bass, Gesang), Ronnie Schreinzer (Schlagzeug, Percussion)

Stephan Kaske, Reichenbergerstr. 3, 1000 Berlin 36, 0 30/6 14 89 90

Neu (aufgelöst)

Die ehemaligen → Kraftwerk-Mitspieler Klaus Dinger und Michael Rother, seit dem Herbst 1971 im Duo arbeitend, verkauften ihre elektronischen Experimentierklänge unter dem Namen «Neu!», um «irgendwie aus dem Schaufenstermatsch der Plattengeschäfte herauszuragen» (Dinger). Ihr erstes Platten-Produkt, in vier Nächten im Dezember 1971 aufgenommen, dürftig in der Ausstattung und ohne Texte, «weil Worte unheimlich konkret sind und doch immer wieder widerlegt werden können» (Dinger), wurde erstmals im Februar 1972 gehandelt.

Die danach folgenden Versuche einer Live-Präsentation (mit zusätzlichen Musikern) wurden «nach 6 Testauftritten im November 1972 abgebrochen» (Dinger).

Nach DISC gelang Klaus Dinger und Michael Rother mit ihrer «Neu 2»-Veröffentlichung ein «cleveres, interessantes und harmonisches Album ohne einen Moog in Sicht».

Da Neu weiterhin nicht mehr live auftrat (Klaus Dinger: «Neu ist ein reiner Synthetic, der voraussichtlich nur in Studios und auf Schallplatten, kaum aber live existieren wird, weil wir dann das Konzept ändern müßten»), kursierten Auflösungsgerüchte. Tatsächlich kümmerte sich Klaus Dinger hauptsächlich um sein Dingerland-Label (das er mit dem → Lilac Angels-Musiker Joe Stick gründete), die Gruppe La Düsseldorf und den Solisten Fritz Müller, während Michael Rother mit den → Cluster-Elektronikern als → Harmonia auftrat.

Als Quartett (mit den Schlagzeugern Thomas Dinger und Hans Lampe) erschien Neu nach zweijähriger Bühnen-Abwesenheit im Herbst 1974 bei zwei öffentlichen Freikonzerten (u. a. am 14. 9. auf der Naturbühne «Blauer See» in Düsseldorf), bei dem sie «die Leute mit einem optisch-akustischen Spektakel mitrissen» (SOUNDS). In der Live-Besetzung ging Neu im Dezember 1974 ins Studio, um die dritte Langspielplatte «Neu 75» einzuspielen.

«Ihre Alben», schrieb der NEW MUSICAL EXPRESS 1978, «finden heute mehr Beachtung als in den früheren Jahren. Titel wie «Hero» und «After Eight» aus «Neu 75» stünden heute jeder New Wave-Band gut als Single an».

Nach Veröffentlichung der letzten Neu-Produktion und der Abwanderung → Michael Rothers zu Harmonia spielten Klaus Dinger, Thomas Dinger und Hans Lampe als → La Düsseldorf weiter.

NEU (Febr. 1972 – Brain 1004)
Klaus Dinger (Banjo, Schlagzeug, Gitarre, Gesang), Michael Rother (Gitarre, Bass)

NEU 2 (Mai 1973 – Brain 1028)
Klaus Dinger (Banjo, Gitarre, Percussion, Piano, Gesang, Elektronik), Michael Rother (Gitarre, Bass, Piano, Geige, Zither, Percussion, Elektronik)

NEU 75 (Febr. 1975 – Brain 1065)
Michael Rother (Gitarre, Piano, Gesang, Elektronik), Thomas Dinger (Schlagzeug), Hans Lampe (Schlagzeug), Klaus Dinger (Gesang, Percussion, Gitarre, Piano, Orgel)

2 ORIGINALS OF NEU (Brain 80.014–2)
Entspricht den Alben Neu und Neu 2

Nine Days Wonder (aufgelöst)

1966 wechselte Walter Seyffer in seiner Gruppe The Graves aus und wählte für die neue Formation den Namen Nine Days Wonder. Bis zum Frühjahr 1970 «waren gut und gern 20 verschiedene Musiker dabei» (Seyffer). Dann kristallisierte sich mit Walter Seyffer (Gesang), Rolf Henning (Gitarre), dem Österreicher Karl Mutschlechner (Bass), dem Iren John Earle (Saxofon, Flöte) und dem Engländer Martin Roscoe (Schlagzeug) eine Besetzung von Dauer heraus, die auch zum Jahresende 1970 das erste Album «Nine Days Wonder» aufnahm. Eine der ersten progressiven deutschen Rock-Produktionen ließ Soft Machine- und Frank Zappa-Einflüsse (Seyffer: «Zappa heißt der Papa») erkennen. Das in einer Schaumgummihülle veröffentlichte Debüt-Werk «strömt eine gewisse Hektik und Nervosität aus» (MUSIK EXPRESS) und gelang daher «nicht so offen und ehrlich, wie unsere Musik sonst auf der Bühne geschieht» (Seyffer).

Nine Days Wonder wurden 1970 für eine Woche in den Hamburger «Star Club» verpflichtet, gastierten 1971 in der Schweiz, Österreich und Jugoslawien und traten in «Jour Fix» und «Treffpunkte» vor Fernsehkameras. Im Sommer 1972 löste sich die Gruppe auf; John Earle und Rolf Henning setzten sich nach England ab; Martin Roscoe stieg bei Twenty Sixty Six und später Aera ein, Walter Seyffer schloß sich der – ebenfalls in Mannheim ansässigen – Band Medusa an. Gründer und Leiter der Band war Michael Bundt. Aus den vier Medusa-Mitgliedern Walter Seyffer (Gesang), Michael Bundt (Bass), Hans Frauenschuh (Gitarre) und Freddie Münster (Saxofon, Orgel) und dem Schlagzeuger Karl-Heinz «Hyazintus» Weiler entstand im Dezember 1972 eine neue Nine Days Wonder-Formation. Dieses Quintett nahm im Juli 1973 die zweite Langspielplatte «We Never Lost Control» auf, die sich «in David Bowie-Gefilden bewegt und komplizierte, durcharrangierte Rock-Werke enthält» (STEREO).

Im Dezember 1973 kehrte Rolf Henning in die Gruppe zurück und ersetzte Hans Frauenschuh. Fünf Monate später wechselte Nine Days Wonder erneut: Hyazintus und Freddie Münster verließen die Band und machten für den Indonesier Sidhatta Gautama (Schlagzeug) und den Organisten Steve Robinson (bürgerlich: Reiner Geyer) Platz. Vier Wochen später ging auch Steve Robinson wieder, Nine Days Wonder spielten seitdem in Quartett-Besetzung. Im September 1974 nahm die Band im Chipping Norton Studio (Oxfordshire) das dritte Album «Only the Dancers» auf, bei dessen Aufnahmen sie der Van der Graaf Generator-Saxofonist Dave Jackson unterstützte. Die «exzentrische Mannheimer Formation, die in Frauengewändern, mit Ohrringen, Augen-Make-up und Schminke auftrat (Slogan: «Wir fühlen uns für beides zuständig: fürs Gehirn wie auch für die Gegend unter der Gürtellinie»), bestückte das LP-Werk mit «melodiösen Songs und kraftvollem Rock, der in die Beine geht» (POP).

Auf seiner Geburtstagsparty, am 23. März 1975, feierte → Michael Bundt den Ausstieg bei Nine Days Wonder. Nachdem ihm auch der Gitarrist Rolf Henning folgte, formierte Walter Seyffer (Gesang) mit Bernd Unger (Gitarre), Peter Oehler (Gitarre), Rainer Saam (Bass) und Sidhatta Gautama (Schlagzeug) die letzte Nine Days Wonder-Besetzung. Diese Formation war auch im August 1975 beim Rock-Festival in Witten zu sehen. Am 9. September trat die Band letztmalig live auf.

Die anschließend eingespielte Langspielplatte «Sonnet To Billy Frost», ein «Mischmasch von Nine Days Wonder-Musik und neuen Ideen» (Seyffer), war nicht geeignet, «eine der am meisten unterbewerteten deutschen Rockgruppen» (MUSIK JOKER) vor der Auflösung zu retten.

NINE DAYS WONDER (Mai 1971 – Bacillus BAC 2003)
Walter Seyffer (Gesang, Schlagzeug, Percussion), John Earle (Gesang, Tenor- und Sopran-Saxofon, Flöte Gitarre), Rolf Henning (Gitarre, Piano), Karl Mutschlechner (Bass), Martin Roscoe (Schlagzeug)

WE NEVER LOST CONTROL (Okt. 1973 – Bacillus BAC 2020)
Walter Seyffer (Lead-Gesang, Percussion), Michael Bundt (Bass), Hans Frauenschuh (Gitarre), Hyazintus (Schlagzeug), Freddie Münster (Saxofon, Keyboards)

ONLY THE DANCERS (Febr. 1975 – Bacillus BAC 2031)
Walter Seyffer (Gesang), Michael Bundt (Bass), Rolf Henning (Gitarre, Bass), Sidhatta Gautama (Schlagzeug) + Dave Jackson (Saxofon, Flöte), Steve Robinson (Keyboards)

SONNET TO BILLY FROST (April 1976 – Bacillus BAC 2038)
Walter Seyffer (Gesang), Bernd Unger (Gitarre, Gesang), Peter Oehler (Gitarre, Gesang), Rainer Saam (Bass), Sidhatta Gautama (Schlagzeug, Percussion) + Christian Kolonovits (Keyboards, Synthesizer), Gerd Köthe (Saxofon, Flöte)

Novalis

Fred Mühlböck, Gesang, Gitarre (25. 4. 1953, Wels/Österreich)
Detlev Job, Gitarre (17. 4. 1954, Hamburg)
Lutz Rahn, Keyboards (10. 11. 1951, Hamburg)
Heino Schünzel, Bass (13. 2. 1950, Hamburg)
Hartwig Biereichel, Schlagzeug, Percussion (2. 5. 1950, Hamburg)

Im Spätherbst 1971 gaben der Bassist Heino Schünzel (seinerzeit aktives Mitglied der Band Marquis) und der Sänger Jürgen Wenzel eine Kleinanzeige im HAMBURGER ABENDBLATT auf: «Schlagzeuger und Organist für neue Rockband gesucht». Es meldeten sich der Organist Lutz Rahn (der in der Jazz-Rock-Gruppe Capricorn spielte) und der Schlagzeuger Hartwig Biereichel (bis 1970 bei Greenlight).

Dieses Quartett gab sein erstes Konzert 1972 in der Hamburger «Fabrik» als Vorgruppe der deutschen Rockband Cravinkel. Ihr Klang-Konzept «romantische Rockmusik» wurde zunächst mit Pink Floyd- und King Crimson-Werken verglichen. Ohne elektrische Gitarre(!) produzierte die Band im Januar 1973 das Debüt-Album «Banished Bridge» mit der Variation eines klassischen Themas und schwerblütiger Orgel-Rockmusik. Dazu schrieb der Sänger Jürgen Wenzel versponnen-lyrische Zeilen in englischer Sprache. Im Oktober/November 1973 ging die Band zusammen mit Emergency und → Jane auf eine – schlecht besuchte – Promotion-Reise durch Europa.

Zum Jahresende 1973 verstärkte sich Novalis durch den Gitarristen Detlev Job, der vordem bei der Gruppe Ashby Erfahrungen sammeln konnte. Novalis gehörte auch zu jenen Gruppen, die auf Einladung von → Frank K. auf einem Freikonzert am 21. 7. 1974 in Witten spielten.

Im September 1974 entließ die Band nach unüberwindlichen Meinungsverschiedenheiten den Sänger Jürgen Wenzel und integrierte dafür den Multi-Instrumentalisten Carlo Karges, der (bis Mitte 1971) zu Tomorrow's Gift gehörte.

Bereits auf der zweiten Langspielplatte «Novalis» fand die Band Gefallen an den Versen ihres Namengebers (‹Novalis› ist der «Künstlername» des frühromantischen Dichters Friedrich Freiherr von Hardenberg, der von 1772–1801 lebte) und benutzte ausschließlich deutsche Textzeilen.

Nach der LP-Produktion verließ Carlo Karges die Band. Er tauchte später bei → The Ramblers wieder auf.

«Musik für Träumer, für Leute, die sich nicht zu schade sind zu schwärmen, sich aus den grauen Alltag in eine märchenhafte, farbenprächtige Welt entführen zu lassen» (SOESTER ANZEIGER) ist auf der dritten Langspielplatte «Sommerabend» zu finden, die im Februar 1976 entstand und der Gruppe zu bundesweiter Anerkennung und erheblichen Verkaufszahlen verhalf.

Im Juni 1976 rückte die Band mit den Worten «Uns fehlt ein guter Sänger, der ruhig noch ein Instrument spielen könnte. Wir möchten jemand, der bereit ist, sich in eine feste Gruppe einzufügen und Lust hat, deutsche Texte zu singen» eine Anzeige in das FACHBLATT ein. Daraufhin wurde der Österreicher Fred Mühlböck als fünftes Gruppenmitglied integriert. Mühlböck war in seiner Heimat Mitglied verschiedener Hard-Rock-Gruppen bis er 1973 nach Lübeck kam. Hier versuchte er sich in diversen Bands und als Folklore-Solist. Während der Saison 75/76 wurde er von den Lübecker Kammerspielen engagiert und spielte im «Jahrmarktsfest zu Blundersweilen» Musiker des 18. Jahrhunderts.

Auf dem ersten Brain-Festival (am 26. 2. 1977 in Essen) war Novalis «mit deutsch gesungenen Titeln, romantisch-träumerischer Musik, die alles andere als langweilig ist, ein Lichtblick im deutschen Rockgeschehen» (BRAVO).

Novalis, die sich «zu einer Top-Band gemausert haben» (POP) ließ mehrere Konzerte zwischen Januar und April 1977 auf einer Revox-Maschine mitschneiden und stellte daraus das Live-Album «Konzerte» zusammen. Am 21. 10. 1977 war die Band in «Szene 77» zu sehen.

Noch vor Jahresschluß erschien mit dem Titel «Brandung» die fünfte Langspielplatte, die «solistische und kompositorische Glanzlichter erkennen läßt» (RECORD WORLD).

Novalis war auf dem zweiten Brain-Festival (25./26. 2. 78) «der einzige echte Höhepunkt des ersten Tages, der Jubelstürme im Auditorium auslöste» (POP) und startete anschließend zur ersten zusammenhängenden Deutschland-Tournee mit 35 Konzert-Terminen, wobei alle «die sich von ihrer ‹naturlyrischen Musik› anstecken lassen, voll auf ihre Kosten kamen, obwohl die Spannung, die Musik im wesentlichen aus der Reibung zwischen Melodie- und Grundrhythmus bezieht, hier nicht vorhanden ist, weil die Akzente von Gesang und Melodieinstrumenten genau mit denen des Schlagzeugs zusammenfallen». (WESER KURIER)

Am 31. 3. 78 trat Novalis neben den → Puhdys, → Jutta Weinhold, → Snowball und → Udo Lindenberg in der «Rocknacht des ZDF» auf.

Die Band ist ein Musterbeispiel für den systematischen und zukunftsträchtigen Aufbau einer Rockband. Erst zum 1. April 1978 gaben die Band-Mitglieder ihre Berufe auf. Bis dahin arbeitete Fred Mühlböck als Plattenverkäufer, Lutz Rahn als Speditionskaufmann, Detlef Job als Fernmeldetechniker, Heino Schünzel als Werbekaufmann und Hartwig Biereichel als Brain-Labelmanager. Am 3. Juli

1978 gab Novalis (wie im Vorjahr) vor 4000 Besuchern im Hamburger Stadtpark ein excellentes Open-Air-Konzert.

Mit 300 000 verkauften Alben gehört Novalis zu den erfolgreichsten deutschen Rockbands und findet auch – mit 50 000 verkauften Alben – in Japan nach den → Scorpions von allen deutschen Gruppen die größte Beachtung.

Auf einer umfangreichen Herbsttournee 1978 stellte die Band ihr neues Album «Vielleicht bist Du ein Clown?» vor, das «Pflicht im Musikunterricht werden sollte» (MUSIK JOKER).

Zur gleichen Zeit begab sich Lutz Rahn auf einen «Solo Trip» (LP-Titel) mit einem Album, das sowohl Elemente klassischer Klaviermusik, Orgel-Schleifen und elektronische Klangwanderungen enthält.

BANISHED BRIDGE (Mai 1973 – Brain 1029)
Heino Schünzel (Bass), Jürgen Wenzel (Gesang, Akustik-Gitarre), Lutz Rahn (Orgel, Piano, Mellotron, Synthesizer), Hartwig Biereichel (Schlagzeug, Percussion)

NOVALIS (April 1975 – Brain 1070)
Lutz Rahn (Tasteninstrumente), Detlef Job (Gitarre), Carlo Karges (Gitarre, Tasteninstrumente), Heino Schünzel (Bass, Gesang), Hartwig Biereichel (Schlagzeug)

SOMMERABEND (Mai 1976 – Brain 1087)
Detlef Job (Gitarre, Gesang), Lutz Rahn (Keyboards), Heino Schünzel (Bass, Gesang), Hartwig Biereichel (Schlagzeug)

KONZERTE (Mai 1977 – Brain 60.065)
Detlef Job (Gitarre, Gesang), Lutz Rahn (Keyboards), Heino Schünzel (Bass, Gesang), Hartwig Biereichel (Schlagzeug), Fred Mühlböck (Gesang, Gitarre, Querflöte)

BRANDUNG (Nov. 1977 – Brain 60.094)
Fred Mühlböck (Gesang, Gitarre, Querflöte), Detlef Job (Gitarre, Gesang), Lutz Rahn (Keyboards), Heino Schünzel (Bass, Gesang), Hartwig Biereichel (Schlagzeug, Percussion)

VIELLEICHT BIST DU EIN CLOWN? (Okt. 1978 – Brain 60.164)
Fred Mühlböck (Gesang, Gitarre, Querflöte), Detlef Job (Gitarre, Gesang), Lutz Rahn (Keyboards), Heino Schünzel (Bass, Gesang), Hartwig Biereichel (Schlagzeug, Percussion)

Lutz Rahn:
SOLO TRIP (Nov. 1978 – Strand 6.23663)
Lutz Rahn (Synthesizer, String Ensemble, Clavinett, Orgel, Flügel, Rhythmusmaschinen)

Hartwig Biereichel, Beethovenstr. 53, 2000 Hamburg 76, 0 40/22 29 88

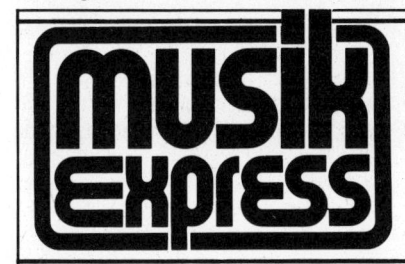

musik express

Fünfzig neue LP–Kritiken pro Monat. Dazu Importe, Singles, Oldies, Sampler. Wir informieren umfassend.

Octopus

Jennifer Hensel, Gesang (10. 7. 1955, Frankfurt)
Winfried Kowallik, Gitarre (6. 6. 1954, Düsseldorf)
Werner Littau, Keyboards (10. 7. 1956, Frankfurt)
Claus Kniemeyer, Bass, Gesang (21. 10. 1949, Bremen)
Sepp Niemeyer, Schlagzeug (24. 6. 1954, Hagen)

Der Plan von Pit Hensel und Claus Kniemeyer, sich mit einer Gruppe selbständig zu machen, reifte Mitte des Jahres 1973. Man gewann die Sängerin Jennifer Hensel, den Schlagzeuger Dieter Becke und den Organisten Werner Littau und prüfte das musikalische Konzept auf lokalen (Frankfurter) Veranstaltungen.

Im Sommer 1975 ging Octopus ins Studio, um die erste Langspielplatte aufzunehmen. Diese Hoffnung war jäh begraben, als dem Produzenten das Geld dafür ausging.

Ein Jahr später nahm man – nun auf eigene Rechnung – «The Boat Of Thoughts» auf. Texter Kniemeyer («Wir singen englisch, weil wir auch im Ausland ein paar Platten verkaufen wollen») verpackte in lesenswerter Lyrik Träumereien (wie im Titelsong) und Realitäten (wie die Agressionen bei 08/15-Gesprächen in «If You Ask Me»), die von melodiösen aber auch hart rockenden Klängen getragen werden.

Mit Sepp Niemeyer löste die Gruppe im Oktober 1977 «ein immer wieder auftauchendes Problem»: Der neue (dritte) Schlagzeuger gab der komplizierten Rhythmik die nötige Stabilität.

Die zu maritimen Themen neigende Band (Octopus = Krake) beschäftigte sich auch auf der Zweit-LP «An Ocean Of Rocks» mit mystischen Meeresgeschichten. So wird etwa in «Octopus-The Survivor Of Atlantis» die Unterwasserreise eines Atlantis-Besuchers beschrieben, der unverhofft eine Welt voller Frieden und Freude entdeckt. Dem spannungsreichen, konzertanten Rock gibt Jennifer Hensel markant Stimme; «eine motorisch und musikalisch gleich begabte Sängerin» (FRANKFURTER RUNDSCHAU).

Im September 1978 löste der Gitarrist Winfried Kowallik (früher bei → Streetmark) Pit Hensel ab.

THE BOAT OF THOUGHTS (März 1977 – Sky 009)
Jennifer Hensel (Gesang), Pit Hensel (Gitarre), Werner Littau (Keyboards), Frank Eule (Schlagzeug), Claus Kniemeyer (Bass)

AN OCEAN OF ROCKS (April 1978 – Sky 016)
Jennifer Hensel (Gesang), Pit Hensel (Gitarre), Werner Littau (Keyboards), Claus Kniemeyer (Bass), Sepp Niemeyer (Schlagzeug, Percussion)

Claus Kniemeyer, Eschersheimer Landstr. 132, 6000 Frankfurt, 06 11/59 14 64

Ougenweide

Minne Graw, Gesang, Keyboards (7. 9. 1952, Freiburg)
Olaf Casalich, Gesang, Schlagzeug, Perc. (3. 10. 1947, Hamburg)
Wolfgang von Henko, Gitarre, Gesang (12. 12. 1949, Elmshorn)
Jürgen Isenbart, Schlagzeug, Perc., Gesang (24. 4. 1943, Hamburg)
Frank Wulff, Flöte, Gitarre, Saxofon (28. 6. 1952, Hamburg)
Stefan Wulff, Bass, Gitarre, Gesang (3. 8. 1954, Hamburg)

Den Anstoß zum «Minne-Rock» der Hamburger Gruppe Ougenweide gab ein altes Schulbuch mit mittelalterlichen Texten, das Frank Wulff mit dem Hinweis an seine Freunde weiterreichte, man könne doch mal versuchen, das Geschriebene musikalisch in den Griff zu bekommen. Daraus wurde – Anfang 1971 – ein Feierabend-Musizierkreis, der auf Texte von Walther von der Vogelweide, «der bedeutendste deutsche Lyriker des Mittelalters, der Gipfel mittelhochdeutscher Dichtung, eine der gültigsten Verkörperungen jener gewaltigen Epoche» (Lexikon), Heinrich von Mügeln, Burkhard von Hohenfels und Dietmar von Eist zeitbezogene Melodien schrieb und sie mit Sylophon, Cimbeln, Gitarren, Lotusflöte, Becken und anderen bekannten und seltenen Instrumenten vortrug. Zunächst gehörten Olaf Casalich, Jürgen Isenbart, Frank Wulff, Stefan Wulff, Michael Steinbeck und Brigitte Blunck zu jener Formation, die als Ougenweide (nach einem Wort aus einem Gedicht des mittelhochdeutschen Lyrikers Neidhardt von Reuenthal, 1210 bis ca. 1245) auf einer Schulfete Ende 1971 ihren ersten öffentlichen Auftritt hatte, «um mal zu sehen, wie die Leute darauf reagieren». Die durchweg positive Reaktion veranlaßte die Gruppe, ihr Repertoire zu erweitern und das Konzept zu verfeinern.

Im Frühjahr 1972 schieden Michael Steinbeck und Brigitte Blunck aus, ihre Plätze nahmen der Gitarrist Wolfgang von Henko und die Sängerin Renee Kollmorgen ein. 1973 nahm diese Formation unter ihrem Produzenten → Achim Reichel ihre erste Langspielplatte auf, mit der sie bewiesen, «daß die Synthese aus Vergangenheit und Gegenwart ziemlich gut gelungen ist» (SOUNDS).

Zum seltsamen Deutsch vergangener Jahrhunderte über Kindererziehung (Textprobe: «Nieman kan mit Gerten Kinder zuht beherten»), einen hungernden Fuchs, schöne Mädchen und Ehebruch «(Es fur ein pawr gen holecz mit seiner hawen do kam der leydig pfaff zu seiner Frawen») schrieben die Hamburger eigene Melodien oder arrangierten alte Notenaufschriften neu. Mit der neuen Sängerin Minne Graw, die sich durch ein klassisches Gesangs- und Klavierstudium empfahl, und ohne die ausgeschiedene Renee Kollmorgen stellte sich Ougenweide im Mai 1974 einem verblüfften Münchner Publikum in einem Gemeinschaftskonzert mit Amazing Blondel vor. Einen Monat später gehörten sie zu den Interpreten des Folk-Festivals in Braunschweig. «All die weil ich mag», das zweite Platten-Produkt, versahen Ougenweide auch mit altdeutschen Texten, Zeilen aus dem 17. Jahrhundert und einem Goethe-Werk; Wolfgang von Henko: «Wir wollten deutlich machen, daß wir uns nicht nur aufs Mittelalter beschränken möchten.»

Unter dem Plakat-Text «Englands Folk-Rock-Band Nr. 1 trifft auf Deutschlands Minne-Rock-Band Nr. 1» ging Ougenweide im Januar 1975 im Hamburger Congress Centrum mit Fairport Convention auf die Bühne – und ließ die routinierten Briten blaß aussehen.

Wie intensiv sich das Sextett mit Riten und Bräuchen früherer Jahrhunderte auseinandersetzt, dokumentiert eindrucksvoll ihre dritte Langspielplatte. Dort verschmelzen traditionelle Texte (u. a. Walther von der Vogelweide) mit eigenen Reimen (Textprobe aus «Im Badehaus»: «Allerliebste Zuckerdinger schneiden Nägel mir vom Finger») und zart rockenden Klängen zu einem «Ohrenschmaus» (LP-Titel).

Im Auftrage des Landestheaters Tübingen lieferte die Gruppe den musikalischen Rahmen zu einer «Eulenspiegel»-Inszenierung. Vier Eulenspiegel-Lieder mündeten in die gleichnamige Langspielplatte. (Wiederum vorbildlich: Mit kompletten Texten, Übersetzungen und Erklärungen.)

Ougenweide, «die eine fast rattenfängerhafte Ausstrahlung ausüben» (SOUNDS) und bei ihren Live-Auftritten stets Beifall einheimsen, tendieren allerdings zur Nivellierung ihres Vortrags. «Beseelt vom Schönklang», so die SÜDDEUTSCHE ZEITUNG, «reproduzieren sie allen Sang zu glatt und edel, künde er auch von Mordbrennen und Landverheeren». Ein Live-Mitschnitt ihrer 77er Deutschland-Tournee führte zu dem Doppelalbum «Ungezwungen».

Von der Zeit der Bauernkriege über den Dreißigjährigen Krieg, die Zeit Friedrichs des Großen, der Ära Napoleons bis zu den Aufständen der Jahre 1848/49 spannt sich der historische Bogen, (dazu gehört auch «Lützows wilde verwegene Jagd»), den Ougenweide zum Thema «Fryheit» beschreiben. Die Gruppe trug jene Lieder in der Fernsehserie «Dokumente Deutschen Daseins» vor.

Am 29. Juli 1978 spielte Ougenweide beim traditionellen Cambridge Folk Festival auf.

OUGENWEIDE (Aug. 1973 – Polydor 2371687)
Jürgen Isenbart (Schlagzeug, Glocken), Olaf Casalich (Becken, Maracas), Frank Wulff (Flöten), Wolfgang von Henko (Gitarre), Stefan Wulff (Bass) + Achim Reichel (Pauken, Bass)

ALL DIE WEIL ICH MAG (Okt. 1974 – Polydor 2371517)
Frank Wulff (Flöten, Mandoline, Akustik-Gitarre, Harmonium, Maultrommel), Stefan Wulff (E-Bass, E-Piano, Akustik-Gitarre), Jürgen Isenbart (Marimbaphon, Xylophon, Glockenspiel, Percussion), Wolfgang von Henko (Mandoline, Gitarren, Gesang), Minne Graw (Gesang, Blockflöte, Harmonium, Cembalo, Piano), Olaf Casalich (Gesang, Schlagzeug, Percussion)

OHRENSCHMAUS (Jan. 1976 – Polydor 2371700)
Minne Graw (Gesang, Harmonium, Klavier), Olaf Casalich (Gesang, Schlagzeug, Percussion, Röhrenglocken), Jürgen Isenbart (Marimbaphon, Vibraphon, Röhrenglocken, Glockenspiel, Schlagzeug, Gesang), Stefan Wulff (Bass, Klavier, Zither, Akkordeon), Wolfgang von Henko (Gitarre, Mandoline, Gesang), Frank Wulff (Flöte, Bombarde, Bouzouki, Mandoline, Gitarre, Indisches Harmonium, Gesang)

EULENSPIEGEL (Dez. 1976 – Polydor 2371714)
Minne Graw (Gesang, Flügel, Piano, Blockflöte, Harmonium), Olaf Casalich (Schlagzeug, Percussion, Vesang), Wolfgang von Henko (Gitarre, Mandoline, Gesang), Jürgen Isenbart (Percussion), Stefan Wulff (Bass, Gitarre, Akkordeon), Frank Wulff (Flöte, Krummhorn, Mandoline, Banjo, Bouzouki, Gitarre, Gesang)

UNGEZWUNGEN (Nov. 1977 – Polydor 2634091)
Doppelalbum. Minne Graw, Olaf Casalich, Wolfgang von Henko, Jürgen Isenbart, Stefan Wulff, Frank Wulff (Instrumente wie oben)

FRYHEIT (April 1978 – Polydor 2437576)
Minne Graw (Gesang, Piano, Harmonium, Orgel, Stringensemble, Synthesizer), Olaf Casalich (Gesang, Schlagzeug, Percussion), Frank Wulff (Flöte, Bombarde, Musette, Krummhorn, Saxofon, Gitarre, Bouzouki, Dulcimer, Mandolinenbanjo, Drehleier, Harfenzither), Stefan Wulff (Bass, Gitarre, Mundharmonika, Marimbaphon, Synthesizer, Gesang), Wolfgang von Henko (Gitarre, Mandoline, Gesang), Jürgen Isenbart (Marimbaphon, Glockenspiel, Schlagzeug, Percussion, Gesang) + Lutz Rahn (Mellotron)

Wolfgang von Henko. Neubergerstr. 15, 2000 Hamburg 76, 0 40/2 50 28 52

CAT STEVENS
heißt eine von 20 informativen und packend geschriebenen Special-Stories aus dem Buch
ROCK GIANTS.
(250 Seiten, Fotos, kompl. Discografie, DM 12,80)
EIN BUCH VON TAURUS PRESS

Pancake

Rainer Röhm, Gesang (15. 10. 1952, Winnenden)
Walter Negele, Gitarre, Gesang (16. 4. 1952, Winnenden)
Thomas Kircher, Keyboards (14. 5. 1956, Ravensburg)
Klaus Scharff, Bass, Gesang (23. 7. 1958, Waiblingen)
Hans Derer, Schlagzeug (10. 2. 1957, Leutenbach)

Die Pancake-Geschichte ist die des Gitarristen und Komponisten Walter Negele. Mit den Erfahrungen aus der Band Cool Jerk Corp. und vier Mitspielern gründete er 1974 Pancake. Zur Besetzung der ersten Stunde gehörten Werner Bauer (Bass), Hampy Nerlich (Gesang), Tommy Metzger (Gitarre) und Rainer Röhm (Schlagzeug).

Als Vorgruppe von Flock, Livin' Blues, Edgar Broughten Band und Nektar konnte Pancake 1975 vor größerer Publikumskulisse antreten.

Die auf eigene Rechnung produzierte LP «Roxy Elephant», an frühe Wisbone Ash-Tage erinnernd, erschien SOUNDS trotz oder wegen des «Blues- und Hardrock-Gemischs... anhörenswert».

Zur Jahresende 1976 löste Walter Negele Pancake «wegen musikalischer und persönlicher Differenzen» auf.

Im Januar 1977 stand eine neue Pancake-Besetzung auf der Bühne: Walter Negele (Gitarre), Rainer Röhm (Gesang), Heinz Bertsch (Keyboards), Peter Indrak (Bass) und Hans Derer (Schlagzeug). Mit Peter K. Seiler (→ Tritonus) und «konstrastreicher Rockmusik mit viel Verve und Witz» (Selbstdarstellung) produzierte Pancake die zweite LP «Out Of The Ashes». Im Titelsong ihres Albums mit lyrischer bis schwermütiger Rockmusik geht es um den «Phönix aus der Asche».

Die bei einem Motorrad-Unfall schwer verletzten Gruppenmitglieder Heinz Bertsch und Peter Indrak mußten Mitte 1978 durch Klaus Scharff und Thomas Kircher ersetzt werden.

ROXY ELEPHANT (Febr. 1976 – Blubber Lips bl 804)
Walter Negele (Gitarre), Tommy Metzger (Gitarre), Werner Bauer (Bass, Gesang), Hampy Nerlich (Gesang), Günther Konopik (Schlagzeug, Congas, Percussion, Gesang)

OUT OF THE ASHES (Mai 1978 – Blubber Lips bl 801)
Walter Negele (Gitarre), Rainer Röhm (Gesang, Percussion), Heinz Bertsch (Keyboards, Synthesizer), Peter Indrak (Bass, Geige), Hans Derer (Schlagzeug, Percussion)

Egon Frank, Wilhelmshöherstr. 6, 1000 Berlin 41, 0 30/8 52 67 97

Pappert, Alto

Der Schwabe Johannes Pappert, am 26. 6. 1949 in Esslingen geboren, schloß sich als Saxofonist einer semiprofessionellen Ulmer Soulrock-Formation an. Ende 1970 hoben Alto Pappert, Peter Wolbrandt (Gitarre), Hellmut Hattler (Bass) und Jan Fride (Schlagzeug) das Hard-Rock-Quartett Inzest aus der Taufe. Daneben studierte Pappert an der Musikhochschule in Berlin. Ab Mai 1971 traten die Vier mit neuem musikalischen Konzept unter dem Namen → Kraan auf.

Fünf Jahre lang war Alto Pappert Kraan-Mitglied, bis er – im Sommer 1976 – eine der besten deutschen Rockformationen verließ. Anschließend arbeitete er als Studiomusiker, ging mit der Gruppe Es auf Tournee und schrieb jene Titel, die er im November 1977 mit einem Dutzend befreundeter Musiker für sein erstes Solo-Album aufnahm. Entsprechend Alto Papperts Naturell ist «Alto» (LP-Titel) nicht der Ego-Trip eines Saxofonisten, sondern «Musik mit viel Rhythmus und Swing in den Grenzbereichen von Rock und Jazz» (SOUNDS); wenn auch einige Gimmicks das Hörvergnügen trüben.

Mit Ellen Meyer (Gesang), Peter Wolbrandt (Gitarre), und Hans Hartmann (Bass) stellte Alto Pappert im April 1978 seine Kompositionen auf einer Deutschland-Tournee live vor.

ALTO (März 1978 – Spiegelei 160.609)
Alto Pappert (Saxofon), Ellen Meyer (Gesang), Hellmut Hattler (Bass), Wolfgang Grasekamp (Keyboards), Micki Stickdorn (Schlagzeug), Peter Wolbrandt (Gitarre, Banjo), Andy Göldner (Gesang, Gitarre), Lou Marignan (Bass), Jan Fride (Percussion), Bernd Kiefer (Bass), Zabba Lindner (Schlagzeug)

Alto Pappert c/o Musikkontor Hans Stratmann, Gut Wintrup, 3282 Steinheim 4, 0 52 38/2 39

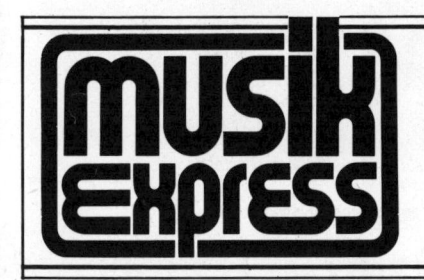

---

musik express

Hard-Rock, Jazz-Rock, Folk-Rock, Soft-Rock, Reggae, Punk, New Wave. Wir sorgen für den Durchblick.

Die Wahrheit
über eine satirische Zeitschrift, die mehr ist als eine satirische Zeitschrift.

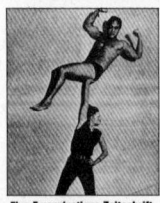

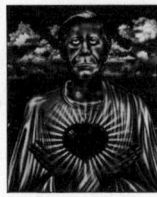

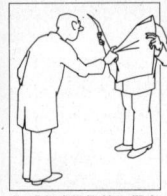

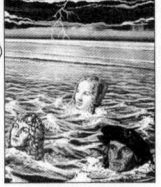

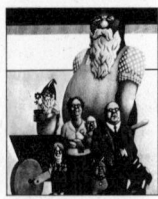

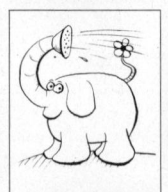

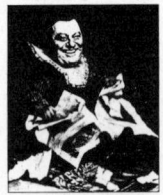

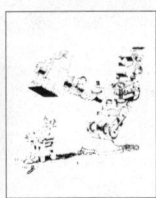

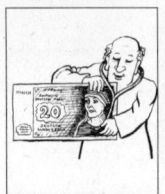

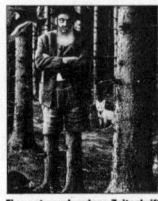

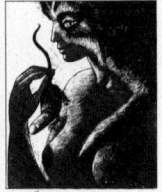

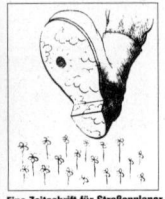

Eine Emanzipations-Zeitschrift	Regierungs-Bulletin	Eine Zeitschrift für kluge Köpfe	Ein Geldanlage-Berater
Zeitschrift für Gartenfreunde	Ein Floristen-Fachorgan	Zeitschrift für Erziehungsfragen	Magazin für Hobby-Bastler
Ein Ärzte-Fachblatt	Eine naturverbundene Zeitschrift	Magazin für Tierfreunde	Eine Zeitschrift für Straßenplaner

Wahrhaftig: pardon ist viele Zeitschriften!

Parzival (aufgelöst)

1965 gründeten Thomas Olivier und Lothar Siems in Bremen die Gruppe Chamberlains. Ein Jahr später, nach Auflösung der Band, zogen Olivier und Siems als «Tom & Cherry» durch die Lande. Nachdem sich ihnen Walter Quintus und ein Cellist anschlossen, starteten sie 1967 in Bremens «Lila Eule» das «Quintus Quartett». 1968 ging die auf fünf Mitglieder erweiterte Gruppe auf Frankreich-Tournee. 1969 nannte sich das Trio Siems/Quintus/Olivier in Beazzic Conservatory um. 1971 unterzeichneten sie einen Schallplattenvertrag als Parzival. Das erste Album «Legend» wurde im Herbst 1971 veröffentlich und offenbarte in «vielschichtiger Instrumentierung eine geheimnisumwobene Traumwelt mit klassischem Hauch» (POP). Allerdings bewegen sich die mit Klassik-, Jazz- und Rock-Elementen vertonten Texte keineswegs nur in Scheinwelten. Zwar ist von imaginären Rittern die Rede, die sich ihren personifizierten Aggressionen gegenübersehen oder einem hoffnungslosen Geist, der nur noch an die schönen Tage der Vergangenheit denken mag, andererseits haben Themen wie das nachempfundene Tagebuch der Anne Frank, der Vietnam-Krieg und die allgemeine Gleichgültigkeit Zeitbezug. Der Deutsche Journalisten-Poll 1972 zählte das Album zu den fünf besten Produktionen des Jahres. Durch den Cellisten Walter v. Seydlitz verstärkte sich Parzival, deren Name als «sagenhafte Rittergestalt und Held des bedeutendsten Epos des Wolfram von Eschenbach» lexikografisch erfaßt ist, auf ein Quartett. «Ba-Rock», das zweite und zugleich letzte Album der Gruppe, wurde nach dem gleichen musikalischen Grundkonzept eingespielt, dessen Thematik sich um Nebulöses, Träume, verkannte Liebe und die Trostlosigkeit des Alltags rankt. Die Gruppe löste sich 1973 auf.

LEGEND (Nov. 1971 – nicht lieferbar)
Lothar Siems (Gitarre, Gesang), Walter Quintus (Violine, Bass, Orgel, Piano), Thomas Olivier (Schlagzeug, Gesang, Percussion) + Matthias Müller-Menckens (Flöte, Piano), Joachim Reichhold (Cello), Hans Jaspers (Viola)

BA-ROCK (Jan. 1973 – nicht lieferbar)
Lothar Siems (Gitarre, Gesang), Walter Quintus (Violine, Piano, Orgel), Thomas Olivier (Schlagzeug, Gesang), Walter v. Seydlitz (Cello) + Mat Me Miller (Flöte, Piano, Orgel), Harald Konietzko (Bass, Gesang)

A GERMAN ROCK LEGEND (Nova 6.28337)
Doppelalbum. Entspricht den Alben Legend und Ba-Rock

Passport

Klaus Doldinger, Saxofon, Synthesizer, Flöte (12. 5. 1936, Berlin)
Kevin Mulligan, Gitarre (1. 10. 1952, Boston/USA)
Hendrik Schaper, Keyboards (23. 4. 1951, Osnabrück)
Dieter Petereit, Bass (10. 10. 1952)
Willy Ketzer, Schlagzeug (3. 2. 1951, Bad Kreuznach)

Klaus Doldinger wurde in Berlin geboren, wuchs in Wien auf und ging in Düsseldorf zur Schule; mit 11 bekam er Klavierunterricht. 1952 schloß er sich der Amateur-Jazz-Band The Feetwarmers an. Klaus «Oscar» Doldinger (das «Oscar» entsprang aus seiner Vorliebe für Oscar Peterson) gewann bereits 1955 beim Internationalen Amateurfestival in Brüssel den «Coup Sidney Bechet», ein Jahr später erhielt er an gleicher Stelle den «Coup Benny Carter». Im November 1955 nahmen die Feetwarmers ihre erste Platte auf («Tishomingo Blues»). 1956 gewannen die Feetwarmers den 1. Preis für Oldtime-Bands auf dem Deutschen Amateur-Jazz-Festival in Düsseldorf, zwölf Monate später wiederholten sie diesen Erfolg.

Klaus Doldinger begann nach dem Abitur das Studium der Musikwissenschaft und hospitierte als Musiker bei Werner Giertz und dem Quintett von Dr. Roland Kovac. 1959 formierte Doldinger im Rahmen der Feetwarmers Oscar's Trio, eine pianolose Gruppe mit Tenorsaxofon, Bass und Schlagzeug. Im gleichen Jahr gewannen die Feetwarmers wiederum den 1. Preis beim Deutschen Amateur-Jazz-Festival in Düsseldorf. 1960 reiste Doldinger mit den Feetwarmers nach Amerika, wurde Ehrenbürger von New Orleans und empfand es als «ersten großen Einschnitt meiner Karriere». Beim Deutschen Amateur-Jazz-Festival heimste er die meisten Auszeichnungen ein: Erste Plätze für seine vier Instrumente und als bester Solist des Festivals. Der «zweite Einschnitt meiner Karriere» wurde 1962 die Gründung des Klaus Doldinger-Quartetts, zunächst mit Ingfried Hoffmann (Piano, Orgel), Helmut Kandberger (Bass), Klaus Weiß (Schlagzeug) und Doldinger, der Tenorsaxofon spielte. Noch im gleichen Jahr erschien mit «Bossa Nova» die erste Langspielplatte des Doldinger-Quartetts. 1963 beendete er sein Musikstudium und produzierte die LP «Jazz Made in Germany», die in 20 Ländern veröffentlicht wurde. Im Auftrag des Goethe-Instituts unternahm das Quartett 1964 große Auslandstourneen, u. a. nach Skandinavien, Italien, Afrika und in den Mittleren Osten. Aus materiellen Erwägungen arbeitete Doldinger zwei- bzw. dreigleisig: Zum einen musizierte er in seinem Jazzquartett, zum anderen produzierte er unter dem Pseudonym Paul Nero Pop-Musik, «um den Hunger der Jugend nach Beat und Soul stillen zu helfen» (JAZZ PODIUM), darüber hinaus schrieb er Film- und Werbespot-Melodien (bis heute über 200), befaßte sich mit deutschen Aufführungen bekannter Musicals und dozierte an der Musischen Bildungsstätte in Remscheid.

Auf den gut verkäuflichen Nero-Produktionen wirkten u. a. auch→ Lothar Meid, Lesley Duncan, Klaus Voorman, Attila Zoller, Gibson Kemp, Helmut Brand, Ingfried Hoffmann und Davy Jones mit. 1966 schickte das Goethe-Institut das Doldinger-Quartett wiederum als musikalische Botschafter in den Mittleren Osten; daran schlossen sich Tourneen durch Belgien und Frankreich an. 1967 arrangierte und produzierte Doldinger für Abi & Esther Ofarim deren Album «2 in 3»; im TWEN-Poll wurde er zum «Musiker des Jahres» ernannt. Eine siebenwöchige Tournee des Doldinger-Quartetts führte 1969 (ebenfalls eine Einladung des Goethe-Instituts) nach Indien, Persien, Ceylon, Indonesien, Thailand, Philippinen, Hongkong, Afghanistan, Pakistan und die Türkei. Im Poll des JAZZ PODIUMS belegte Doldinger als Tenorsaxofonist Platz 1. Als Sopransaxofonist gewann er 1970 den Jazz-Poll von TWEN. In dieser Zeit nahm auch seine Idee Konturen an, elektronische Sound-Dimensionen in sein Konzept einzubeziehen. Er gründete die Jazz-Rock-Formation Motherhood. Nicht unwesentlich wirkte sich für ihn die Zusammenarbeit mit Florian Schneider aus, der danach → Kraftwerk formierte. Zudem profilierte sich Klaus Doldinger als Arrangeur und musikalischer Direktor bei den LP-Produktionen von Davy Jones, Lee Curtis, den → Rattles, den Rivets, Don Paulin, Marc Bertrand, → Volker Kriegel, Hardy Hepp, Katja Ebstein, Suzanne Doucet und Marion Maerz.

1971 gründete Klaus Doldinger die Gruppe Passport. Zur ersten Formation, die auch die LP «Passport» einspielte, gehörte der Saxofonist Olaf Kübler, der Bassist Lothar Meid, der Organist Jimmy Jackson und der Schlagzeuger → Udo Lindenberg. Joachim Ernst Berendt schrieb: «Ich bin fasziniert von dieser Musik. Sie gehört zum besten Rock, der auf der deutschen Szene gemacht wird.»

Im Frühjahr 1972 wechselte Doldinger die Passport-Mitglieder vollständig aus. Fortan musizierte er mit dem Organisten John Mealin (früher bei If), dem Schlagzeuger Bryan Spring (vordem bei Keith Tippett, Stan Getz und Jean-Luc Ponty) und dem Bassisten Wolfgang Schmid (ehemaliger Et Cetera-Mann). Nach nur drei Übungstagen gastierte die neue Formation beim «International Festival von Ljubljana». Auf der LP «Second Passport» ist die Zusammenarbeit der Vier dokumentarisch festgehalten. Vom 17. Oktober bis 25. November 1972 stellte sich die Passport-Crew in 19 deutschen Städten vor. Zum Jahresanfang 1973 stellte Doldinger seine dritte Passport-Formation vor. Dazu zählten neben Wolfgang Schmid der Schlagzeuger Curt Cress und der Organist Frank Roberts. Der Engländer Frank Roberts spielte bei der (englischen) Gruppe Embryo. Das Quartett Doldinger, Roberts, Cress, Schmid nahm 1973 das Album «Handmade» auf. Mitte des Jahres tauschten Frank Roberts und Kristian Schultze die Plätze hinter Orgel und elektrischem Piano. Mit Schultze tourte

Passport im Spätsommer und Herbst durch Europa. Nach einem Promotion-Auftritt im Londoner Ronnie Scotts Club schrieb Henry Gilpin im RECORD MIRROR: «Ich habe das unbestimmte Gefühl, daß sie es nicht leicht haben werden, das englische Publikum zu befriedigen.»

Anläßlich seines 20jährigen Bühnenjubiläums holte sich Doldinger für zwei Konzerte in Hamburg und Düsseldorf international bekannte Musiker wie Brian Auger, Johnny Griffin, Alexis Korner, → Volker Kriegel und Pete York auf die Bühne, die alle einmal seinen musikalischen Lebensweg gekreuzt hatten. «Vier Stunden lang», teilte danach der DÜSSELDORFER EXPRESS mit, «feierte Klaus Doldinger mit prominenten Kollegen aus aller Welt eine Non-Stop-Fete», die man zu den «Sternstunden der Jazz- und Popmusik» (AACHENER NACHRICHTEN) zu zählen habe. Synchron dazu veröffentlichte Doldingers Plattenfirma WEA ein Drei-Platten-Album, das anhand markanter Interpretationen aus den verschiedenen Schaffensperioden «die chamäleonhafte Vielseitigkeit der Verkleidungen und Moden des cleveren Herrn Doldinger belegt» (MELODY MAKER). Nachdem sich Passport am 1. Februar 1974 auch in Essen beim größten deutschen Rock-Festival vorstellte, flogen sie vom 1. Mai bis 5. Juni auf eine von der Lufthansa gesponserte Rundreise kreuz und quer durch Asien und konnten dort «sowohl musikalische als auch kulturelle Barrieren durchbrechen» (BANGKOK POST). Im Frühsommer 1974 kam als «Looking Thru» ein weiteres Passport-Produkt weltweit in die Plattenläden. «Ein Sound, der mehr beeindruckt, als die Klangwälle von Tony Williams und Miles Davis.» (ROLLING STONE). Dagegen stufte das JAZZ PODIUM die Arbeiten des abtrünnigen Doldinger als «rhythmischen Kommerz mit allmählich auf die Nerven gehenden Pop-Getrommel» ein. Vom 17. 9. bis 27. 9. 1974 wiederholte der «momentan wohl prominenteste deutsche Jazz-Musiker» (PLAYBOY) die erfolgreiche Jam-Session mit Auger, Griffin, Korner, Kriegel und York und seiner Passport-Truppe in neun großen deutschen Konzerthallen und bereitete abermals «ein wunderschönes und lebendiges, von Stiltüfteleien unbelastetes Vergnügen» (DIE WELT). Dazu erschien der Live-Mitschnitt vom 73er Konzert in Düsseldorf als Plattenpressung (Titel: «Doldinger Jubilee Concert»).

Im November 1974 entstand die Studio-Produktion «Cross Collateral», auf der ihr «spritziger Jazz-Rock rhythmischer und erdverbundener wirkt als bei früheren Einspielungen» (MUSIK EXPRESS). Die deutsche Phono-Akademie nahm dieses Album zum Anlaß, Passport als Künstler des Jahres im Bereich «Ensemble Pop national» mit dem Deutschen Schallplattenpreis 1976 auszuzeichnen. Sechs Wochen lang – im März und April 1975 – war Passport auf Konzertreise in den USA. Anschließend gastierte «eine der führenden Jazz-Rock-Bands Europas» (STERN) auf deutschen Konzertbühnen.

Zu zwei Konzerten am 28. und 29. August 1975 in «Onkel Pö's Carnegie Hall» lud Doldinger den Tenorsaxofonisten Johnny Griffin, den Pianisten Les McCann, den Schlagzeuger Pete York und die Gitarristen Buddy Guy und Philip Catherine ein. Der Hamburger Konzertmitschnitt wurde zur Herbsttournee der gleichen Besetzung bereits als Platte zum Kauf angeboten. «Fröhlicher, beschwingter, aus unterschiedlicheren Lagern sind selten Musiker zusammengekommen und zu einer Einheit gebracht worden», fand die FAZ. Für die SÜDDEUTSCHE ZEITUNG war die «Doldinger Jubilee '75» «ein Fest, ein Lehrstück, wie man geschmackssicher und ehrenwert kommerzielle Musik machen kann». Im SOUNDS-Pop Poll '75 wurde Klaus Doldinger mit Abstand zum «Musiker des Jahres» gewählt.

Mit dem im Januar 1975 eingespielten Werk «Infinity Machine» gelang Passport «ein feines Album mit Jazz-Rock, das zu den angenehmsten und melodischsten europäischen Produktionen gehört» (MUSIC WEEK). Im Juli 1976 war Passport auf dem Montreaux-Festival, beim Riviera-Festival (neben Magma als einzige europäische Gruppe) zu hören; im August trat die Band beim Jazz-Festival in Bilzen auf.

Beim Frankfurter Jazzfestival (Sept. 1976) präsentierte Doldinger mit dem Gitarristen Roy Louis und dem Percussionisten Elmar Louis zwei neue Passport-Mitglieder. Einen Monat später ging Passport (ohne die Louis-Brüder) auf Brasilien-Tournee.

Zur Frühjahrs-Deutschlandtournee 1977 erschien mit «Iguaçu» das farbigste Album der Doldinger-Band, das zweifelsfrei von den Südamerika-Eindrücken profitiert. Nach Tourneeschluß verließen Kristian Schultze, Curt Cress und Wolfgang Schmid die Band. Während Schultze und Cress in der Formation → Snowball weiterspielten, gründete Wolfgang Schmid → Head, Heart & Hands.

Auf den «Tagen der freien Musik» in Possenhofen (Sept. 1977) stellte Doldinger seine neue Passport-Formation vor: Guillermo Marchena (Gesang, Percussion), Roy Louis (Gitarre), Hendrik Schaper (Keyboards), Dieter Petereit (Bass), Elmar Louis (Percussion) und Willy Ketzer (Schlagzeug). Schaper sammelte Banderfahrungen bei Blues Ltd., Tetragon, Trestass und Out. Petereit arbeitete als Studiomusiker und im Jazzensemble des Hessischen Rundfunks. Ketzer spielte ursprünglich Klavier, dann Saxofon und Klarinette in verschiedenen Rock- und Jazz-Formationen; seit 1976 studiert er Schlagzeug.

Mit der «erfolgsträchtigen Mischung aus rockorientiertem Rhythmus, von lateinamerikanischer Musik beeinflußte Themen und über einen dichten Perkussionsteppich ausgebreiteten Improvisationen» (WESER KURIER) stellte sich Passport im Frühjahr 1978 auf einer DDR-Tournee vor. Bei Veröffentlichung des 78er Produkts «Ataraxia» vernahm SOUNDS «eine leere und erschreckend lahme Musik» und STEREO vermutete, daß Doldinger «nun endgültig die Ideen auszugehen scheinen.» Nach dem Auftritt in der Fernsehsendung

«Rockpop» (24. 6.) verließen Guillermo Marchena sowie Roy und Elmar Louis die Gruppe in Richtung → Head, Heart & Hands.

Da Doldinger «dem deutschen Kulturleben im musikalischen Bereich wichtige, unübersehbare Impulse gegeben hat» wurde er am 9. Mai 1978 mit dem Bundesverdienstkreuz am Bande ausgezeichnet.

Doldinger komponierte Filmmusiken («Der plötzliche Reichtum der armen Leute von Krombach», «Baal», «Moritz lieber Moritz», «Das zweite Erwachen der Christa Klages», «Der Hauptdarsteller»), schrieb Erkennungsmelodien für Fernsehserien («Tatort», «ZDF-Special», «Personenbeschreibung») und verpopte Werbespots (für die Seife Fa und den Haushaltsreiniger Dor).

Im August 1978 stellte Doldinger mit Kevin Mulligan einen neuen Gitarristen ein. Mulligan, der in Amerika Folk- und Jazz-Erfahrungen sammelte, arbeitete schon längere Zeit in Europa als Studiomusiker. Das Passport-Quintett ging im Herbst auf Ungarn- und Deutschland-Tournee.

PASSPORT (Okt. 1971 − Atlantic ATL 40 299)
Klaus Doldinger (Sopran, Tenor, Alt-Saxofon, Moog-Synthesizer, E-Piano), Olaf Kübler (Tenor-Saxofon, Flöte), Jimmy Jackson (Orgel), Udo Lindenberg (Schlagzeug), Lothar Meid (Bass-Gitarre)

SECOND PASSPORT (Sept. 1972 − Atlantic ATL 40 417)
Klaus Doldinger (Sopran- u. Tenor-Saxofon, Moog-Synthesizer, E-Piano), John Mealing (Orgel, E-Piano), Bryan Spring (Schlagzeug), Wolfgang Schmid (Bass-Gitarre, E-Gitarre)

2 ORIGINALS OF PASSPORT (Atlantic ATL 60117)
Doppelalbum. Entspricht den Alben Passport und Second Passport.

HAND MADE (Mai 1973 − Atlantic ATL 40 483)
Klaus Doldinger (Sopran- u. Tenor-Saxofon, E-Piano, Mellotron, Moog-Synthesizer), Wolfgang Schmid (Bass-Gitarre, Gitarre), Frank Roberts (Piano, Orgel), Curt Cress (Schlagzeug)

LOOKING THRU (Nov. 1973 − Atlantic ATL 50 024)
Klaus Doldinger (Sopran- u. Tenor-Saxofon, E-Piano, Mellotron, Moog-Synthesizer), Wolfgang Schmid (Bass-Gitarre, Gitarre), Curt Cress (Schlagzeug, Percussion), Kristian Schultze (Piano, Orgel)

DOLDINGER JUBILEE (Okt. 1973 − Atlantic ATL 3-60 073)
Dreiplattenalbum. Div. Besetzungen.

DOLDINGER JUBILEE CONCERT (Aug. 1974 − Atlantic ATL 50 070)
Klaus Doldinger (Sopran- u. Tenor-Saxofon), Wolfgang Schmid (Bass), Curt Cress (Schlagzeug, Percussion), Kristian Schultze (Moog-Synthesizer, Piano, E-Piano, Mellotron), Johnny Griffin (Tenor-Saxofon), Volker Kriegel (Gitarre), Brian Auger (Orgel, Piano), Pete York (Schlagzeug, Percussion), Alexis Korner (Gitarre, Gesang)

CROSS-COLLATERAL (März 1975 − Atlantic ATL 50 111)
Klaus Doldinger (Sopran- u. Tenor-Saxofon, Moog-Synthesizer, E-Piano, Mellotron), Wolfgang Schmid (Bass-Gitarre, Gitarre), Curt Cress (Schlagzeug, Percussion), Kristian Schultze (Piano, Orgel)

DOLDINGER JUBILEE '75 (Okt. 1975 − Atlantic ATL 50 186)
Les McCann (Piano), Philip Catherine (Gitarre), Curt Cress (Schlagzeug), Klaus Doldinger (Saxofon, Synthesizer), Johnny Griffin (Saxofon), Buddy Guy (Gesang, Gitarre), Wolfgang Schmid (Bass), Kristian Schultze (Keyboards), Pete York (Schlagzeug).

INFINITY MACHINE (März 1976 – Atlantic ATL 50 254)
Klaus Doldinger (Saxofon, Synthesizer, Keyboards, Stimme), Kristian Schultze (Keyboards, Synthesizer), Wolfgang Schmid (Bass), Curt Cress (Schlagzeug, Percussion).

IGUAÇU (Febr. 1977 – Atlantic ATL 50 341)
Curt Cress (Schlagzeug), Roy Louis (Gitarre), Elmer Louis (Percussion), Kristian Schultze (Keyboards), Wolfgang Schmid (Bass), Klaus Doldinger (Saxofon, Flöte, Orgel, Synthesizer), + brasilianische Begleitband.

ATARAXIA (März 1978 – Atlantic ATL 50 456)
Willy Ketzer (Schlagzeug), Dieter Petereit (Bass), Hendrik Schaper (Keyboards), Roy Louis (Gitarre), Elmer Louis (Percussion), Guillermo Marchena (Gesang, Percussion), Klaus Doldinger (Saxofon, Keyboards, Flöte).

Claus Schreiner, Postfach 1766, 3550 Marburg, 0 64 21/2 68 38

Pell Mell

Thomas Schmitt, Geige, Gitarre, Gesang (13. 2. 1950, Darmstadt)
Rudolf Schön, Gesang, Gitarre (14. 10. 1949, Gladenbach)
Cherry Hochdörfer, Keyboards (5. 4. 1951, Ludwigshafen)
Ralph Lippmann, Keyboards, Gitarre, Gesang (12. 9. 1953, Darmstadt)
Götz Draeger, Bass, Gitarre (24. 5. 1954, Recklinghausen)
Wolfgang Claus, Schlagzeug, Flöte, Gesang (28. 8. 1951, Darmstadt)

In der Universitätsstadt Marburg begannen Anfang 1971 die Proben der Rockgruppe Pell Mell, die sich bereits fünf Monate später mit einem 1. Platz im Wiesbadener Beatband-Wettbewerb anläßlich der «Juma» auszahlten. Allerdings trennte sich die Band im Juli «aus musikalischen Gründen». Im Oktober 1971 ließen Thomas Schmitt, Bruno «Mitch» Kniesmeijer, Rudolf Schön, Jörg Götzfried und Hans Otto Pusch Pell Mell wieder aufleben. Das neue musikalische Ziel: «Eine Synthese aus Popmusik, Jazz und Werken alter Meister» (Schmitt). Im Frühjahr 1972 nahmen die Fünf das Album «Marburg» auf, das sie mit «nuancierten Piano- und Orgelpassagen und klassisch geprägten Streichersätzen und den Rock-Elementen von Gitarre, Bass und Schlagzeug» (POP) bestückten. Auffallend waren die gemeinsamen Auftritte mit verschiedenen Schüler- und Studentenorchestern, so 1972 und 1973 in der Frankfurter Jahrhunderthalle, bei «Pop 73» in der Niedersachsenhalle Hannover und einem 74er Konzert in Freiburg (Eissporthalle). Während Hans Otto Pusch 1973 seinen Wehrdienst leistete, bediente Dietrich J. Noll bei Pell Mell Orgel und Piano.

Auf dem zweiten Album «From The New World» gelang ihnen zwar «keine nahtlose Einheit von Rock und Klassik», denn da «klafften zwischen den einzelnen Parts noch nicht überbrückte Lücken», aber die «Synthese ist ihnen recht gut gelungen» (SOUNDS).

Hans Otto Pusch verließ die Band im Dezember 1974. Für ihn rückte Cherry Hochdörfer nach. Hochdörfer, Assistent an der TH Darmstadt, spielte schon bei Frame und → Nine Days Wonder.

1975 nahm Pell Mell die dritte LP «Rhapsody» auf, die allerdings erst ein Jahr später veröffentlicht wurde. Darauf bearbeiten sie einerseits klassische Werke von Liszt und Rachmaninoff, andererseits wirken sie mit Eigenkompositionen «besser, weil weniger bombastisch» (MUSIK JOKER). Ihr «geballtes Bündel an hoher Musikalität und Ideenreichtum» (KÖLNER RUNDSCHAU) entfalteten sie u. a. im August 1975 beim Rock/Jazz Festival in Bilzen. Im Rahmen der Sendung «Nachtmusik» zeichnete der WDR im Dezember 1976 die Pell Mell-Version der Moldau von Smetana auf.

Auf Einladung der Polish Jazz Society absolvierte Pell Mell im März/April 1977 eine 10-tägige Konzertreise durch Polen und fand bei insgesamt 45 000 Zuhörern begeisterte Zustimmung.

Auf dem 78er Album «Only A Star» verzichtete die Gruppe auf weitere Klassiker-Bearbeitungen und spielte Kompositionen des Bandleiters Thomas Schmitt ein. Pell Mell erweist sich darauf als technisch ausgereift und überrascht mit guten Vokal-Einsätzen. Allerdings bleibt fraglich, ob viele Hörer den Spannungsbogen von der Klassik über Rock'n'Roll bis zu Jazzpassagen nachvollziehen werden.

1978 wurde die zwischenzeitlich nicht lieferbare LP «From The New World» neu abgemischt und auf dem Mini-Label Ylaps wieder veröffentlicht.

MARBURG (Juni 1972 – Bacillus BAC 2008)
Thomas Schmitt (Geige, Flöte, Gitarre, Gesang), Bruno Kniesmeijer (Schlagzeug, Percussion), Rudolf Schön (Gitarre, Flöte, Gesang), Jörg Götzfried (Bass, Gesang), Hans Otto Pusch (Orgel, Piano)

FROM THE NEW WORLD (Nov. 1973 – Ylaps 001)
Thomas Schmitt (Violine, Flöte), Rudolf Schön (Lead-Gesang), Dietrich J. Noll (Orgel, Piano), Otto Pusch (Orgel), Jörg Götzfried (Bass), Bruno Kniesmeijer (Schlagzeug, Percussion)

RHAPSODY (Okt. 1976 – Venus VB 76–1 PM a/b)
Thomas Schmitt (Geige, Keyboards, Gitarre, Flöte, Gesang), Rudolf Schön (Gesang), Ralph Lippmann (Gesang, Keyboards, Gitarre), Cherry Hochdörfer (Keyboards), Mitch Kniesmeijer (Schlagzeug), Götz Draeger (Bass).

ONLY A STAR (Juni 1978 – Venus V 78 PM-F 1006)
Thomas Schmitt (Geige, Keyboards, Synthesizer, Flöte, Mellotron, Gesang, Vibraphon), Rudolf Schön (Gesang), Ralph Lippmann (Gesang, Gitarre, Piano, Synthesizer, Orgel), Cherry Hochdörfer (Keyboards), Götz Draeger (Bass), Wolfgang Claus (Schlagzeug, Gesang).

Thomas Schmitt, Biegenstr. 3, 3550 Marburg, 0 64 21/2 25 97

Popol Vuh

Florian Fricke, Keyboards (23. 2. 1944, Lindau)
Djong Yon, Gesang
Daniel Fichelscher, Gitarre
Al Gromer, Sitar
Ted de Jong, Tamboura

Unter «Popol Vuh» (nach dem heiligen Buch der Quiche-Indianer) fanden sich im Frühjahr 1969 Florian Fricke, Frank Fiedler (Synthesizer) und Holger Trülzsch zusammen, denn es galt, «einer Aufforderung der Firma Liberty, eine LP zu produzieren» (Fricke), nachzukommen.

Florian Fricke, Kopf, Initiator und Sprachrohr der Gruppe, studierte an der Freiburger Musikhochschule Klavier und Komposition, arbeitete danach als Musikkritiker und Kurzfilmer und geriet durch → Eberhard Schoener, den Leiter der Münchner Kammeroper, in den Bannkreis des Synthesizers.

1970 produzierte das Trio auf «Affenstunde» eine «mystische Reise durch eine gurgelnd-fließende, fremdartige Tonwelt» (POP), trat im «Beatclub» und dem Film «Pop in Deutschland» auf und fand nach Frickes Meinung bei ihren Zuhörern gute Resonanz, weil «es die Leute schätzen, daß wir etwas Eigenes, Neues bringen; daß wir alle Klischees von uns werfen; daß wir in uns etwas suchen und es so bringen, daß es nicht häßlich klingt». Florian Fricke, nach eigenen Angaben früher Marxist, kam durch den Synthesizer «(Die Musik, die man mit dem Moog machen kann, umfaßt schlechthin die Empfindungsmöglichkeiten des Menschen») und physikalische Schwingungslehre zur Religion. Unter dieser geistigen Ausrichtung entstand «In den Gärten Pharaos», die zweite Langspielplatte der Gruppe. Darauf ist «irgendwie eine sakrale, ergriffene Musik» (Fricke) zu hören.

Danach wandte sich Florian Fricke von der Elektronik ab («im Zusammenhang mit christlich-religiöser Musik möchte ich den Synthesizer nicht verwenden») und formierte auch Popol Vuh neu: Für Holger Trülzsch und Frank Fiedler musizierten nun Conny Veit (Gitarre), Robert Eliscu (Oboe), Klaus Wiese (Tamboura) und die koreanische Sängerin Djong Yun. Auf «Hosianna Mantra», der Folgeplatte mit den Titeln «Kyrie», «Segnung» und «Andacht», wollte Florian Fricke zum Ausdruck bringen, daß «Gott hier unten ist, in unserem Tun, Sprechen und Fühlen». Immerhin gelang Popol Vuh «eine der schönsten und ergreifendsten Platten überhaupt» (MUSIK EXPRESS).

Da Popol Vuh nur noch als Studio-Gruppe in Erscheinung trat, widmeten sich die Mitglieder weiteren Objekten, so Conny Veit seiner eigenen Band → Gila und Robert Eliscu der Formation → Between. Mit Daniel Fichelscher, dem früheren → Amon Düül II-Schlagzeuger, entstand in der Baumburger Stiftskirche das vierte Popol-Vuh-Album. Jenseits überkommener Religions- und Kirchentradition suchte Florian Fricke «einen Weg, archaische Weisheit faszinierend zu vermitteln», und spielte mit seinen vier Mitmusikern (ohne Djong Yun) Texte aus dem ersten Teil der Bergpredigt ein. Florian Fricke komponierte zudem Filmmelodien, u. a. für den Werner Herzog-Streifen «Aguirre der Zorn Gottes», dessen Filmmusik 1975 (nur in Italien und Frankreich) als Platte erschien.

Anfang 1974 nahm das Trio Fricke/Fichelscher/Yun die Langspielplatte «Einsjäger & Siebenjäger» auf. Dafür verwendete Florian Fricke Texte des israelitischen Königs Salomo (965–926 v. Chr.). Kritiker des italienischen Musikmagazins MUZAK kürten das Album zur «Schallplatte des Jahres».

Im Februar 1975 entstand unter dem Titel «Das Hohelied Salomos» eine weitere Reminiszenz an den vorchristlichen Psalmendichter und Weisheitslehrer mit meditativer Rockmusik und einer excellent gestalteten Plattenhülle. Frickes verträumt-andächtige Klangmalereien, bisweilen auch als Lyrik-Rock bezeichnet, bestimmen auch das 1976 entstandene Album «Letzte Tage – Letzte Nächte».

Für den ebenso merkwürdigen wie faszinierenden Werner Herzog-Streifen «Herz aus Glas» schrieb Florian Fricke die Filmmusik. «Das ist Musik», kommentierte der NEW MUSICAL EXPRESS, «die den tiefen Glauben des Künstlers erkennen läßt. Bunte Glas-Musik: andächtig, reflektierend, durchsichtig und zeitlos». Danach holte sich Florian Fricke neue Inspirationen bei den Kurden am Euphrat und im östlichen Himalaya und studierte tibetanischen Gemeinschaftsgesang.

Mit seiner LP «Brüder des Schatten-Söhne des Lichts» (die LP «On The Way To A Little Way» erschien nur bei Barclay in Frankreich) entfernte sich Popol Vuh musikalisch noch weiter vom Allgemeinbegriff Rockmusik. Fricke, der Mitglied der Atemtherapeutischen Gemeinschaft ist und 1978 die «Arbeitsgemeinschaft für schöpferischen Gesang» gründete, erklärte zu seinem jüngsten Werk, das für den Herzog-Film «Nosferatu» Verwendung fand: «Der Weg zum Schöpferischen ist wie der Weg zu einem kleinen Weg. Er beginnt ohne Absicht, absichtslos beginnt er, doch es entsteht ein Ziel. Ich sage Ja und nähere mich dem Ziel. Ich bin es, der geht. Dies ist meine Mitarbeit, die feurige Hinwendung».

AFFENSTUNDE (1971 – nicht lieferbar)

IN DEN GÄRTEN PHARAOS (April 1972 – nicht lieferbar)

HOSIANNA MANTRA (Jan. 1973 – nicht lieferbar)

SELIGPREISUNG (Sept. 1973 – nicht lieferbar)

AGUIRRE (Jan. 1975 – nicht lieferbar)

EINSJÄGER & SIEBENJÄGER (Febr. 1975 – nicht lieferbar)

DAS HOHELIED SALOMOS (Mai 1975 – United Artists UAS 29781)
Florian Fricke (Piano), Daniel Fichelscher (Gitarre, Percussion), Djong Yun (Gesang) + Al Gromer (Sitar), Shana Kumar (Tabla).

LETZTE TAGE – LETZTE NÄCHTE (Okt. 1976 – United Artists UAS 29916)
Florian Fricke (Piano), Daniel Fichelscher (Gitarre), Djong Yun (Gesang), Al Gromer (Sitar), Ted de Jong (Tamboura).

HERZ AUS GLAS (Mai 1977 – Brain 60.079)
Florian Fricke (Piano); Daniel Fichelscher (Gitarre, Percussion), Al Gromer (Sitar) + Matthias v. Tippelskirch (Flöte).

ON THE WAY TO A LITTLE WAY (Sept. 1978 – nicht lieferbar)

BRÜDER DES SCHATTENS – SÖHNE DES LICHTS (Okt. 1978 – Brain 60.167)
Florian Fricke (Piano), Daniel Fichelscher (Gitarre), Al Gromer (Sitar), Bob Eliscu (Oboe), Ted de Jong (Tamboura) + Münchner Kirchenchor.

Florian Fricke, Ulmenstr. 10, 8000 München 90, 0 89/64 48 26

Puhdys

Dieter Birr, Gitarre, Gesang (18. 3. 1945, Köslin)
Dieter Hertrampf, Gitarre, Gesang (29. 11. 1948, Berlin)
Peter Meyer, Keyboards (5. 1. 1940, Wildschütz)
Harry Jeske, Bass (6. 10. 1941, Berlin)
Gunther Wosylus, Schlagzeug (22. 12. 1945, Berlin)

Der Bäcker Gunther Wosylus, der Bauzeichner Dieter Hertrampf, der Schleifer Dieter Birr, der Lehrer Peter Meyer und der Ofensetzer Harry Jeske schrieben sich Mitte der 60er Jahre an der Musikschule Friedrichsheim ein. Nach abgeschlossenem Studium und mit einem Berufsausweis in der Tasche (in der DDR Bedingung für einen professionellen Musiker), starteten sie im November 1969 die Beat/Rock-Formation Puhdys; zu einem Zeitpunkt, «als Rockmusik bei uns nicht nur toleriert, sondern auch gefördert wurde» (Meyer).

Mit ihrer ersten Funkproduktion, dem Titel «Türen öffnen sich zur Stadt» stellten sie sich 1971 in der Fernsehsendung «Basar» erstmals einem größeren Publikum vor. Der Puhdys-Titel führte sechs Monate lang die DDR-Hitparade an und wurde «Schlager des Jahres 1971». Ein Jahr später war auf einer «Hallo»-LP, (eine Schlager-Hit-Kopplung), ihr Titel «Geh' dem Wind nicht aus dem Wege» zu finden. Auch dieser Song wurde «Hit des Jahres». Zu dem 1973 gedrehten DEFA-Film «Die Legende von Paul und Paula» steuerten sie drei Lieder bei. Im gleichen Jahr nutzten sie die erfolgreiche DDR-Tournee der schot-

Die Deutsch-Rock-Gruppe

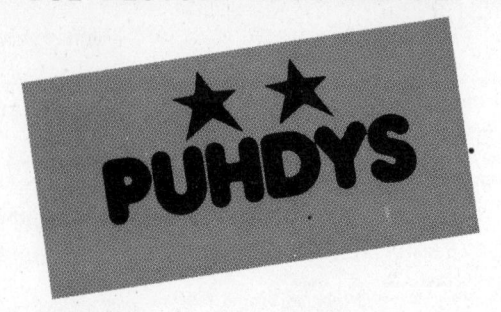

PUHDYS

Langspielplatten/MusiCassetten

Puhdys 1
Geh zu ihr, Ikarus, Einsamkeit
28 481 OT   56 526 GT

Puhdys 2
ROCK 'N' ROLL MUSIC
28 718 OT   56 780 GT

Puhdys 3
Sturmvogel, Alt wie ein Baum,
28 993 OT   56 893 GT

Puhdys 4
Die wilden Jahre
25 877 GT   57 661 TT

Puhdys 5
Gitter schweigen, Flieg Vogel,
2oo oo1-32o   4oo oo1-352

HANSA - im Vertrieb der Ariola

tischen Gruppe Middle of the Road für ihre eigene Live-Präsentation. Es sollten Tourneen durch östliches und westliches Ausland folgen.

1974 konnten die DDR-Bürger die erste LP der «sozialistischen Späthippies» (STERN) kaufen, die schlicht «Puhdys» betitelt war. (Die in der Bundesrepublik veröffentlichten Alben sind bis auf «Rock'n'Roll Music» nicht mit den Original-Alben identisch). Die zweite Puhdys-LP erschien 1975, ein Jahr später das Album «Sturmvogel». Zumeist bedienten sie sich unambitionierter Texte des Autorengespanns Lasch/Tilgner, die sich mit Traumbildern (Textbeispiel: «Schlafe ein mein Kind und träume»), Mythologien und schwer verständlicher Poesie «(trugen mich gläserne Wolken ganz sacht – der Tag hat mich zu dir gebracht») beschäftigen. «Da ist», kommentierte der MUSIK JOKER salopp, «kein Futter fürs Gehirn». War einigen Bundesbürgern der Name Puhdys via DDR-Fernsehen und durch Sendungen, wie «Disco-Treff», «rund», «Ein Kessel Buntes» und «Schlagerstudio» schon geläufig, durften sie die ostdeutsche Band 1976 auch auf den Bühnen der Bundesrepublik erleben. Nachdem sie klammheimlich zum «Fest der Jugend» nach Dortmund angereist waren, wurden sie mit dem üblichen Promotion-Rummel am 7. November 1976 in der Hamburger «Fabrik» offiziell westdeutschen Rockfans- und Fachleuten vorgestellt. Erstaunt registrierte BRAVO, «die Puhdys unterscheiden sich kaum von westdeutschen Gruppen, weder in der Kleidung, noch in den Frisuren».

Im Januar 1977 unterzeichneten sie bei der Westberliner Firma Hansa als «Alternative zu Udo Lindenberg» (HAMBURGER ABENDBLATT) einen Schallplattenvertrag und schlossen eine Tournee durch die Bundesrepublik an. Da «ohnehin geübt, in der Kunst mit geringem Aufwand gute Effekte zu erzielen» (DER SPIEGEL), blieb die Gunst des Publikums nicht aus. Als Exoten in der hiesigen Rocklandschaft waren sie auch im ARD «Musikladen» (12. 2. 1977) willkommen und durften sich gar in einem weiteren Special (Sendetermin 27. 3.) austoben.

Auch die Magazine «Kennzeichen D» und «Aspekte» nahmen sich der DDR-Rocker an. Während die Puhdys innerhalb von vier Jahren in der DDR knapp eine Million Langspielplatten verkaufen konnten, erreichten sie mit ihrem «DDR-Valuta-Einspar-Rock» (KONKRET) zwischen Flensburg und Friedrichshafen nur bescheidene Plattenumsätze.

Am 31. März 1978 sendete das ZDF des nachts ein deutsch/schweizerisches Rock-Spektakel mit den Gruppen → Udo Lindenberg, → Jutta Weinhold, → Novalis, Rumpelstilz, Wir und einem 30-Minuten-Beitrag der Puhdys, «Deutsch-Rock-Band Nr. 1» (Hüllentext).

PUHDYS 1 (März 1977 – Hansa 28481)
Dieter Birr (Gitarre, Gesang), Dieter Hertrampf (Gitarre, Gesang), Peter Meyer (Keyboards), Harry Jeske (Bass), Gunther Wosylus (Schlagzeug).

ROCK'N'ROLL MUSIC (April 1977 – Hansa 28718)
Dieter Birr (Gitarre, Gesang), Dieter Hertrampf (Gitarre, Gesang), Peter Meyer (Keyboards), Harry Jeske (Bass), Gunther Wosylus (Schlagzeug).

PUHDYS 3 (Juni 1977 – Hansa 28993)
Dieter Birr (Gitarre, Gesang), Dieter Hertrampf (Gitarre, Gesang), Peter Meyer (Keyboards), Harry Jeske (Bass), Gunther Wosylus (Schlagzeug).

DIE WILDEN JAHRE (März 1978 – Hansa 25877)
Zusammenstellung aus den ersten drei LP's.

PUHDYS 5 (Okt. 1978 – Hansa 200001320)
Dieter Birr (Gitarre, Gesang), Dieter Hertrampf (Gitarre, Gesang), Peter Meyer (Keyboards), Harry Jeske (Bass), Gunther Wosylus (Schlagzeug).

Puhdys, Postlagernd, DDR-1166 Berlin

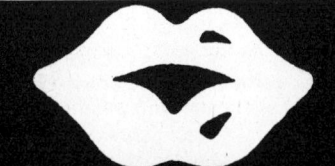

PANCAKE – Out Of The Ashes
MICK CLARKE – Games
THE MANIACS – The Maniacs
PANCAKE – Roxy Elephant
ARTHUR WHITE GROUP – Heavens Door
CHAMELEON – Chameleon
STEVE ROBINSON – It's A Lie
BRASSY BREW – Stückgut
BIRSNER & CO – Schwindelfrei
PANCAKE – No Touch Of Illusion
MICHAEL BUNDT – Neon
SALAMANDA   BLACK DECEMBER

Wir bieten auch weiteren Gruppen und Interpreten Produktionsmöglichkeiten – Sendet einfach ein Demoband oder eine MC mit Info und Foto an:

BLUBBER LIPS
Musikverlags- und -produktionsgesellschaft mbH
D-6900 Heidelberg 1, Bürgerstraße 14
Telefon: 06221/78 10 49 – Telex 461 538

Ramblers

Christian Schneider, Gesang (20. 7. 1957, Hagen)
Frank Becking, Gitarre (17. 8. 1957, Hagen)
Carlo Karges, Gitarre (17. 8. 1951, Hamburg)
Klemens Domning, Bass (8. 1. 1956, Uelzen)
Jürgen Hielscher, Schlagzeug (14. 6. 1955, Meiningen)

Als The Ramblers (bedeutet etwa: Landstreicher) empfahlen sich ab Mai 1977 Christian Schneider (Gesang), Thomas Herrmann (Gitarre), Ralf Teuwen (Bass) und ein namentlich nicht mehr bekannter Schlagzeuger für heiße Schulfeten und lockere Rock-Programme in Jugendzentren. Die Band wartete mit Titeln ihrer Favoriten Rolling Stones, Kings, Pretty Things und Chuck Berry auf.

Im August 1977 verließen der Lehrer Thomas Herrmann, der Schlagzeuger und der Bassist Ralf Teuwen die Gruppe, die in Martin Polak (Gitarre), Franz Becking (Gitarre), Ralf Denz (Bass) und Jürgen «Jo» Hielscher (Schlagzeug) Ersatz fand. Becking, früher Wäschefahrer, spielte bereits in der Gruppe Mandrake, Denz war vordem Roadie der Band und Hielscher verdiente sich als Taxifahrer seinen Lebensunterhalt.

Die BRAVO-Disco in der Düsseldorfer Philipshalle gab den Ramblers erstmals Gelegenheit, ihr New Wave-Konzept einer «neuen Generation mit einem neuen Rock'n'Roll-Bewußtsein» (Schneider) näherzubringen.

Ihren ‹Ziehvater› Dr. Feelgood begleitete die Band als Vorgruppe auf dessen Deutschland-Tournee im Februar 1978. Später traten sie auch noch mit Uriah Heep und den Runaways auf.

Für Martin Polak, der sich im Januar verabschiedet hatte, kam drei Monate später der Gitarrist Carlo Karges zur «schärfsten neuen Rockformation» (POP). Karges war vorher bei den Gruppen Desperado und → Novalis. Im August wechselte die Band noch einmal: Ralf Denz kapitulierte vor dem Tour-Streß und machte für Klemens Domning Platz.

Ihre erste Langspielplatte «The Kids Are Back To Rock'n'Roll», die sowohl englische New Wave-Einflüsse, als auch Schneiders Gesangsvorbild Mick Jagger erkennen läßt, wurde mit lobenden Kommentaren bedacht: «Pure, kraftvolle Rock'n'Roll-Musik ohne Verzierung und Schnörkel» (SOUNDS), «für deutsche Verhältnisse schlichtweg eine Sensation» (MUSIK EXPRESS).

THE KIDS ARE BACK TO ROCK'N'ROLL (Nov. 1978 – Crystal 064Cry45103)
Christian Schneider (Gesang), Frank Becking (Gitarre), Carlo Karges (Gitarre), Klemens Domning (Bass), Jürgen Hielscher (Schlagzeug).

Ullrich Wiehagen, Kampstr. 10, 5800 Hagen, 0 23 31/2 73 33

Ramses

Herbert Natho, Gesang (2. 1. 1948, Seelze)
Norbert Langhorst, Gitarre (22. 8. 1954, Gelsenkirchen)
Winfried Langhorst, Keyboards, Gesang (22. 11. 1951, Gelsenk.)
Hans-Dieter, Klinkhammer, Bass (15. 8. 1946, Düsseldorf)
Reinhard Schröter, Schlagzeug (28. 8. 1950, Hannover)

Für ihre neue Rockgruppe wählten Herbert Natho und Hans-Dieter Klinkhammer im Dezember 1972 den Namen Ramses II (nach dem ägyptischen König der 19. Dynastie, 1290–1224 v. Chr.). Erst zwei Jahre später kam es zu der noch heute gültigen Besetzung. Dieses Quintett stellte sich am 16. 11. 1974 beim «Pop '74»-Nachwuchsfestival in der heimatlichen Niedersachsenhalle vor und belegte den 1. Platz.

Das Debüt-Album «La Leyla» entstand im Herbst 1975 und wurde aufgrund der «märchenhaften Musik» als «Bereicherung der deutschen Rock-Szene» (SOUNDS) bewertet. Das amerikanische Branchenfachblatt CASH BOX vernahm «eine einzigartige und originelle Mischung von Jazz und progressiver Elektronik». Für Amerika-Exporte mußte der Titel «War» (mit Kriegs-Geräuscheinblendungen) auf Forderung der US-Firma in eine Umweltklage (mit Verkehrslärm-Geräuschen) abgewandelt werden.

Ramses war 1975 auf dem Festival in Porta, 1976 auf den Festivals in Wiesmoor und dem Theatron (München), 1977 beim Himmelfahrts-Rockmeeting in Lüdenscheid zu hören.

Harmonischer und wohl auch kommerzieller stellte sich Ramses auf der zweiten Langspielplatte «Eternity Rise» vor, auf der sie ihren wagnerischen Bombastsound durch verträumt-romantische Passagen und eingängige Melodien erleichtern.

LA LEYLA (März 1976 – Sky 002)
Herbert Natho (Gesang), Norbert Langhorst (Gitarre), Winfried Langhorst (Keyboards), Hans-D. Klinkhammer (Bass), Reinhard Schröter (Schlagzeug, Percussion).

ETERNITY RISE (Nov. 1978 – Sky 020)
Herbert Natho (Gesang), Norbert Langhorst (Gitarre), Winfried Langhorst (Keyboards, Gesang), Hans-D. Klinkhammer (Bass), Reinhard Schröter (Schlagzeug, Percussion, Gesang).

Herbert Natho, Wunstorfer Str. 22, 3016 Seelze I, 0 51 37/38 34

Randy Pie (aufgelöst)

Der Schlagzeuger Dicky Tarrach und der Organist Bernd Schulz, beide ehemalige → Rattles-Mitglieder, berauschten sich Mitte des Jahres 1972 nach frustrierenden Studio-Nächten an dem Gedanken, wieder mit einer Band auf der Bühne zu stehen und durch die Lande zu ziehen. Sie erinnerten sich an gemeinsame Stunden mit anderen Rattles, und so fanden sich Herbert Hildebrandt (Gründer der Rattles) und Klaus-Georg «Schorsch» Meyer (Rattles-Mitglied zwischen 1967 und 1969) ein. Unter dem Namen «Randy, Pie & Family» sollte «bundesrepublikanischen Insidern und Fans ein übermächtiger Hammer in die Gehörgänge geschleudert werden» (Pressetext). Die im Baukasten-Prinzip konzipierte Gruppe – «Randy» stand für die vier Stamm-Musiker, «Pie» für vier Begleitsängerinnen, «Family» für ergänzende Streicher, Bläser und Rhythmiker – blieb zahlreichen Journalisten unvergessen, die von der Plattenfirma WEA zur Premiere in den Riviera-Badeort Finale Ligure verfrachtet wurden und turbulente Stunden miterleben durften. Der Klang-Anstoß der Vier sollte «dick und satt klingen und ein bißchen in der Nähe von Slade und T. Rex liegen» (Pressetext), kam aber als «allerschlimmster Stampf-Rock» (SOUNDS) an. Zum Jahresende '72 zerfiel Randy, Pie & Family.

Im Januar 1973 nahm Dicky Terrach unter dem gestrafften Namenszug «Randy Pie», neuen Mit-Musikern und differenzierteren Melodien einen neuen, mehr versprechenden Anlauf. Am Neuaufbau betätigten sich der Gitarrist Bernd Wippich (der sich sein Rüstzeug als Schlagzeuger, Sänger und Saxofonist in verschiedenen süddeutschen Bands erwarb und später die Petards anführte), der Bassist Manfred Thiers (ein Ex-Mitglied von Gash aus Bremen) und der Organist Werner Becker (in Hamburg als Ex-Mitglied der Studiker und Valendras bekannt).

Auf dem Deutsch-Rock-Festival in Krefeld (15./16. 9. 1973) stellte sich Randy Pie erstmals live vor, «und das Publikum fuhr drauf ab» (POP). Im November verpflichtete sie das RIAS Berlin für seine Deutsch-Rock-Veranstaltung in der Deutschlandhalle. «Randy Pie», das im Januar 1974 veröffentlichte Debüt-Album, feierte SOUNDS als die «totale Metamorphose. Der Sound des Quartetts besticht durch seinen Memphis- und Detroit-Touch.» Während der MELODY MAKER «ein begrenztes Spielvermögen und mangelnden Tiefgang» feststellte, erkannte der RECORD MIRROR «eine Band, die ein bißchen schwache Texte macht, aber gut genug ist, zu einem großen Namen zu kommen». Zur Fußball-WM, im Juni 1974, brach Randy Pie für 23 Konzerte nach England auf. Mit auf die Reise ging auch der Saxofonist Jochen Petersen (spielte bei Ikarus und → Achim Reichel), der damit Randy Pie zum Quintett anwachsen ließ. Tony Jasper informierte nach ihrem Konzert im Londoner «Biba» die Leser des RE-

CORD MIRROR: «Randy Pie bringen Pop-, Jazz-, Rock-, klassische und harmonische Klänge, dazu eine Brise von Santana, und ihre Dreispur-Harmonie ist eine Attacke auf die Doobies... Ich denke, wir werden mehr von Randy Pie hören – und das wird nichts Schlechtes sein.» Am 20. Juli 1974 gehörte Randy Pie zu jenen fünf Bands, die auf Einladung der Gruppe → Franz K. ein Freikonzert auf dem Wittener Hohenstein gaben. «Einer der vielversprechendsten deutschen Rock-Formationen» (MUSIK EXPRESS) schloß sich Mitte des Jahres dann noch der Exil-Franzose Jean-Jacques Kravetz an.

Zu sechst machten sich Randy Pie an die Aufnahmen ihres zweiten Albums «Sophisticated», das «eigenständige Musik enthält; eine Mischung aus dem Rhythmusgefühl der Farbigen Amerikas, verbunden mit dem europäischen Harmoniegefühl und dem Hang zum Sphärischen» (Bernd Wippich). Leider geriet die Band in einen Meinungs- und Kompetenzstreit ihrer Plattenfirma Polydor: Auf Wunsch des englischen Tochterunternehmens wurde (das bereits gedruckte) Cover und auch Titel der neuen LP in «Highway Driver» geändert. Die amerikanische Polydor-Niederlassung änderte dann Gestaltung und Überschrift («Randy Pie») nochmals. Das Album wurde gelobt. Sowohl aufgrund der «wirklich einfallsreichen Texte» (RECORD MIRROR), aber auch weil «die Band es fertigbringt, einem Genre, das ausgespielt schien, neue Seiten abzugewinnen» (ROLLING STONE). Anfang 1975 tingelte Randy Pie als Vorgruppe von George McCrae durch Deutschland, ließ am 20. 3. in der «Disco» die Single «Highway Driver» hören und erlebte bei drei Auftritten mit Uriah Heep «die Sternstunden der Band» (Petersen). Nach einem Abstecher beim Ludwigshafener Open Air-Festival (6. 9.) präsentierte Randy Pie auf einer Deutschlandtournee die neue LP «Kitsch». Texter John O'Brian Docker: «Das ist ein Wort, womit die Amerikaner unmißverständlich Deutschland assoziieren». Darauf erwies sich Randy Pie erneut «perfekt als Instrumentalisten, Sänger und Arrangeure» (HIFI-STEREOPHONIE), aber als Rock-Band «ohne Energie» (NEW MUSICAL EXPRESS) und auch konzeptionell unausgegoren. Vom 21. November bis 14. Dezember 1975 tourte Randy Pie im Vorprogramm von Sassafras und der Band «O» durch England. Im Mai des folgenden Jahres unterhielt das Rock-Sextett Neckermann-Feriengäste in Tunesien und am 7. August einen Staatspräsidenten samt Gästen anläßlich des Unabhängigkeitstages von Gabun.

Mitte November 1976 wandte sich Bernd Wippich, seinerzeit der beste deutsche Rock-Sänger, von Randy Pie ab und seiner Frau Freya zu, um «endlich machen zu können was wir wollen». Daß dies Schlager und Soft-Pop ist, zeigte sich wenig später an ihrer Langspielplatte «In eigener Sprache». Für Wippich nahm der Gitarrist Frank Diez Platz, der auch → Atlantis nicht retten konnte. Per MELODY MAKER-Anzeige suchte die Band einen «ungewöhnlichen, absolut professionellen Lead-Sänger» und fand ihn in Peter French, der schon bei

Atomic Rooster und Cactus gedient hatte. Bezeichnenderweise hieß das im Dezember veröffentlichte Doppelalbum «England, England». Es enthält Live-Mitschnitte aus fünf deutschen Städten und zum Teil «brillanten Funk-Rock» (POP). Ohne großes Aufsehen setzte sich im Januar 1977 der Keyboard-Spieler und Arrangeur Werner Becker ab. Im Sommer verließ auch noch – inmitten der Plattenaufnahmen für das nächste Album – Jochen Petersen die Band. «Fast/Forward», das letzte Album der Gruppe, eindeutig auf den Rock-Sänger Peter French zugeschnitten und ohne Soul-Vitalität, nahm Randy Pie im Herbst auf eine Deutschlandtournee mit. Obwohl wieder einmal mit guten Kritiken bedacht – «Die Band hat eine Bühnenpräsenz ohnegleichen» (RHEINISCHE POST) – sollte Randy Pie das Jahr 1977 nicht überstehen. Zum Jahresausklang ließ Polydor wissen, «daß eine fruchtbare Forcierung des Projektes Randy Pie aus vielen Gründen nicht realisierbar sein wird» und erklärte damit eine der potentesten deutschen Rock-Formationen für gescheitert. Werner Becker erzielte weiterhin als Anthony Ventura hervorragende Plattenumsätze mit seichter Tanzmusik, Jochen Petersen arbeitete fortan als Produzent (→ Blonker) und spielte als «Jon Petersen-Skyliner» preiswerte Pop-Produktionen ein, Dicky Tarrach trommelte bei → Rudolf Rock und Jean-Jacques Kravetz zog es endgültig zu → Udo Lindenberg.

RANDY PIE (Jan. 1974 – nicht lieferbar)

HIGHWAY DRIVER (Febr. 1975 – nicht lieferbar)

KITSCH (Okt. 1975 – nicht lieferbar)

ENGLAND, ENGLAND (Dez. 1976 – Polydor 2664 160)
Doppelalbum. Bernd Wippich (Gesang, Gitarre, Percussion), Dicky Tarrach (Schlagzeug), Manfred Thiers (Bass, Gesang, Percussion), Jochen Petersen (Gitarre, Saxofon, Gesang, Percussion), Jean-Jacques Kravetz (Keyboards), Werner Becker (Keyboards, Gesang).

FAST/FORWARD (Sept. 1977 – Polydor 2417 109)
Peter French (Gesang), Dicky Tarrach (Schlagzeug), Manfred Thiers (Bass), Frank Diez (Gitarre), Jean-Jacques Kravetz (Klarinette, Synthesizer, Orgel, Klavier).

THE BEST OF RANDY PIE (Polydor 2459136)
Zusammenstellung aus Highway Driver, England, England, Fast Forward.

THE STORY OF RANDY PIE (Polydor 2664206)
Doppelalbum. Zusammenstellung aus Randy Pie, Kitsch, Highway Driver, England, England.

LOU REED
heißt eine von 20 informativen und packend geschriebenen Special-Stories aus dem Buch
ROCK GIANTS.
(250 Seiten, Fotos, kompl. Discografie, DM 12,80)
EIN BUCH VON TAURUS PRESS

Rattles

Frank Mille, Gitarre (3. 10. 1949, Hamburg)
George Meier, Gitarre, Gesang (9. 10. 1951, Bremerhaven)
Lude Lafayette, Keyboards, Gesang (13. 1. 1953, Bremen)
Zappo Lüngen, Bass, Gitarre (8. 3. 1946, Hitzacker)
George Miller, Schlagzeug (2. 6. 1947, Bremerhaven)

Die Rattles, «ziemlich die einzige deutsche Gruppe, die Mitte der sechziger Jahre bereits eine wichtige Rolle in unserem Lande spielte, als die Rock-Gruppen noch Beat-Bands hießen» (MUSIK EXPRESS), wurden 1961 von → Achim Reichel (Gitarre, Gesang) und Herbert Hildebrandt (Bass) ins Leben gerufen, die auch noch Volker Reinhold und Dieter Sadlowsky (Schlagzeug) für ihre musikalischen Ambitionen gewinnen konnten. Ende 1961 wechselte die Band erstmals: Für Volker Reinhold spielte fortan Hajo Kreuzfeld Gitarre. 1962 spielten die Rattles im neu eröffneten Hamburger «Star Club» und gewannen den «Star Club»-Wettbewerb als «Beste Beatband».

Zum Jahreswechsel verließ der Schlagzeuger Dieter Sadlowsky die Rattles und machte für Reinhard «Dicky» Tarrach Platz. Tarrach gehörte vordem Mama Betty an. In der Formation Reichel, Hildebrandt, Kreuzfeld, Tarrach stellten sich die Rattles im Herbst 1963 erstmals in England vor und traten – während einer zweiten Tournee in der Vorweihnachtszeit – mit den Animals im legendären Cavern-Club auf. Der MELODY MAKER: «Den größten Erfolg seit den Beatles hatten in Liverpool's «Cavern» das deutsche Equivalent The Rattles. Diese sensationelle Gruppe kommt vom Star Club in Hamburg und ist die einzige deutsche Band, die in England einen Fan-Club hat.»

Im Frühjahr 1965 fand ein weiterer Besetzungs-Wechsel statt: Hajo Kreuzfeld verließ die Band und wurde durch Hermann «Rugy» Rugenstein ersetzt. Im gleichen Jahr zogen die Rattles mit «La La La» erstmals in die deutsche Single-Hitparade ein (Platz 19) und wurden 1965 noch mit «Stoppin' In Las Vegas», 1966 mit «Come On And Sing» sowie «Love Of My Life» und 1967 mit «Cauliflower» gelistet.

Achim Reichel, Herbert Hildebrandt, Dicky Tarrach und Hermann Rugenstein begleiteten als Vorgruppe die Beatles auf deren Deutschland-Tournee im Sommer 1966. Mit «Hurra, die Rattles kommen» brachten sie den ersten Beat-Spielfilm in deutsche Kinos. Danach veließ Gründer Achim Reichel die Band (Bundeswehr-Einberufung). Als daraufhin der Sänger Frank Dostal (ehemals bei den deutschen Faces) und der Gitarrist Bernd Schulz zu den Rattles kamen, trat die Gruppe erstmals in Quintett-Stärke auf. Im Herbst 1967 verließen Dostal und Tarrach die Gruppe, um mit Achim Reichel, Helmut Franke und Les Humphries The Wonderland zu gründen. Der Sänger Rainer Degner und der Schlagzeuger Peter «Peet» Becker (beide ehemalige

German Bonds-Mitglieder) traten bei den Rattles ihre Nachfolge an. 1968 verließ Herbert Hildebrandt die Rattles, die in Kurt «Zappo» Lüngen, einem gelernten Industriekaufmann, Ersatz fanden. Lüngen war zuvor Mitglied der Main Drag Rout, einer Gruppe mit Ritchie Blackmore, später Deep Purple, und Graham Fields, später Rare Bird.

Noch im gleichen Jahr wechselte die Rattles-Besetzung aufs neue: Henner Hoyer (Gesang – ex-Rivets) und George Meyer (Gitarre – ex-Competitions) kamen für Bernd Schulz, Rainer Degner und Hermann Rugenstein. Das Quartett Henner Hoyer (Gesang), George Meyer (Gitarre), Zappo Lüngen (Bass) und Peet Becker (Schlagzeug) nahm 1968 den Titel «The Witch» auf, der als B-Seite einer Single veröffentlicht wurde und 18 Monate keine Beachtung fand. Ende 1969 lösten sich die Rattles auf.

Aufgrund der ungewöhnlich positiven Auslands-Resonanz auf «The Witch» (vor allem in den USA) formierten sich die Rattles zum Jahresbeginn 1970 neu. Diesmal mit Edna Bejarano (Gesang), Frank Mille (Gitarre), Zappo Lüngen (Bass) und Herbert Bornhold (Schlagzeug). Diese Band nahm «The Witch» ein zweites Mal auf und konnte einen weltweiten Hit verbuchen. Die Single landete in England auf Platz 2, in Deutschland auf Platz 4 und in 23 Ländern auf Platz 1 der Hitlisten. Zum Jahresende 1970 unternahmen die Rattles eine dreiwöchige England-Tournee, die sie noch zweimal vor die dortigen Fernseh-Kameras brachte. Im Pop-Poll des MUSIK EXPRESS belegten die Rattles mit Abstand Platz 1 als Pop-Gruppe des Jahres, «The Witch» wurde als beliebteste Single gewählt. Mit «You Can't Have Sunshine Everyday» und «Devil's On The Loose» kam die Gruppe 1971 zu zwei weiteren – bescheidenen – Hit-Erfolgen. Für 1 Million verkaufter «The Witch»-Exemplare bekam die Band eine Goldene Schallplatte überreicht. In den Pop-Polls des Jahres 1971 erreichten sie Platz 2 (MUSIK EXPRESS), Platz 2 (MUSIKMARKT), Platz 1 (POPFOTO) und Platz 5 (BRAVO – internationaler Vergleich).

1972 tourten Edna Bejarano, Frank Mille, Zappo Lüngen und Herbert Bornhold durch Holland, Belgien, Frankreich und Italien und gaben in «Hits à Gogo» und «Disco» Fernseh-Vorstellungen und produzierten mit dem Organisten Jochen Peters (der sich später Lude Lafayette nannte) die Langspielplatte «Tonight The Rattles Starring Edna». Zur Jahreswende 72/73 vertrat der → Lucifer's Friend-Gitarrist Peter Hesslein den erkrankten Frank Mille. Etwa neun Monate lang – vom Mai 1973 bis Februar 1974 – gaben die Rattles keine Konzerte mehr, um sich mit neuem Repertoire auf «das fette Comeback nach drei mageren Jahren» (POP) vorzubereiten. Im August 1973 verließen Edna Bejarano und Herbert Bornhold die Band, die mit Wolfgang «Al» Brock (Schlagzeug – früher → Karthago) und Linda Fields (Gesang) weiterarbeitete.

Linda Fields, geborene Amerikanerin, arbeitete in England, Holland und Deutschland als Studio-Background-Sängerin. Mit der Zielsetzung, «von den ausgedehnten Solos und endlosen Instrumental-Parts herunterzukommen und statt dessen die angenehmen Sachen mit viel Stimme, viel Melodie und trotzdem fetzendem Rhythmus zu bringen» (Mille), ging das Quintett im März 1974 ins Studio, um die LP «Gin Mill» aufzunehmen. Die «Bomben-Platte der professionellsten Pop-Gruppe Deutschlands» (MUSIK-EXPRESS) enthält «zehn Diskotheken-Knüller und einige potentielle Single-Hits» (SOUNDS). Mit George Meier, der als zweiter Gitarrist im August 1974 wieder zu den Rattles kam, und «einem Programm, das sich gewachen hat und vom Country-Rock über Blues bis zum harten Rock 'n' Roll reicht» (POP), begleitete die Gruppe im Herbst die Sweet auf einer Deutschland-Tournee.

Die Amerikanerin Linda Fields konzentrierte sich mehr und mehr auf ihre Solo-Karriere und kam mit dem Disco-Titel «Shame, Shame, Shame» im Frühjahr 1975 in die Hitparaden; (Platz 15). Nach ihrem Zweithit «Sold My Rock 'n' Roll» im Herbst '75 setzte sie sich endgültig von den Rattles ab. Auch Wolfgang «Al» Brock verließ Anfang 1976 die Band und machte für den Bremerhavener George Miller Platz. Ende 1976 hob das Quartett Mille, Meier, Lafayette und Miller die Gruppe → Wolfsmond aus der Taufe. Die Rattles, einst als deutsche Antwort auf die Beatles gedacht, existierten nur noch als ambitionsloses Hobby-Unternehmen weiter und gaben bei seltenen Gastspielen Hörproben ihrer einstigen Hits.

THE RATTLES! (Fontana 643 4162)
Zusammenstellung

GREATEST HITS (Fontana 701707)
Zusammenstellung

TONIGHT: THE RATTLES STARRING EDNA (1972 – nicht lieferbar)

GIN MILL (Aug. 1974 – nicht lieferbar)

Frank Mille, Am Glockenberg, 2114 Hollenstedt, 04165/8 00 07

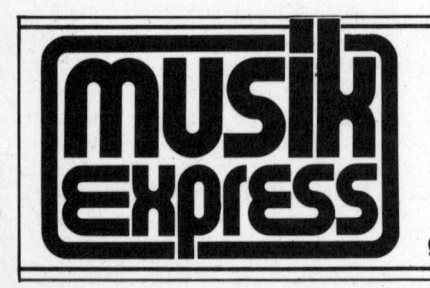

musik express

Stones, Genesis, Who, Pink Floyd, Steve Miller, Fleetwood Mac. Unsere Special Stories machen Rockgeschichte lebendig.

Reichel, Achim

Der heutige Vielinstrumentalist, Komponist, Verleger und Produzent wurde am 28. 1. 1944 in Wentorf (bei Hamburg) geboren, hörte Ende der 50er Jahre die Rock'n'Roll-Sendungen der Besatzungssender BFN und AFN und kaufte sich zusammen mit seinem Schul- und Fußballfreund Herbert Hildebrandt 1960 die erste Gitarre. Die gemeinsamen Übungen mündeten in dem Wunsch nach öffentlicher Präsentation. Daraus entstanden 1961 die → Rattles. 1963 gewann die Gruppe den «Starclub»-Wettbewerb und wurde als erste deutsche Band für das berühmte Hamburger Pop- und Rock-Mekka verpflichtet. In den folgenden Monaten und Jahren wurden die Rattles durch vier England-Tourneen, eine gemeinsame Deutschland-Tournee mit den Beatles (1966) und zahlreiche Single-Hits zur beliebtesten deutschen Pop-Band. Als 1966 das hanseatische Verwaltungsgericht die Befreiung von der Waffe mit dem Kommentar: «Es liegen bisher keine Anzeichen dafür vor, daß Beatmusik in naher Zukunft aus der Mode geraten wird» ablehnte, mußte Achim Reichel endgültig zur Bundeswehr einrücken.

Im Frühjahr 1968 formierte er mit Wonderland eine neue Beat-Band, für die er auch Dicky Tarrach (Schlagzeug, vordem bei den Rattles), Frank Dostal (Gesang, Bass, vordem bei den Rattles und Faces), Helmut Franke (Lead-Gitarre, Bass, Banjo, früher bei den Tonics) und Les Humphries (Piano, Orgel, früher bei Somerset) gewinnen konnte. Ihr selbstgestecktes Ziel: «Wir wollen keinen Hauruck-Beat fabrizieren, sondern anspruchsvolle Pop-Musik, die den Jüngeren gefällt und die Älteren nicht verschreckt.» Der «Partyking» James Last übernahm die Produktion der Gruppe, die mit der Hit-Single «Moscow» einen vielversprechenden Einstand gab. «Moscow» kam im Juli 1968 in die Hitlisten, erreichte als höchste Position Platz 15 und konnte sich immerhin 18 Wochen behaupten. Damit empfahlen sie sich als Begleitband der Bee Gees auf deren Deutschland-Tournee. Im Januar 1969 holte Regisseur Leckebusch sie sich in den Bremer «Beat-Club».

Ende 1969 verließen Helmut Franke und Les Humphries die Band und wurden durch Kalle Trapp (Gitarre, Geige, Gesang) und Claus-Robert Kruse (Tasteninstrumente, Gitarre, Bass, Mundharmonika, Gesang) ersetzt. Ostern 1970 spielte Wonderland neben Nice und Deep Purple im Berliner Sportpalast.

Zum Jahresausklang 1970 hörte Wonderland auf zu bestehen, denn Achim Reichel beschäftigte sich mehr und mehr mit völlig anders gearteten Solo-Projekten. (Offiziell ist keine Langspielplatte der Wonderland erschienen. Die später unter «Wonderland Band» auf Karrussell veröffentlichte Platte enthält auf der A-Seite die Single-Hits der Gruppe und auf der B-Seite die bereits eingespielten Titel für das

JETZT NEU BY SKY:
ROTHER's DRITTE

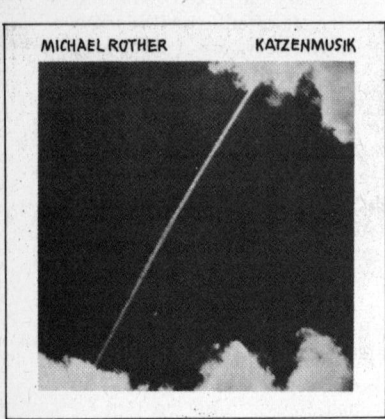

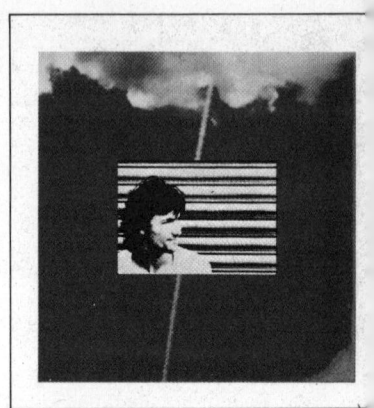

NACH „FLAMMENDE HERZEN"
UND „STERNTALER"
NOCH MEHR NOCH SCHÖNERE MUSIK
KATZENMUSIK EBEN.
ROTHER's BESTE

MICHAEL ROTHER KATZENMUSIK
- sky LP 033
- sky SUPER SOUND
  MAXI SINGLE 101
- sky CASSETTE 5033

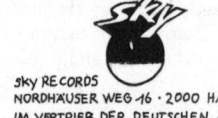

SKY RECORDS
NORDHÄUSER WEG 16 · 2000 HAMBURG 6
IM VERTRIEB DER DEUTSCHEN AUSTROPH
284 DIEPHOLZ

Langspielplatten-Projekt.) 1971 agierten Achim Reichel und Frank Dostal noch einmal als Wonderland Band, profilierten sich aber nur durch eine LP («Wonderland Band Nr. 1»), für die sie 26 Musiker ins Studio holten. Neben zwei von Reichel und Dostal konzipierten und produzierten Kinderplatten («Die große Kinderparty») konzentrierte sich Achim Reichel vor allem auf «meditative Rockimprovisationen», die er unter «A. R. & Machines» vorstellte. Die von ihm selbst eingespielte, produzierte und finanzierte LP «Grüne Reise» war nicht für alle Kritiker «das erste hörbare Ergebnis einer neuen Auffassung und Wiedergabe von Musik» (MUSIK EXPRESS). Reichel: «Offenbar hatten es viele Leute schwer, meine musikalische Vorgeschichte zu vergessen.»

Den ersten Live-Auftritt als Musik-Maschinist gab Achim Reichel schon am 22. Mai 1970 in der Hamburger Musikhalle. Zu den seltenen Konzerten holte er sich dann noch bis zu 10 Begleitmusiker auf die Bühne. So reiste er zu den Festivals in Koblenz, Bad Herzberg und Walsrode an, präsentierte sich in der Hamburger Ernst-Merck-Halle, gab zwei Konzerte in der Hamburger «Fabrik» und dem «Jazzhouse» und wurde live vom RIAS und im WDR-Nachtkonzert übertragen. Die zweite A.R.-Produktion kam unter dem Titel «Echo» im Frühjahr 1972 auf den Markt, «deren Musik, gleich der Lyrik, in keinem Moment dem Anspruch gerecht wird, der hier erhoben wird», bemängelte SOUNDS und warnte die Leser vor einem «billigen, um nicht zu sagen verlogenen Machwerk». Mehr imponierte dem Rezensenten eine im gleichen Jahr erschienene Heavy-Rock-Platte, die Achim Reichel mit alten Rock-Freunden unter dem Namen «Propeller» aufnahm, wobei ihm die «Anpassung an das Feeling anglo-amerikanischer Vorbilder perfekt gelingt». Auf «AR 3», Reichels '73er Platten-Ausstoß, wollte er «eine Musik schaffen, die sowohl zum Zuhören als auch für Diskotheken geeignet ist», erkannte aber später, «das ist mir nicht ganz geglückt». Nahezu konträr fiel seine nächste Platten-Umsetzung aus, der anzumerken ist, daß er sich zwischenzeitlich mit indischer Philosophie und Meditation beschäftigt hatte. Über «A.R. IV» war im KÖLNER STADT-ANZEIGER nachzulesen: «Ein bewußt naiver Vergleich: «A.R. IV» hören ist wie Eisenbahn fahren – im Aussichtswagen, durch einen Überfluß vorbeifliegender Landschaften. – Monotonie und Abwechslung können zusammen ein Höchstmaß an Faszination erzeugen.» Nach einem Meditations-Rückzug in die «Akademie für Persönlichkeitsentfaltung» in Bremen spannte Achim Reichel die «Eisenpferde» (Album-Titel) vor eine neue LP-Produktion «Autovision». Darüber hinaus versuchte der rührige Hamburger, der «I.G. Rock» (Interessengemeinschaft Rock) Leben einzuhauchen, «um die unerträglichen Zustände, denen deutsche Rock-Musiker gegenüberstehen, gemeinsam zu überwinden». Aufgrund fehlender Mitarbeit der Betroffenen stellte er 1974 seinen Geschäftsführer-Posten mutlos wieder zur Verfügung.

«Erholung» hieß die letzte LP-Veröffentlichung «meiner zweiten Periode, in der ich geistiges umzusetzen versuchte» (Reichel). Das Album, ein Mitschnitt eines 73er Konzertes in der Hamburger Fabrik, wurde ein Flop.

Die dritte Periode des Achim Reichel – «Im Seemannsmilieu bin ich aufgewachsen und die Rockmusik hat micht geprägt» – begann 1976 mit «Dat Shanty Album». Dabei hauchte er betagten plattdeutschen und englischen Seemannsliedern neues Leben ein. Mit diesen «verrockten Seemannsliedern», fand DER SPIEGEL, «die so natürlich und unprätentios wirken, als hätten sie schon immmer diesen Beat-Rhythmus gehabt, hat er auch gleich einen Klassiker produziert». Mit diesem Programm trat Achim Reichel nebst neun Begleitmusikern und Chor ein einziges Mal – November 1976, Deutsches Schauspielhaus, Hamburg – öffentlich auf. Das Folge-Album, «Klabautermann» betitelt, enthielt Seefahrer-Mysterien und Stücke aus der Piratenecke. Durch die hochdeutsche Sprache nicht nur im Norden verständlich, empfand POP dann auch «ein genüßliches Hörgefühl». Reichel, «Volksmusik muß leben und das kann sie nur, wenn man sie in das Klangbild der Zeit hebt», nahm sich auch für «Regenballade» (Album-Titel) bekanntem deutschen Liedgut an. Kühn und gekonnt legte er Rock-Hand an Goethes «Zauberlehrling», Liliencrons «Trutz Blanke Hans» und Fontanes «Herr v. Ribbeck auf Ribbeck» an.

Mindestens ebenso erfolgreich ist die von Achim Reichel und Partner Frank Dostal unter «Gorilla-Musik» betriebene Verlags- und Produktionsarbeit. So vertrauten sich ihnen die deutschen Rockgruppen → Novalis, → Emsland Hillbillies, → Neil Landon und → Ougenweide.

THE BEST OF WONDERLAND (Sept. 1973 – nicht lieferbar)

WONDERLAND BAND NO. 1 (1971 – nicht lieferbar)

DIE GRÜNE REISE (April 1971 – Polydor 2459057)
Achim Reichel (alle Instrumente)

PROPELLER (März 1972 – nicht lieferbar)

ECHO (April 1972 – nicht lieferbar)

A. R. 3 (März 1973 – nicht lieferbar)

A. R. IV (Sept. 1973 – nicht lieferbar)

AUTOVISION (Febr. 1974 – nicht lieferbar)

ERHOLUNG (Febr. 1975 – nicht lieferbar)

DAT SHANTY ALB'M (Juni 1976 – Nova 6.22535)
Achim Reichel (diverse Instrumente), Erich Doll (Banjo), Bernd Schulz (Klavier), Stefan Wulff (Akkordeon), Frank Wulff (Flöte), Thomas Wild (Geige), Hermann Lammers-Meyer (Steel Gitarre).

KLAUBAUTERMANN (Mai 1977 – Nova 6.23010)
Achim Reichel (Gitarren, Gesang), Dicky Tarrach (Schlagzeug), Manfred Thiers (Bass), Frank Wulff (Flöten, Mandoline), Tommy Wild (Geigen), Bernd Schulz (Klavier), Rainer Baumann (Gitarre), Tiny Hagen (Mundharmonika).

REGENBALLADE (Mai 1978 – Nova 6.23431)
Achim Reichel (Gitarre, Bass, Synthesizer, Schlagzeug, Klavier), Lutz Rahn (Keyboards).

Gorilla-Musik, Hallerstraße 72, 2000 Hamburg 13, 040/4 10 21 61

Release Music Orchestra

Günther Reger, Saxofon, Klarinette (27. 6. 1951, Heidenheim)
Manfred Rürup, Keyboards (12. 6. 1951, Hamburg)
Frank Fischer, Bass (26. 11. 1949, Heiningen)
Wolfgang Thierfeldt, Schlagzeug (2. 9. 1951, Berlin)
Tommy Goldschmidt, Percussion (3. 3. 1949, La Paz/Bolivien)

«Ende '69», sagt «Manne» Rürup, «hörte Tomorrow's Gift auf, Soul-Sachen nachzuspielen, und schrieb eigenes Material.» Dieses Material fand man 1970 in der Tomorrow's Gift-Doppel-LP wieder, die von Carlo Karges (Gitarre), Ellen Meier (Gesang), Manfred Rürup (Orgel), Wolfgang Trescher (Querflöte), Bernd Kiefer (Bass) und Gerd Paetzke (Schlagzeug) aufgenommen wurde. Nach einer gemeinsamen Tournee mit Spooky Tooth löste sich die Gruppe zum Jahresende zunächst einmal auf, entfaltete aber als Quintett im Frühjahr 1971 neue Aktivitäten, nun ohne Flötist Wolfgang Trescher und Schlagzeuger Gerd Paetzke. Als neuer Trommler wurde Wolfgang «Zabba» Lindner eingestellt. Im Juni 1971 gab Tomorrow's Gift das erste eigene Konzert vor rund 1000 Zuhörern in der Hamburger Musikhalle. Anschließend zogen sie gemeinsam aufs Land und verloren dabei Carlo Karges und Ellen Meier. Das Trio Bernd Kiefer (Bass), «Manne» Rürup (Tasteninstrumente) und «Zabba» Lindner (Schlagzeug) nahm im Frühjahr 1972 – ohne Gitarristen! – in nur drei Tagen die Langspielplatte «Goodbye Future» auf.

Im November 1972 veranstaltete die Release-Gruppe ein Informationsfest in der Hamburger St.-Petri-Kirche und engagierte zur musikalischen Ausschmückung das Tomorrow's Gift-Trio. Einen Monat später zogen die drei mit Sack, Pack und Instrumenten zum Therapiehof Otterndorf. Im Januar 1973 schloß sich ihnen für sechs Monate der Gitarrist Uli Trepte an; im Sommer wurde er durch Norbert Jacobsen ersetzt. Die gesamte Release-Gruppe (einschließlich Musikern) nahm das Hörspiel «Brain Pollution» auf, das vom NDR und WDR zum Jahresende 1973 ausgestrahlt wurde. Am 5. April 1974 stellten sich Manfred Rürup, Norbert Jacobsen, Bernd Kiefer und Wolfgang Lindner mit neuer Musik und Konzeption im Hamburger Audimax erstmals als

Release Music Orchestra (RMO) vor. Einen Monat später wechselte die Gruppe noch einmal aus: Für Bernd Kiefer spielte Holger Dunckel weiter. Am 28. Juli 1974 zeigte RMO in der Hamburger «Fabrik», wie die Zukunft aussehen soll, und kombinierte Musik mit Licht und Schauspiel, Tanz, Pantomime und Clownerie zu einem mehrdimensionalen Kommunikations-Vehikel. Im Herbst 1974 erschien die erste RMO-Langspielplatte mit Live-Aufnahmen vom Debüt-Konzert in Hamburg und einem Gastspiel (7. 4. 74) im Amsterdamer Melkweg. Darauf ist, meinte SOUNDS, «nicht Kopf-Musik, sondern wunderschöne, reinigende Musik für den Körper, fröhlich und offen, Musik, die anzuhören Spaß macht und antörnt».

«Garuda», die erste Studio-LP, entstand im Februar 1975 auf dem Release Hof Otterndorf. Neben Rürup, Jacobsen, Dunckel und Lindner war auch Margit Haberland aktiv, die inzwischen als fünftes Gruppenmitglied den «feinen, kollektiven Pop-Jazz» (MUSA, Finnland) erarbeitete. Ohne Norbert Jacobsen und Holger Dunckel, dafür mit Frank Fischer (Bass) ging RMO Ende 1975 in Deutschland, Holland, Frankreich und der Schweiz auf Tournee. Fischer war vordem in der Jazzrock-Band Puppenhaus.

Das Quartett Rürup, Fischer, Lindner und Haberland zeichnete für das dritte Album «Get The Ball» verantwortlich, das sie nicht nur mit versponnenen Klangteppichen, sondern auch mit durchsichtigem und treibendem Rhythmus ausstatteten.

Im August 1976 war das Release Music Orchestra Gast beim Vlotho-Festival, am 10. Juli traten sie beim Montreaux-Festival auf. Zum Jahresende wechselte RMO erneut aus: Für «Zabba» Lindner und Margit Haberland kamen Günther Reger (Saxofon) und Wolfgang Thierfeldt (Schlagzeug) in die Gruppe. Auf dem ersten Brain-Festival im Februar 1977 sollte das Abschiedskonzert der Gruppe sein, die sich nur mühselig mit Clubauftritten über Wasser halten konnte. Aufgrund guter Kritiken – «eine wirkliche musikalische Überraschung» (NRZ) – und einer gestrafften Live-Präsentation – nur sieben Konzerte auf Großveranstaltungen im Laufe des Jahres – überlebte die Band.

Im September 1977 fand sich das Quartett für die Aufnahmen zu «Beyond The Limit» im Studio ein. Es sollte eines der mitreißendsten Jazzrock-Alben werden. Auch beim zweiten Brain-Festival, im Februar 1978, fiel RMO durch «sensationelle Klang-Rhythmen» (MUSIK JOKER) auf.

Das ehemalige → Karthago-Mitglied Tommy Goldschmitt bereicherte den RMO-Sound im Frühjahr 1978 als fünftes Gruppenmitglied mit feiner Percussionsarbeit.

LIFE (Sept. 1974 – nicht lieferbar)

GARUDA (April 1975 – Brain 1072)
Wolfgang Lindner (Schlagzeug, Xylophon, Gongs), Norbert Jacobsen (Klarinette, Saxofon, Gesang), Manfred Rürup (Orgel, Piano, Synthesizer), Margit Haberland (Percussion, akustische Gitarre, Gesang, Wasserblubbertopf), Holger Dunkel (Bass, akustische Gitarre) + Johannes Pappert (Saxofon), Jochen Petersen (Saxofon)

GET THE BALL (Mai 1976 – Brain 1083)
Manfred Rürup (Keyboards, Gesang), Margit Haberland (Percussion, Gesang), Frank Fischer (Bass), Wolfgang Lindner (Schlagzeug, Kongas) + Carlo Karges (Gitarre), Mike Gong (Gitarre), Erhard Schäfer (Trompete).

BEYOND THE LIMIT (Febr. 1978 – Brain 60.115)
Günther Reger (Saxofon, Klarinette, Gesang), Frank Fischer (Bass), Wolfgang Thierfeldt (Schlagzeug), Manfred Rürup (Keyboards, Synthesizer) + Tommy Goldschmidt (Percussion), Hans Behrendt (Percussion).

Manfred Rürup, Schlüterstr. 18, 2000 Hamburg 13, 040/4 10 49 43

Riechmann, Wolfgang

Der Rockmusiker Wolfgang Riechmann, am 19. 5. 1947 in Düsseldorf geboren, wurde am 21. August 1978 ermordet.

Wolfgang Riechmanns musikalischer Werdegang begann 1966 bei der Gruppe Why, der er bis 1969 angehörte. Anschließend wurde er – bis 1972 – Mitgied von Spirit Of Sound. Zu dieser Gruppe gehörten auch → Michael Rother und Wolfgang Flür (→ Kraftwerk). Danach spielte der gelernte Chemielaborant in der Hamburger Formation Phönix. 1976 kehrte er an den Rhein zurück, um bei → Streetmark einzusteigen. Ende 1977 strebte er eine Solo-Karriere an. Zwischen November 1977 und Januar 1978 spielte Riechmann – nur mit Unterstützung des Schlagzeugers Hans Schweiß – sechs Eigenkompositionen für das Album «Wunderbar» ein. Die elektronischen Klangmalereien Riechmanns sind in ihrer Einfachheit und poetischen Stimmung den Arbeiten von Michael Rother verwandt. Das Album wurde eine Woche nach seinem Tode veröffentlicht.

Wolfgang Riechmann wurde am 21. August 1978 in der Düsseldorfer Alstadt von zwei Schlägern grundlos angefallen und erstochen. Er erlag in der Nacht zum 25. August 1978 seinen schweren Verletzungen.

WUNDERBAR (Sept. 1978 – Sky 017)
Wolfgang Riechmann (Stimme, elektr. Geigen, Gitarre, elektr. Piano, Bass, Synthesizer, elektr. Schlagzeug) + Hans Schweiß (Schlagzeug).

Rother, Michael

Der Psychologie-Student Michael Rother, am 2. 9. 1950 in Hamburg geboren, schloß sich 1971 der elektronischen Experimentiergruppe → Kraftwerk an. Im Herbst 1971 gründete er mit dem Kraftwerk-Percussionisten Klaus Dinger die Formation → Neu. Eine fruchtbare Zusammenarbeit mit den Elektronik-Musikern Dieter Moebius und Hans-Joachim Roedelius führte im Mai 1973 zur Gründung der Gruppe → Harmonia. Ab 1976 arbeitet Michael Rother ausschließlich an Solo-Projekten.

Nach rund neunmonatiger Arbeit entstand – z. T. in Zusammenarbeit mit dem → Can-Schlagzeuger Jaki Liebezeit – sein erstes Solo-Album «Flammende Herzen». Damit gelang Rother aus dem Stand mit bislang 60 000 verkauften Exemplaren ein Bestseller. Das ist, resümierte der NEW MUSICAL EXPRESS «eindringliche Körpermusik unüblicher Machart»; «dreimal so schön wie die Musik Mike Oldfields» (MUSIK JOKER), mit dem «genialen Hauch von einfacher und schlichter Größe» (SOUNDS). Mit Rothers Melodien drehte Walter Bockmayer den Spielfilm «Flammende Herzen», ein «kitschig-komisches, gefühlvoll-ironisches Märchen von einem Bayern in New York» (STERN). Mit dem zweiten Album «Sterntaler» knüpfte Rother mühelos an den Erfolg des Erstlingswerkes an. Wiederum gelang ihm mit sparsamer Instrumentierung ein Musterbeispiel faszinierend stimmungsvoller – und zudem kommerziell erfolgreicher – elektronischer Rockmusik.

FLAMMENDE HERZEN (März 1977 – Sky 007)
Michael Rother (Gitarre, Piano, Bass, Orgel, Percussion, Synthesizer) + Jaki Liebezeit (Schlagzeug).

STERNTALER (März 1978 – Sky 013)
Michael Rother (Gitarre, Piano, Bass, Vibraphon, Synthesizer) + Jaki Liebezeit (Schlagzeug).

Michael Rother, Alter Weserhof, 3454 Forst, 05531/87 56

BRYAN FERRY & ROXY MUSIC
heißt eine von 20 informativen und packend geschriebenen Special-Stories aus dem Buch
ROCK GIANTS.
(250 Seiten, Fotos, kompl. Discografie, DM 12,80)
EIN BUCH VON TAURUS PRESS

Rudolf Rock & die Schocker

Ingeburg Thomsen, Gesang (23. 9. 1950, Flensburg)
Peter Kirchberger, Gesang (7. 5. 1943, Eutin)
Neil Landon, Gesang (26. 7. 1941, Pitvorth/England)
Bernd Gärtig, Gitarre (6. 3. 1952, Berlin)
Bernd Schulz, Piano, Orgel (27. 9. 1945, Weißensee)
Eckart Hofmann, Saxofon (22. 4. 1943, Hamburg)
Uli Salm, Bass (25. 5. 1948, Uelzen)
Dicky Tarrach, Schlagzeug (21. 9. 1944, Hamburg)

Ende 1975 verwirklichte Uli Salm, Bassist der Skiffle-Rock-Band Leinemann einen alten Traum: Die Hits der Rock'n'Roll-Ära aufzupolieren «und die schön bescheuerten Texte» (Salm) ins Deutsche zu übertragen. Er rief zwanzig Sänger und Musiker der Hamburger Szene ins Studio und produzierte die Langspielplatte «Man müßte nochmal halbstark sein» unter dem Gruppennamen «Rudolf Rock und die Schocker». In Schwung kam das Unternehmen nach zwei Fernsehauftritten (Mai 1976 «Musikladen», Sept. 1976 «Disco») und rund 50 000 verkauften Alben. Salm schickte den Sänger Neil Landon nach London, um in den Läden der Teddyboys Klamotten zu kaufen. Mit Pferdeschwanz, Röhrenjeans, Elvis-Tolle und Entenschwanz-Frisur stellte sich die 8-Mann-Band vom 6.–11. Oktober im Hamburger Club «Onkel Pö» den johlenden Besuchern live vor. Auf der Bühne: Ingeburg Thomsen («Das große Talent der deutschen Jazz-Szene» (JAZZ PODIUM), die gerade ihre Solo-LP «Love Me Or Leave Me» mit Billie Holiday- und Bessie Smith-Titeln veröffentlichte), Peter Kirchberger (Schauspieler u. a. in «Percy Stuart»), Neil Landon (ehemaliges Mitglied von Fat Mattress), Bernd Gärtig (spielte bei Rock CoCo), Norbert Lehmann (vordem bei → Karthago und → Epitaph), Adrian Askew (Ex →Atlantis), Eckart Hofmann (früher bei → Truck Stop) und Gründer Uli Salm. Die erste größere Bewährungsprobe bestand die Band am 17./18. Oktober beim Sechs-Tage-Rennen in der Dortmunder Westfalenhalle.

Im Frühjahr 1977 legten sie mit «Sowie ein Tiger» die zweite Langspielplatte vor, bestückt mit deutschen Versionen der Originale «Tiger», «Susi Darling», «Diana», «The Wanderer», «Yakety Yak» und Eigenkompositionen von Ulrich Salm. Nur Kennern wird auffallen, daß die Rudolf Rock-Interpretationen der Uralt-Hits «aktualisiert» wurden, «schließlich», so Arrangeur Salm, «kann man heute einfach nicht mehr so mies und dilletantisch spielen».

Nachdem sie schon Jerry Lee Lewis («ein arroganter Hund» – Salm) im Februar 1977 auf dessen Deutschland-Tournee begleiteten, holte sie im September das ehemalige deutsche Rock'n'Roll-Idol Peter Kraus in seine Fernsehschow «Hallo Peter» («Es gibt nur wenige, die diese Musik so gut nachmachen können wie diese Kapelle»).

Silvester 1977 nahmen in der Band Dicky Tarrach und Bernd Schulz die Plätze von Norbert Lehmann und Adrian Askew ein, der zu → Lucifer's Friend wechselte.

Auch für die dritte LP «Volle Pulle» mußten bejahrte Rock'n'Roll-Oldies herhalten; so «Sweet Nothin's», «Surfin' Bird», «Shout», «The Loco-Motion» und «Wooly Bully». Textprobe: «Charly ist glücklich, weil Jeany bei ihm ist. Er ist unermüdlich, wenn sie ihn zärtlich küßt. Volle Pulle...». Zum Konzept der Gruppe Rudolf Rock & die Schocker gehört, daß jedes Mitglied noch andere Verpflichtungen wahrnehmen kann. Uli Salm spielt auch weiterhin bei Leinemann, Neil Landon spielt Country Rock mit Bernd Gärtig in der → Neil Landon Band, Peter Kirchberger half den → Dirty Dogs auf die Beine und Ingeburg Thomsen singt Rock bei → Udo Lindenberg oder Jazz wie auf dem Musikfestival in Villach, wo sie – zusammen mit Marion Maerz und Anne Schöning den «Coupe d'europe musicale» gewann.

MAN MÜSSTE NOCHMAL HALBSTARK SEIN (Febr. 1976 – Philips 6305295)
Alex Conti (Gitarre, Gesang), Ulf Krüger (Gesang), Freya Wippich (Gesang), Erich Doll (Gitarre), Uli Salm (Bass), Curvin Merchant (Schlagzeug), Berry Sarluis (Piano, Orgel), Bernd Schulz (Piano), Andreas Simonsen (Piano), Eckhart Hofmann (Saxofon), Detlef Ulitzsch (Saxofon), Stuart Fahey (Trompete, Posaune), Geoffrey Peacey (Streicher), Lorenz Westphal (Geige), Dieter Ahrendt (Schlagzeug).

SO WIE EIN TIGER (März 1977 – Philips 6305328)
Peter Kirchberger (Gesang), Ingeburg Thomsen (Gesang), Neil Landon (Gesang, Percussion), Bernd Gärtig (Gitarre), Adrian Askew (Keyboards, Percussion), Eckart Hofmann (Saxofon), Uli Salm (Bass), Norbert Lehmann (Schlagzeug) + Alex Conti (Gitarre), Erich Doll (Gitarre), Willi Becker (Gitarre), Lorenz Westphal (Geige), Detlef Jacobsen (Saxofon).

VOLLE PULLE (Febr. 1978 – Philips 6305356)
Ingeburg Thomsen (Gesang), Peter Kirchberger (Gesang), Neil Landon (Gesang), Bernd Gärtig (Gitarre), Eckart Hofmann (Saxofon), Bernd Schulz (Piano, Orgel), Uli Salm (Bass), Dicki Tarrach (Schlagzeug) + Lorenz Westphal (Geige), Wolfgang Timpe (Gitarre), Erich Doll (Gitarre), Adrian Askew (Piano, Orgel), Norbert Lehmann (Schlagzeug).

Ingeburg Thomsen:
LOVE ME OR LEAVE ME (Sept. 1976 – WAM 780.049)
Ingeburg Thomsen (Gesang), Volker Reckeweg (Trompete), Harald Kropp (Posaune, Klarinette, Saxofon), Klement Pries (Klarinette, Saxofon), Peter Meyer (Gitarre), Wolf Dellbrück (Piano), Peter Weber (Bass).

Ulrich Salm, Böhmersweg 1, 2000 Hamburg 13, 040/4 10 31 94

Rumpf, Inga

Deutschlands wahre Rock-Frau, am 2. August 1948 in Hamburg geboren, Tochter eines Seemanns, gelernte Dekorateurin, bekam erstmals 1959 Gelegenheit, ihr Talent zu beweisen: Ein Filmteam suchte in St. Pauli nach einem jugendlichen Interpreten für den Coasters-Hit «Charly Brown».

Mit 17 schloß sich Inga Rumpf der von dem Iren O'Brian-Docker gegründeten Folk-Gruppe City Preachers an. Zusammen mit Dagmar Krause (ebenfalls ein City Preachers-Mitglied) nahm sie die Langspielplatte «I. D. Company» auf. Die nur einseitig genießbare LP besingt Inga Rumpf – in Jazz-Combo-Begleitung – in Titeln wie «Bhagavad Gita» mit stark indisch angehauchten Eigenkompositionen.

Neben → Carsten Bohn, Karl-Heinz Schott und Jean-Jacques Kravetz war Inga Rumpf ab März 1970 in der Rockband → Frumpy zu hören. Die Gruppe existierte bis zum 22. Juli 1972. Danach entstand → Atlantis; zunächst mit Inga Rumpf, Karl-Heinz Schott, Jean-Jacques Kravetz, Frank Diez und Curt Cress. Noch während der Atlantis-Tage stellte Inga Rumpf ihre erste Solo-LP «Second-Hand-Mädchen» vor. Unüberhörbar ist darauf der → Lindenberg-Einfluß: «Warum soll ich das verleugnen, Udo hat mich seinerzeit stark inspiriert». Trotz der «dumpfen Banalität und geistigen Armut der Songs» (SOUNDS) wird darauf deutlich, daß die Rocksängerin in ihrer Heimat keine Konkurrenz fürchten muß. Der SOUNDS-Pop-Poll '75 («Gesangssolist des Jahres»), der POPFOTO-Pop-Poll '75 («Beste deutsche Sängerin») und der HAMBURGER MORGENPOST-Poll '76 («Beliebteste deutsche Sängerin») bestätigen dies. Im Januar 1976 existierte die Rock-Gruppe Atlantis nicht mehr. Inga Rumpf nahm eine Einladung des Goethe-Instituts an und ging mit dem Jochen-Brauer-Sextett im Juli 1976 auf Rußland-Tournee. Anschließend wurde sie von → Peter Herbolzheimer ins Studio gebeten, um an der LP-Produktion «Hip Walk» mitzuwirken. Die von Herbolzheimer arrangierten Titel «Superstition» (von Stevie Wonder) und «Spirit» (von Al Jarreau) trug sie auch auf dem in Villach (Österreich) stattfindenden Songfestival vor. Zusammen mit Vince Weber und Konstantin Wecker gewann sie dort den «Coupe d'Europe Musical».

Nach einem Auftritt mit der Herbolzheimer-Bigband (am 19. Oktober in Köln) gab Inga Rumpf im Oktober/November 1976 mit Karl-Heinz Schott (Bass), Jean-Jacques Kravetz (Keyboards), Alex Conti (Gitarre) und Dieter Ahrendt (Schlagzeug) noch einmal sieben Konzerte, bevor sie sich – zumindest von deutschen Bühnen – für 16 Monate zurückzog. Rumpf: «Ich brauchte eine Pause. Ich mußte mir Gedanken über mein nächstes musikalisches Ziel machen».

Wiederum im Auftrage des Goethe-Instituts bereiste sie mit dem Jochen-Brauer-Sextett Rußland (August/September 1977) und die DDR (Dezember 1977).

Die zwischenzeitlich in London mit Dave Robinson produzierten und mit einer ausgezeichneten Begleitband eingespielten Rumpf-Kompositionen erschienen unter dem Titel «My Life Is A Boogie» im Februar 1978 in den Läden. Die mit «Sicherheit stärkste Platte, die bisher von einer deutschen Sängerin aufgenommen wurde» (POP) machte deutlich, daß «Inga Rumpf wieder voll da ist» (MUSIK JOKER). Nach Fernsehauftritten in «Szene 78» und «Rockpop» (1. 4.) stellte sie ihre Rock-, Blues- und Boogie-Nummern mit Alan Spenner (Bass), Paul Carrack (Keyboards), Neil Hubbard (Lead-Gitarre), Robert Awaii (Gitarre) und Trevor Moraz (Schlagzeug) auf einer 3-Wochen-Tournee im Mai live vor und räumte letzte Zweifel aus, wem die Krone der sogenannten «deutschen Rockladies» gehört. «Live-Musik ist Streß, aber eine wichtige Erfahrung, ein ganz intimer Austausch von Gefühlen» (Rumpf).

Weil sich eine weitere Zusammenarbeit mit englischen Musikern aus Termingründen nicht realisieren ließ, machte Inga Rumpf alte Bekannte zu ihren Band-Mitgliedern. Im Oktober 1978 standen Karl-Heinz Schott (Bass), Karl Allaut (Gitarre) und Sidhatta Gautama (Schlagzeug) als «Untouchable» (Unberührbare) neben der Rock-Röhre Rumpf auf norddeutschen Bühnen.

I. D. COMPANY (1970 – nicht lieferbar)

SECOND-HAND-MÄDCHEN (Sept. 1975 – Philips 6305279)
Inga Rumpf (Gesang), Frank Diez (Gitarre), Rainer Marz (Gitarre), Karl-Heinz Schott (Bass), Ringo Funk (Schlagzeug), Claudio Szenkar (Percussion, Marimaphon), Adrian Askew (Piano, Orgel, Synthesizer) + Orchester

MY LIFE IS A BOOGIE (Febr. 1978 – RCA PL 28321)
Inga Rumpf (Gesang, Gitarre), Alan Spenner (Bass), Gerry Conway (Schlagzeug), Paul Carrack (Keyboards), Neil Hubbard (Gitarre), Robert Awaii (Gitarre) + Vince Weber (Piano)

Inga Rumpf, Beim Schlump 58, 2000 Hamburg 13, 0 40/44 23 19

SANTANA

heißt eine von 20 informativen und packend geschriebenen Special-Stories aus dem Buch
ROCK GIANTS.
(250 Seiten, Fotos, kompl. Discografie, DM 12,80)
EIN BUCH VON TAURUS PRESS

Sounds

sound, *i. v.n.* der Ton, Schall, Laut, Klang; das Geräusch; – *and fury*, leerer Schall und Rausch; *velocity of* –, die Schallgeschwindigkeit; *to the* – *of*, unter dem Klang von; *within* –, in Hörweite; *without a* –, lautlos. **--board**, *s.* der Resonanzboden *(also fig.)*, das Schallbrett. **--box**, *s.* die Schalldose. **--chart**, *s.* die Lauttafel. **--detector**, *s.* (Flug)Horchgerät *(av.)*. **--film**, *s.* der Tonfilm. **-ing**, *1. adj.* klingend, schallend, tönend; hochklingend. **-ing-board**, see **--board**. **-less**, lautlos, klanglos. **--locator**, *s. see* **--detector**. **--post**, *s* der Stimmpfosten *(of violin, etc.)*. **--proof**, *adj.* schalldicht. **--ranging**, *s.* das Schallmeßverfahren, die Schallmessung. - **Sounds** - *plural* - Geräusche, aber auch Name einer deutschen Musik - Zeitschrift „Sounds", die sich mit Tendenzen und Trends der Musik von ▷*Rock* über ▷*Folk*, ▷*Jazz* bis ▷*Country*-Musik beschäftigt. „Sounds" gilt als führende deutsche Rockfachzeitschrift" (Der Spiegel) und als Pflichtlektüre aller Musik-Kritiker." Die Entwicklung der Musik ist eingebettet in die Entwicklung unserer Kultur und Gesellschaft (Sounds-Redaktions Statement.) Konsequenter in Sounds auch viele Beiträge über ▷ Kino ▷ Jugendbewegung ▷ Alternativ ▷Kultur ▷ Sub-Kultur. Erscheint monatlich. Probeheft gegen 50 PF Briefmarke von SOUNDS-Verlag, Steindamm 63 2000 Hamburg 1

Sahara (aufgelöst)

Die Oberschul-Klassenkameraden Harry Rosenkind und Michael Hofmann meldeten sich 1965 zusammen zum Gitarrenunterricht an. Nach ein paar Monaten gründeten sie mit zwei Schulfreunden ein Beat-Quartett, das sie nach der Englisch-Lektion «The King and the Subjects» (Der König und die Untertanen) «The Subjects» tauften. Die Gruppe, die ihren ersten Auftritt am 20. 2. 1966 hatte, versuchte sich mit originalgetreuen Nachspielungen internationaler Hits wie «Yellow Submarine», «Bus Stop», «House Of The Rising Sun». Als 1966 Gerd Stöhr (Gitarre) und Stefan Wissnet (Bass) die Plätze der beiden Schulkameraden einnahmen, wechselten Michael Hofmann zur Orgel und Harry Rosenkind zum Schlagzeug über. 1967 traten die Subjects in der ZDF-Sendung «Musik ohne Frack» auf und schrieben die Musik für den Josef-Spieker-Spielfilm «Mit Eichenlaub und Feigenblatt». 1968 verließ Gerd Stöhr die Band. Mit dem neuen Lead-Gitarristen Peter Markl «änderte sich auch der Musikstil radikal» (Rosenkind). Die Gruppe unterstrich die Wandlung von Hit-Imitatoren zu Interpreten eigener Blues-Werke durch den neuen Namen Subject Esq. Nach einer 69er Session wurde der Mundharmonika-Spieler Alex Pittwohn als fünftes Mitglied aufgenommen. Am 5. Juni 1969 trat Subject Esq. als Vorgruppe zu John Mayall im Münchner «Blow Up» auf. – Als im Sommer 1971 der Organist Peter Stadler sechstes Band-Mitglied wurde, spezialisierte sich Michael Hofmann auf Querflöte und Saxofon. Im Januar 1972 gründete Subject Esq. mit der Journalistin Ingeborg Schober, dem Filmemacher Rüdiger Nüchtern («Komm, Baby») und Theater- und Buchautor Michael Czernich («Die Ducks – Psychogramm einer Sippe») das «Rock & Film-Theater», eine «Interessengemeinschaft zur gegenseitigen Unterstützung in der Public-Relations-Arbeit und zur Realisation von akustisch-visuellen Projekten» (Rosenkind). Diese Gemeinschaft bestand bis zum Herbst 1973. Im Februar 1972 nahm Subject Esq. das erste Album auf. Da kurz zuvor Peter Markl die Gruppe verließ, rückte der Gitarrist Paul Vincent mit ins Studio ein. Das Ergebnis sei «vergleichbar mit dem Kompakt-Sound amerikanischer Big-Bands zwischen Rock, Blues und Jazz», kommentierte die SÜDDEUTSCHE ZEITUNG, «allerdings sollte man sich die Texte lieber nicht so genau anhören: Da werden Natur, frische Luft und der schnöde Mammon besungen; gottlob in englisch».

Musikalische Unstimmigkeiten veranlaßten im Januar 1973 den Organisten Peter Stadler zum Austritt. Hennes Hering, ehemals bei Out Of Focus, nahm einige Monate später seinen Platz ein. Mit Nick Woodland kam zudem wieder ein Gitarrist in die Gruppe. Woodland spielte vordem in der Augsburger Formation Gift. Nick Woodland (Gitarre), Hennes Hering (Orgel, Piano), Michael Hofmann (Querflöte, Saxofon), Alex Pittwohn (Saxofon), Stefan Wissnet (Bass) und Harry

Rosenkind (Schlagzeug) stellten sich in der ARD-Jugendsendung «Kätschup» vor und unterzeichneten im September 1973 einen Vertrag bei Ariola. Damit war auch eine Änderung des Gruppennamens in Sahara verbunden. Im gleichen Monat begannen auch die Aufnahmen im Münchner Musicland-Studio für das zweite Album «Sunrise», worauf man «Yes-Ideen, King-Crimson-Klänge und Caravan-Gesang wiedertrifft, aber den roten Faden vermißt, der durch das stilistische Spektrum führt» (SOUNDS).

Im August 1974 verließen der Schlagzeuger Harry Rosenkind und der Gitarrist Nick Woodland die Band. Für Rosenkind trommelte fortan Werner Schmidt, der allerdings nach einer Holland-Tournee im Februar 1975 wieder ausstieg. Im März 1975 fand die letzte konstante Sahara-Formation zusammen: Michael Hofmann (Gitarre, Flöte, Synthesizer, Gesang), Hennes Hering (Orgel, Piano, Synthesizer), Stefan Wissnet (Bass, Gitarre, Gesang), sowie die Neulinge Holger Brandt (Schlagzeug, Percussion) und Günther Moll (Lead-Gitarre, Gesang). Alex Pittwohn stieg als Sound-Mixer nicht mehr auf die Bühne. Dieses Quintett nahm auch die letzte Langspielplatte «For All The Clowns» auf, die dem Münchner Volksschauspieler und Schriftsteller Karl Valentin gewidmet war. Die darauf zu findende «symphonisch arrangierte Rockmusik» (Selbstdarstellung) war sicherlich das beste, was die Gruppe je aufnahm. Aufgrund fehlender Konzert-Angebote (1976 gab es lediglich im Juli eine 6-Tage-Tournee) verdingte sich die Band als Begleitmannschaft für → Peter Maffay.

Den Infarkt, ausgelöst durch den Weggang von Brandt, Moll und Pittwohn (Anfang 1977) überstand die Gruppe nur mühsam. Zum Jahresende 1977 konnten und wollten auch Hofmann, Hering und Wissnet den Kollaps nicht mehr verhindern. Zur Hinterlassenschaft gehört neben drei Langspielplatten auch ein von Michael Hofmann gedrehter Dokumentarfilm unter dem Titel «Sahara – Stationen einer Rockgruppe».

SUBJECT ESQ. (Mai 1972 – nicht lieferbar)

SUNRISE (März 1974 – Pan 87 306 XOT)
Hennes Hering (Keyboards), Michael Hofmann (Moog-Synthesizer, Mellotron, Gesang), Alex Pittwohn (Mundharmonika, Tenor-Saxofon, Gesang), Harry Rosenkind (Schlagzeug, Percussion), Stefan Wissnet (Bass, Gesang), Nicholas Woodland (Gitarren)

FOR ALL THE CLOWNS (Febr. 1976 – Ariola 89377 OT)
Holger Brandt (Schlagzeug, Percussion), Hennes Hering (Orgel, Piano, Synthesizer), Michael Hofmann (Gitarre, Flöte, Synthesizer, Gesang), Günther Moll (Lead-Gitarre, Gesang), Stefan Wissnet (Bass, Gitarre, Gesang)

Satin Whale

Dieter Roesberg, Gitarre, Flöte, Gesang (21. 4. 1954, Bonn)
Gerald Dellmann, Keyboards (8. 8. 1954, Berlin)
Thomas Brück, Bass, Gesang (4. 8. 1953, Köln)
Wolfgang Hieronymi, Schlagzeug, Vibraphon, Gesang (8. 1. 1956)

Thomas Brück (Bass, Gesang), bereits in der Gruppe Action Set aktiv, Horst Schättgen (Schlagzeug), schon mit den Bands Subversion und The Others auf der Bühne und Gerald Dellmann (Keyboards), nach dem Studium am Kölner Konservatorium bei Absinth Credo, nannten sich ab Januar 1971 Satin Whale (Seidener Wal). Im November 1972 verstärkten sie sich durch den Multiinstrumentalisten Dieter Roesberg, der, an der Universität Bonn in Musiktheorie ausgebildet, bereits bei Twice More und Yellow Motion spielte. Die im Mai 1973 aufgenommene LP «Desert Places» konnte erst ein Jahr später bei einer Plattenfirma untergebracht werden. Das konzeptlose Debüt-Album bezeichnete SOUNDS als «Misch-Masch-Spektakel».

Mitte 1974 beteiligte sich Satin Whale an dem Wettbewerb «Rocksound 74» und wurde von den Hörern des Südwestfunks zur beliebtesten deutschen Gruppe gekürt. Im November 1974 wechselte Satin Whale aus: Für Horst Schättgen kam der gelernte Bauzeichner Wolfgang Hieronymi in die Gruppe. Mit Hieronymi wurde im Januar 1975 die Langspielplatte «Lost Mankind» eingespielt. Auch diese Produktion ließ ein durchgehendes Konzept vermissen und war stilistisch nicht einzuordnen.

Satin Whale trat im Vorprogramm von Barclay James Harvest und Sweet auf, unternahm 1974 eine Holland-Tournee und durfte (am 25. 4. 76) vor die «Pop 76»-Kameras. Danach zog sich das Quartett für 18 Monate vom Tourneegeschäft zurück und arbeitete als Studio-Musiker und – im Dezember 1976 – am dritten LP-Produkt «As A Keepsake» (etwa: «Zum Andenken»). Trotz guter solistischer Fähigkeiten und unüberhörbaren Ideenreichtum war eindeutig, daß «unsere Musik in der jetzigen Form in Amerika nicht zu verkaufen ist» (Brück). Während einer Tournee im November 1977 entstand das Live-Doppelalbum «Whalecome», mit dem sie ihr gruppenspezifisches Problem lösten, die Live-Atmosphäre auch auf Platten zu vermitteln.

Satin Whale schrieb die Musik für den Kinofilm «Faust im Nacken» und vertonte das Kindermusical «Amphi».

Titel ihrer Produktion «A Whale Of A Time» (etwa: «Riesige Zeiten») stellte Satin Whale 1978 in «Rockpop» (9. 9.) und auf einer Polen-Tournee vor, die mit Unterstützung des Goethe-Instituts zustande kam. Auf «A Whale Of A Time», ihrem bislang besten Album, verzichtete die Gruppe auf den Bombast und die Schwerblütigkeit früherer Tage und präsentierte eingängige Rock-Titel, die überdurchschnittlich instrumentiert und gelungen produziert wurden.

DESERT PLACES (April 1974 – nicht lieferbar)

LOST MANKIND (Juni 1975 – Nova 6.22248)
Gerald Dellmann (Keyboards, Synthesizer, Vibraphon), Thomas Brück (Bass), Wolfgang Hieronymi (Schlagzeug, Percussion), Dieter Roesberg (Gitarre, Saxofon, Flöte) + Ken Taylor (Gesang)

AS A KEEPSAKE (Mai 1977 – Nova 6.22969)
Thomas Brück (Gesang, Bass), Gerald Dellmann (Keyboards, Synthesizer, Vibraphon), Dieter Roesberg (Gitarre, Flöte, Mundharmonika), Wolfgang Hieronymi (Schlagzeug)

WHALECOME (April 1978 – Nova 6.28449)
Doppelalbum. Thomas Brück (Gesang, Bass, Gitarre), Gerald Dellmann (Keyboards, Synthesizer, Vibraphon), Dieter Roesberg (Gitarre, Flöte, Mundharmonika, Gesang), Wolfgang Hieronymi (Schlagzeug, Gesang)

A WHALE OF A TIME (Okt. 1978 – Strand 6.23602)
Thomas Brück (Gesang, Bass), Gerald Dellmann (Keyboards), Wolfgang Hieronymi (Schlagzeug, Vibraphon, Gesang), Dieter Roesberg (Gitarre, Flöte, Mundharmonika, Gesang)

Sereno Music, Postfach 860 242, 5000 Köln 80, 02 21/62 92 72

Schicke, Führs, Fröhling

Heinz Fröhling, Gitarre, Bass (7. 5. 1951, Oldenburg)
Gerhard Führs, Keyboards (27. 11. 1955, Papenburg)
Eduard Schicke, Schlagzeug, Xylophon (14. 2. 1947, Oldenburg)

Anfang 1975 zerfiel die Oldenburger Rockgruppe Spektakel. Die Spektakel-Mitglieder Heinz Fröhling (der am Bremer Konservatorium vier Jahre Konzertgitarre studierte) und Eduard Schicke (der erste Erfahrungen in Tanzkapellen sammelte) fanden in Gerhard Führs (der Klavier und Schlagzeug an der Hochschule Münster studierte) einen neuen Mitspieler. Das Trio trat mit anspruchsvoller Rockmusik unter dem Namen Schicke, Führs, Fröhling (SFF) auf. Bereits ihr zweites Konzert fand vor 3000 Besuchern des German Rockmeeting (6. 9. 1975, München) statt.

Ihr Debüt-Album «Symphonic Pictures» charakterisiert «ein Trio von großer Reife, Ideenreichtum und kompositorischen Fähigkeiten», schrieb RECORD WORLD, «das am besten mit King Crimson vergleichbar ist».

Auch die zweite Langspielplatte «Sunburst» beeindruckt durch eine spannungsreiche Mischung von Klassik-, Jazz- und Rock-Elementen in z. T. asymetrischen Takten und gegenläufigen Rhythmen. Die hervorragend arrangierte Instrumentalmusik wurde allerdings komplizierter und damit unkommerzieller.

SFF gab beeindruckende Konzerte beim Open-Air-Festival in Wiesmoor (1976) und während des Brain-Festivals (25./26. 2. 1978) in Essen, wo sie als «eine der musikalisch interessantesten Präsentationen» (MUSIK JOKER) auffielen.

Ihre Heimat «Ammerland» (LP-Titel) beschrieben Gerd Führs und Heinz Fröhling – nicht vergleichbar mit den Arbeiten des Trios – durch eine gelungene Synthese von akustischen Gitarren- und elektronischen Keyboard-Klängen in eindrucksvollen Stimmungsbildern.

SYMPHONIC PICTURES (Okt. 1976 – Brain 60.010)
Eduard Schicke (Schlagzeug, Percussion, Xylophon), Gerhard Führs (Keyboards), Heinz Fröhling (Bass, Gitarre, Mellotron)

SUNBURST (Sept. 1977 – Brain 60.068)
Eduard Schicke (Schlagzeug, Percussion), Gerhard Führs (Synthesizer, Mellotron, E-Piano, Clavinet), Heinz Fröhling (Gitarre, Clavinet, Mellotron) + Eduard Brumund-Rüther (Bass)

AMMERLAND (März 1978 – Brain 60.105)
Heinz Fröhling (Gitarre), Gerhard Führs (Synthesizer, Mellotron, Piano)

Heinz Fröhling, Klävemannstr. 15, 2900 Oldenburg, 04 41/2 43 39

Schoener, Eberhard

Eberhard Schoener, Sohn eines Kapellmeisters und einer Musikkritikerin, am 13. Mai 1938 in Stuttgart geboren, besuchte die Thomas-Schule in Leipzig und war Mitglied des Thomaner-Chores. Während der Gymnasialzeit lernte er in München Violine. Zwischen 1952 und 1959 studierte Schoener an der Nordwestdeutschen Musikakademie in Detmold (Violine, Chorleitung, Dirigieren). 1960 nahm er ein Stipendium für die Accademia Chigiana Siena (Italien) an. 1962 gründete Schoener das Münchner Jugend-Symphonieorchester, das er acht Jahre lang dirigierte. Bundesweit bekannt wurde das Orchester durch die ARD-Sendereihe «Das junge Orchester». Ab 1964 wurde Schoener auch (bis 1968) musikalischer Oberleiter der Bayerischen Opernbühne. Ein vom Bayerischen Kultusministerium zugesprochenes Förderungsstipendium nutzte Schoener zur weiteren Ausbildung in Siena und bei Karl Tutein. 1966 avancierte er zum künstlerischen Leiter und Chef-Dirigenten der Münchner Kammeroper. Weil man «sich im 20. Jahrhundert nicht auf der Vergangenheit ausruhen und sie nur nachvollziehen kann», machte sich Schoener 1968 auf den Weg zu Dr. Bob A. Moog nach Trumansbourg (nahe New York). Dort bastelt und baut der dreifache Doktor (Physik, Hochfrequenztechnik, Musik) an Synthesizern, elektronischen Klangmaschinen. Die dreiwöchige Arbeit mit «dem bedeutendsten Menschen unserer Zeit, der neue Klangwellen hörbar gemacht hat» (Schoener), und die Konfrontation mit dem «Zauberautomat», der die Entwicklung von (geschätzt) 12 Millionen Geräuschvariationen ermöglicht, machte aus dem Münchner einen «besessenen Neutöner» (Pressetext). Ein Kompositionsauftrag der Bundesregierung ermöglichte es ihm, seine experimentellen musikalischen Arbeiten – die im Moog-Laboratorium der Bavaria-Studios entstanden – auf der Expo 1970 in Osaka weltweit hörbar werden zu lassen. Ein Jahr später dokumentierte Schoener seine Experimentierfreudigkeit durch drei Platten-Produktionen. Während er auf «Destruction Of Harmony» und «Die Schachtel» klassische Vorlagen (Vivaldi, Bach) elektronisch verfremdete, warf er in «A Day's Lullaby» «die unschuldige Folklore auf das Lotterbett einer ausgebufften Musikmaschine» (Pressetext). Dabei übertrug Schoener dem Synthesizer die Rolle eines Kommentators zwischen den Country-Songs der beiden Amerikaner Bruce Gambill und Joe Ely, deren Verschmelzung POP «nicht entdecken» konnte und statt dessen einen «Klang-Verschnitt» wahrnahm, «der zusammenpaßt wie Ostereier und Bratensauce». Eberhard Schoener unternahm audiovisuelle Versuche, wie in «Sound and Vision» und «Hardware-Software» für das deutsche Fernsehen, komponierte und realisierte die Melodien zur ARD-Kinderserie «Das feuerrote Spielmobil» und schrieb die Filmmusiken zu Johannes Schaafs «Trotta» und «Traumstadt» und Erlers «Die Delegation». Im Sommer 1973 nahm er, nach einer längeren Asien-Reise, in «reiner» Synthesizer-Arbeit das Album «Meditation» auf. «Meditation» ist die Schlußfolgerung aus der Erkenntnis, «daß die Suche, die Sucht, durch Nachahmung fernöstlicher Meditationsübungen Selbsbefreiung, das heißt, sich selbst zu finden, eher auf einen Irrweg führt.» Denn: «Unser Kulturkreis ist nicht mit dem asiatischen identisch» (Schoener). So suchte und fand Schoener die Bezugsquellen für seine «Meditation» in den Wurzeln westlicher Existenz. Die stetig, verhalten und beruhigend strömenden Synthetik-Klänge sollten «wie ein Fenster Zugang zu uns selbst öffnen». Die elektronisch-experimentellen Arbeiten und ein grundsätzliches Interesse für aktuelle musikalische Ausdrucksformen führten Eberhard Schoener schließlich auch zur Rockmusik. So begleitete Schoener mit den Musikern der Münchner Kammeroper im Oktober 1972 die Rock-Gruppe Procol Harum während einer Deutschland-Tournee. Ein Jahr später mündete die langjährige Freundschaft zwischen dem Deep Purple-Chef Jon Lord und dem Leiter der Münchner Kammeroper in eine Neu-Aufführung des Lord-Werkes «Gemini Suite», «ein pop-klassischer Spaziergang durch einen bezaubernden Wald» (CASH BOX), das 1970 von 6 Rock-Musikern und dem Londoner Symphony-Orchester uraufgeführt und als Platten-Produkt festgehalten wurde. Am 1. Juni 1974 kam es im Rahmen der Schlußveranstaltung des «Prix Jeunesse International 1974» im Herkulessaal der Münchner Residenz zu einer noch weltreichenderen Zusammenarbeit: Unter dem Motto «Rock Meets Classic» führten Schoener und Lord mit dem Orchester der Münchner Kammeroper, zwei Opern-Sängerinnnen, dem Rock-Sänger David Coverdale, dem Organisten Tony Ashton, dem Gitarristen Ray Fenwick, dem Bassisten Glenn Hughes und dem Schlagzeuger Pete York die Klassik/Rock-Gemeinschaftskompositionen «Window» und «Continuo on B.A.C.H.» auf. Beide Werke flimmerten in einer Eurovisionssendung über die Fernsehschirme der angeschlossenen 16 Länder, zudem wurde der Live-Mitschnitt als Platte veröffentlicht. Der von Schoener gewünschte Album-Titel «Windows», für ein Werk, «das manche vielleicht als brillant begrüßen mögen» (RECORD MIRROR), sollte auf anderer Ebene die «Meditations»-Arbeit fortsetzen. Das Ereignis, das Jon Lord als «Rock-Musiker mit Orchester» umschrieben wissen möchte, hat «zwar auch als Platten-Werk seine Momente, aber die hoch-episodischen Kompositionen sind nicht leicht zu verstehen» (MELODY MAKER).

Die Stadt München verlieh Schoener für die «Windows»-Veröffentlichung den «Schwabinger Kunstpreis 1975». «Von einem, der auszog, kein Spezialist zu sein», überschrieb STEREO eine Schoener-Story und charakterisierte damit treffend den Wanderer zwischen – anscheinend extremen – musikalischen Welten: Schoener arbeitete mit Country-Musikern und Rock-Größen, erforschte die Musik-Maschine Synthesizer, schrieb Filmmusiken (wie zu Bölls «Ansichten eines Clowns») und spielte als Orchester-Dirigent Mozart ein («Bastien und Bastienne», «Der Schauspieldirektor»). Sein spektakulärstes Werk sollte aber die gelungene Symbiose zwischen balinesischer Folklore und westlicher Romantik werden. Schoener reiste nicht nach Asien «um balinesische Musik zu adaptieren, sondern um mit diesen Menschen meine Erfahrungen und Empfindungen musikalisch zu realisieren». Bei einem erneuten Bali-Besuch machte Schoener seine «bisher größte musikalische Erfahrung»: «Rockrhythmen und Klänge, die wir mitgebracht hatte, wurden einfach integriert und auf balinesisch verarbeitet».

Die Ergebnisse gemeinsamer Musizierstunden hielt Schoener auf der Langspielplatte «Bali-Agung» fest. «Entstanden ist etwas völlig Neues», stellte DIE ZEIT fest, «schwebende Klänge und harte Rhythmen, eine sowohl kontemplative wie außerordentlich aufregende Musik einer ganz eigenen Art».

Doch dabei ließ es Schoener nicht bewenden. Er brachte nicht nur einen Bali-Agung-Film im Fernsehen unter (10. 9. 1976 und 26. 6. 1977), sondern stellte gar das 25-köpfige Gamelan Orchester des Fürsten Agung Raka in deutschen Konzertsälen vor. In zehn Städten demonstrierten Eberhard Schoener mit Gamelan Orchester sowie Siegfried Schwab (Gitarre), Dieter Schönbach (Keyboards), Dave King (Bass) und Marek Nauseef (Percussion) im September 1976 die «Begegnung zweier Kulturen» und hinterließen nach einem Auftritt in Carrells «Am laufenden Band» (25. 9.) ratlose Fernseh-Zuschauer.

Bei der im Oktober 1976 erschienen Jon Lord-LP «Sarabande» setzte Schoener seine Rock/Klassik-Verschmelzung fort. Für «Sarabande», eine Art barocke Tanz-Suite, arbeitete er mit dem Orchester Philharmonica Hungaria neben den Rock-Musikern Lord (Synthesizer, Keyboards), Karass (Bass), Sommers (Gitarre), York (Schlagzeug) und Nauseef (Percussion).

Zum Album «Trance-Formation», das Mitte 1977 entstand, schreibt Schoener: «Diese Musik schildert meine ganz persönlichen Erfahrungen und Empfindungen meiner häufigen Reisen nach Südostasien, insbesondere einer Expedition durch Nepal». So wundert es nicht, daß dabei gregorianischer Gesang, asiatische Klangbilder, Elektronik und Rock-Rhythmen zu einem «zeitlosen Meditationswerk» (MUSIK EXPRESS) zusammenfinden.

Von Schoeners Flexibilität profitierten auch die Filme «Rheingold» und «Die Bibel hat doch recht», für die er die Filmmusiken schrieb und einspielte. Letztere erschien unter dem Titel «The Book» auch als Langspielplatte. Einen «Hexensabbat aus Musik und Licht» (ROCKY) kredenzte Eberhard Schoener im Frühjahr 1978 via Bühne (in elf Konzerten) und Fernsehen (in «Bios Bahnhof» am 18. Mai) in einer «neuen Konzert-Dimension» (Eigenwerbung). Schoener brachte die Lichtspiele des «Laserium» aus Los Angeles, dazu Andy Summers (Ex-Animal), Sting Police, Stuart Copland (Ex-Curved Air), Olaf Kübler und Hans Ströer (→ Volker Kriegel), eine Ballett-Tänzerin, eigene Elektronik und Geruchschwaden auf die Bühne. Zwar waren Schoeners Bemühungen um Erweiterung des Empfindungsspektrums zu loben und Eindrücke «wie kobaltblaue Schlingen zu Gitarren-Harmonien schweben, angenehm-schön» (DIE WELT), doch insgesamt wurden die geschürten Sensationserwartungen «ziemlich gründlich enttäuscht» (FRANKFURTER RUNDSCHAU).

Mit den gleichen Musikern nahm er das – schaurig verpackte – Album «Flashback» auf, das einerseits eine Reise aus Europa nach Amerika beschreibt, andererseits auf der «Rheingold»-Filmmusik basiert. Schoeners Fähigkeit, räumliche Distanz (Jet-Flug, New York, Rheinfahrt) zu überbrücken und musikalische Welten (Elektronik, Rock, Klassik) zu vereinen, ist nicht nur «eine neue Dimension der deutschen Rockmusik» (MUSIK EXPRESS), sondern ein nachhaltiger Beweis für seine ungewöhnliche Kreativität. Ein LP-Medley stellte Eberhard Schoener am 24. Juni 1978 in «Rockpop» vor.

DESTRUCTION OF HARMONY (April 1971 – nicht lieferbar)

DIE SCHACHTEL (Sept. 1971 – nicht lieferbar)

A DAY'S LULLABY (Sept. 1971 – nicht lieferbar)

MEDITATION (Febr. 1974 – Ariola 87 131 IU)
Eberhard Schoener, Synthesizer

WINDOWS (Aug. 1974 – Electrola 1C 062-95634)
Tony Ashton (Gesang, Piano, Orgel), David Coverdale (Gesang), Ray Fenwick (Gitarre), Glenn Hughes (Gesang, Bass, Gitarre), Jon Lord (Piano, Orgel, ARP Synthesizer), Eberhard Schoener (Moog Synthesizer), Pete York (Schlagzeug, Percussion) + 2 Opernstimmen und das Orchester der Münchner Kammeroper

BALI-AGUNG (Febr. 1976 – HÖRZU 1C 062-29647)
Eberhard Schoener (Synthesizer, Mellotron), Pete York (Percussion), Siegfried Schwab (Gitarre), Gamelanorchester von Saba und Pinda

BASTIEN UND BASTIENNE (März 1977 – EMI 1C 065-30231)
Brigitte Lindner (Mädchensopran), Adolf Dallapozza (Tenor), Kurt Moll (Bass), Bayerisches Staatsorchester (Dirigent Eberhard Schoener)

DER SCHAUSPIELDIREKTOR (März 1977 – EMI 1C 065-30230)
Peter Ustinov (Sprecher), Mady Mesple (Sopran), Edda Moser (Sopran), Nicolai Gedda (Tenor), Klaus Hirte (Bariton), Bayerisches Staatsorchester (Dirigent Eberhard Schoener)

TRANCE-FORMATION (Okt. 1977 – Harvest 1C 064-32526)
Eberhard Schoener (Synthesizer, Orgel, Piano, Mellotron), Andy Summers (Gitarre), Hans Ströer (Bass), Nippi Noya (Percussion), Mary Gregoriy (Gesang), Raimund Elleder (Keyboards), Tölzer Knabenchor (Dirigent Eberhard Schoener), Mönche von Sama

THE BOOK (Febr. 1978 – Ariola 28706)
Eberhard Schoener (Synthesizer, Piano, Mellotron), Andy Summers (Gitarre), Raimund Elleder (Keyboards), Hans Ströer (Bass), Nippi Noya (Percussion), Dieter Schönbach (Keyboards), Ralph Wiltheiß (Flöte)

FLASHBACK (Mai 1978 – Harvest 1C 066-32839)
Eberhard Schoener (Synthesizer, Mellotron, Piano), Sting (Bass, Gesang), Andy Summers (Gitarre), Hans Ströer (Gitarre, Piano), Olaf Kübler (Saxofon), Stewart Copland (Schlagzeug, Percussion), Orchester der Münchner Kammeroper (Dirigent Eberhard Schoener)

VIDEO-MAGIC (Dez. 1978 – Harvest 1C 064-45234)
Eberhard Schoener (Synthesizer, Mellotron, Piano), Sting (Gitarre, Gesang), Andy Summers (Gitarre), Evert Fraterman (Schlagzeug, Percussion), Olaf Kübler (Saxofon), + Orchester der Münchner Kammeroper (Dirigent Eberhard Schoner)

Eberhard Schoener, Elisabethstr. 16, 8000 München 40, 0 89/3 78 11 62

STEPPENWOLF
heißt eine von 20 informativen und packend geschriebenen Special-Stories aus dem Buch
ROCK GIANTS.
(250 Seiten, Fotos, kompl. Discografie, DM 12,80)
EIN BUCH VON TAURUS PRESS

Schulze, Klaus

«Das deutsche Elektronik-Genie» (POP), am 4. 8. 1947 in Berlin geboren, trommelte während der Gymnasialzeit in der Amateur-Beat-Gruppe Psy und wurde im Herbst 1969 mit seinem Eintritt bei → Tangerine Dream Profi. Ein Jahr später löste er sich von den Tangerine Dream-Musikern Edgar Froese und Conny Schnitzler und gründete mit Manuel Göttsching und Hartmut Enke im September 1970 die Gruppe → Ash Ra Tempel. Nach einer Plattenaufnahme und einer Tournee durch die Schweiz stieg Klaus Schulze (September '71) bei Ash Ra Tempel aus und wandte sich Solo-Projekten, vor allem elektronischen Experimenten zu. Schulze: «Allein kann ich mich viel schneller entwickeln. Ich kann jederzeit musizieren, ohne auf jemand anders angewiesen zu sein.» Anregungen holte sich Schulze, der seit 1968 seine Musik auf Band aufnimmt («Ich habe damit ein Archiv meiner Entwicklung»), im Elektronik-Studio von Thomas Kessler, wo auch Tangerine Dream, Ash Ra Tempel und Agitation Free experimentierten. Zudem studierte Schulze an der Technischen Universität Berlin Germanistik, Psychologie und Musik (experimentelle Komposition bei Blacher, Ligeti, Dahlhaus, Winkel). 1971 richtete er sich ein eigenes Studio ein. Mit den Musikern des Colloquium Musica der Freien Universität nahm Klaus Schulze Anfang 1972 sein erstes Solo-Album «Irrlicht» auf. Schulze, der sich verpflichten mußte, den Namen des Orchesters geheimzuhalten, über die Zusammenarbeit: «Die seriösen Herren wurden bitter enttäuscht, als ich keine schwarz-weiß punktierten Partituren auf den Musikthron legte, und bezeichneten es als monoton, langweilig und einfallslos, als ich erklärte, daß ich nur einen Ton von ihnen wollte, der sich erst nach 10 Minuten veränderte.» Für die «Quadrophonische Symphonie für Orchester und E-Maschinen» wählte Schulze den Titel «Irrlicht», «weil es ein diffuser Begriff ist, denn ich kann auch meine Musik nicht klar definieren. Ich versuche, sie selbst erst im Nachhinein zu verstehen.»

Sein erstes Live-Konzert gab Klaus Schulze am 28. 2. 1972 im Pariser Theatre de la Quest, bei dem er die von ihm komponierte Ballettmusik «Totemfeuer» zu Gehör brachte. Zwischenzeitlich stellte er seine Musik in Verbindung zu einem Hörspiel und für therapeutische Maßnahmen kostenlos Berliner Gefängnissen und Nervenheilanstalten zur Verfügung. Im Februar 1973 begann Schulze mit den Aufnahmen zum Doppelalbum «Cyborg», bei dem er wiederum orchestrale Töne im Studio verfremdete: «Die klassischen Instrumente verschwammen in einer Technik, die mit Hilfe von Transistoren und Magnetströmen neue musikalische Impulse gibt.» Der Berliner Elektronik-Musiker, für den die Technik «eine Erweiterung der natürlichen Organe, eine Art Prothese bedeutet», setzte seine Kompositionen auch für Hörspiele, als Filmmusiken (für einen Wetterfilm und den

Bernhard-Klevé-Kurzfilm «Chromengel»), für Fernseh-Serien (Aspekte) und zur Kohutek-Meteoriten-Sendung ein.

Anfang des Jahres 1974 erschien «Blackdance» (nach einem Begriff aus der Ballettmusik), in dessen akustischem Schattentanz Klaus Schulze mit Orgel, Piano, Gitarre, Trompete und Synthesizer seinen Tagesablauf nachzeichnet. « ‹Blackdance›, eine Erklärung gegen die Anti-Humanität der meisten elektronischen Komponisten» (MALVEM GAZETTE), «ein seltsamer und manchmal wundervoller Sound» (WESTERN EVENING HEROLD) wurde sowohl als «neues elektronisches Meisterwerk» (POP) als auch als «höchst überflüssig» (NEW MUSICAL EXPRESS) eingestuft. Die Vereinigung der Kriegsblinden vergab für Klaus Schulzes «Das große Identifikationsspiel» den 1. Preis als «Bestes Hörspiel 1973».

Während einer Frankreich-Tournee im Juli und August 1974 trat Schulze u. a. in den Kirchen von Troyes und Lyon und beim Internationalen Science-Fiction-Kongress in Grenoble auf, wo er zudem einen Vortrag über «Science Fiction und Musik» hielt. Klaus Schulze, der sein Musik-Verständnis mit dem Begriff «Picture Music» erklärt, arbeitete ab Herbst 1974 kurzfristig mit → Michael Hoenig zusammen. «Pircture Music», wahrscheinlich die beste Formulierung für Schulzes Musik, ist auch Titel seiner vierten Solo-LP: «Man muß mithören, dann entstehen Bilder, kommen Gedanken» (POP).

Nach einer Frankreich-Tournee (im April 1975) und einigen Konzerten in Deutschland (FÜRTHER NACHRICHTEN: «Schulze gibt sich an keinem Punkt mehr mit traditionellen Instrumenten ab, er setzt voll auf die Elektronik und geht dabei weit über Stockhausen hinaus») produzierte Schulze in Tokio die erste Langspielplatte der Far East Family Band.

Barocker, bombastischer und ‹klassischer› stellte sich Klaus Schulze auf seinem Album «Timewind» vor, das – die Titel «Bayreuth Return» und «Wahnfried 1883» deuten es an – Richard Wagner gewidmet ist. Die französische Académie Charles Cros zeichnete ihn im März 1976 für dieses Album mit dem «Grand Prix International Du Disque» in der Kategorie «Tendenz aktuell» aus. Vor Schulze wurden Jimi Hendrix und Pink Floyd mit dieser Auszeichnung bedacht. Auch dieses Album profitiert von der ausgezeichneten Hüllen-Gestaltung des Schweizers Urs Amman.

Nach seinem Umzug von Berlin in die Heide absolvierte Schulze im Herbst 1975 eine Italien- und Schweiz-Tournee und zeichnete für die zweite Produktion der Far East Family Band verantwortlich.

Für einen TV-Vortrag über die Spinnen, der erstmals am 28. und 30. 12. 1975 gesendet wurde, verwendete der Experte Horst Stern ein harmonisches Klanggewebe Klaus Schulzes. Zum Jahresbeginn 1976 arbeitete Schulze neben anderen Stars an Stomu Yamashta's Platten-Projekt «Go». Nach der LP-Produktion führten Stomu Yamashta, Steve Winwood, Mike Shrieve, Al DiMeola, Pat Thrall, Rosco Gee, Phil

Manzarena, Karin Friedman, Klaus Schulze und ein Orchester unter der Leitung von Paul Buckmaster das Werk am 29. Mai 1976 in der Royal Albert Hall auf. Eine weitere Aufführung am 12. Juni im Pariser Palais des Sports führte zu dem Album «Go Live From Paris».

Rhythmischer, bewegter und auch verträumter stellte sich Klaus Schulze nach der teutonischen Timewind-Arbeit auf «Moondawn» vor. Schulze zu seinen Arbeiten: «Meine Musik entsteht nur aus meiner Empfindung heraus. Was zu hören ist, sind meine Gedanken und Empfindungen». Daß Schulzes Gedanken – zumindest in seiner Heimat – nicht von den Kritikern verstanden werden, zeigte sich an Kommentaren, wie «damit wird eine Art Hypnose erzeugt, sollen Hochgefühle und Beklemmungen beim Zuhörer erzeugt werden» (PETRA) und «Schulze-Musik ist Altbackenes, ist Konventionelles vom Wühltisch des Supermarktes Unterhaltung» (SOUNDS).

Klaus Schulze trat im Oktober 1976 beim 2. Metamusik-Festival in Berlin auf, gab im Dezember ein SFB-Konzert, spielte zum Abschluß des Brain-Festivals in der Essener Grugahalle (26. 2. 77) und war in der Fernsehsendung «Musik Extra 3» (28. 2.) zu sehen.

Für Lasse Braun's Pornofilm «Body Love» lieferte Klaus Schulze das rhythmische Fundament. Das gleichnamige LP-Produkt war im Frühjahr 1977 eine der meistverkauften Import-Platten des amerikanischen Marktes.

Das Album «Mirage» prophezeite das amerikanische Fachblatt RECORD WORLD «wird ihn langfristig als einen der überragendsten Komponisten elektronischer Musik etablieren». Schulzes Flexibilität (in Stimmung und Endprodukt) zeigt sich deutlich an der bizarr-eisigen elektronischen Winterlandschaft auf «Mirage», einem «faszinierendem Album» (MELODY MAKER).

Nach zwei Konzerten im Londoner «Planetarium» (12. u. 13. 4. 77) bereiste Schulze Belgien und Frankreich, wo er zwei Auftritte mit Arthur Brown absolvierte. Im Herbst gab er noch einmal sieben Konzerte in Deutschland, bevor er in der Brüsseler Kathedrale 5500 Besucher begeisterte.

Stomu Yamshta's Einladung zur Produktion der Langspielplatte «Go Too» und der Filmmusik-A)ftrag für «Barracuda – The Lucifer Projet» sind Beispiele für Schulzes internationale Reputation als Elektronik-Musiker.

Parallel zu seiner ersten Deutschland-Tournee im Oktober 1978 (mit 13 Konzert-Terminen) erschien sein zehntes Platten-Werk. Auf vier LP-Seiten und «sechs musikalischen Biografien», die Nietzsche, Trakl, Herbert, Bach, Ludwig II und Kleist gewidmet sind, macht Schulze deutlich, daß er seine diversen Synthesizer excellent zu beherrschen weiß und zu den Avantgardisten deutscher Rockmusik gezählt werden muß. MUSIK JOKER: «Ein Superalbum».

IRRLICHT (April 1972 – Brian 1077)
Klaus Schulze (E-Maschinen, Orgel, Gitarre, Zither, Gesang, Percussion) + Orchester

CYBORG (Okt. 1973 – Brain 21.078)
Doppelalbum. Klaus Schulze (Orgel, Synthesizer, Gesang, Percussion) + Orchester

BLACKDANCE (Mai 1974 – Brain 1051)
Klaus Schulze (Synthesizer, Orgel, Piano, Trompete, 12-Saiten-Akustik-Gitarre)

PICTURE MUSIC (Jan. 1975 – Brain 1067)
Klaus Schulze (Synthesizer, Schlagzeug, Percussion, Orgel)

TIMEWIND (Sept. 1975 – Brain 1075)
Klaus Schulze (Orgel, Piano, Synthesizer)

MOONDAWN (April 1976 – Brain 1088)
Klaus Schulze (Synthesizer, Keyboards, Orgel) + Harald Großkopf (Schlagzeug)

BODY LOVE (Febr. 1977 – Metronome 60.047)
Klaus Schulze (Synthesizer) + Harald Großkopf (Schlagzeug)

MIRAGE (April 1977 – Brain 60.040)
Klaus Schulze (alle Instrumente)

BODY LOVE VOL. 2 (Dez. 1977 – Brain 60.097)
Klaus Schulze (Synthesizer) + Harald Großkopf (Schlagzeug)

X (Sept. 1978 – Brain 80.023)
Doppelalbum. Klaus Schulze (Synthesizer, Keyboards, Schlagzeug) + Harald Großkopf (Schlagzeug)

Klaus Schulze, Schwarzer Weg, 3101 Hambühren, 0 51 43/13 12

Scorpions

Klaus Meine, Gesang(25. 5. 1948, Hannover)
Matthias Jabs, Gitarre (25. 10. 1956, Hannover)
Rudolf Schenker, Gitarre (31. 8. 1948, Hildesheim)
Francis Buchholz, Bass(19. 2 1950, Hannover)
Herman Rarebell, Schlagzeug, Percussion (18. 11. 1949)

Man schrieb 1965. In Hannover schlossen sich die Schüler Rudolf Schenker (Gitarre, Gesang), Karl-Heinz Vollmer (Gitarre), Achim Kirchhoff (Bass) und Wolfgang Dziony (Schlagzeug, Gesang) zu einer Beat-Band zusammen, die sie Scorpions nannten. Der Manager Ulrich Dieckmann nahm die niedersächsischen Amateure unter Vetrag und arrangierte Gastspiele im Schlepptau so renommierter Formationen wie Easy Beats, Dave Dee, Searchers, Rivets, → Lords und → Rattles. Als 1967 noch der Sänger Werner Hoyer dazukam, traten die Scorpions als Sextett auf. Sechs Monate später wurde der Lead-Gitarrist Karl-Heinz Vollmer zur Bundeswehr einberufen, und die Scorpions lösten sich auf. Rudolf Schenker und Wolfgang Dziony formierten mit Orgel, Saxofon, Gitarre, Bass und Schlagzeug eine kurzlebige Soul-Gruppe, die mit Schenkers Einberufung zu bestehen aufhörte.

Im Herbst 1968 ließen Rudolf Schenker und Wolfgang Dziony die Scorpions wieder aufleben. Ulrich Worobiec, Lothar Heimberg und Bernd Hegner hießen die anderen Mitglieder der Gruppe. Zur Jahreswende 1969/70 «entließ» man den Sänger Bernd Hegner. In den folgenden zwölf Monaten warteten die Scorpions mit ersten Eigenkompositionen auf und belegten bei einem Amateur-Festival in Wesel den dritten Platz. Silvester 1969 übergab Ulrich Worobiec die Solo-Gitarre an Rudolf Schenkers Bruder Michael, der schon mit elf Jahren einer Beat-Gruppe angehörte (Enervates) und als 12jähriger bei Cry auffiel, deren Mitglieder alle zwischen 12 und 13 Jahre alt waren. Nach einem musikalischen Abstecher zu Copernicus und intensiven Drogen- und Alkohol-Erfahrungen (die ihn in die Nervenklinik brachten) konzentrierte er sich – wie sein Bruder Rudolf – auf die Meditation. Michael Schenker brachte auch den Copernicus-Sänger Klaus Meine zu den Scorpions, die ein Jahr später (1971) mit ausschließlich Selbstkomponiertem ins Profi-Lager überwechselten. Metronome veröffentlichte Anfang 1972 die von Michael Schenker, Rudolf Schenker, Klaus Meine, Lothar Heimberg und Wolfgang Dziony eingespielte LP «Lonesome Crow». 1972 sollte mit 136 Konzerten, u. a. mit Atomic Rooster, Rory Gallagher, Uriah Heep und dem Freedom Festival in Langelsheim das aktivste Jahr der Schenker-Formation werden. Zwischendurch schrieben und spielten sie noch die Musik zu dem Anti-Drogen-Film «Das kalte Paradies». 1973 folgten Tourneen mit Chicken Shack und Ufo. Als der damals 18jährige Michael Schenker aushilfsweise den in England gebliebenen Ufo-Gitarristen Bernie Mardsen vertrat, wurde er spontan von den Briten engagiert. Der Ufo-Sound orientierte sich zukünftig vor allem an seinem Gitarrenspiel, das «in Stil und Gesamteindruck sehr starke Parallelen zu Jimmy Page aufweist» (ROLLING STONE). Nach kurzer Ratlosigkeit suchten und fanden Rudolf Schenker und Klaus Meine in Ulrich Roth (Gitarre), Francis Buchholz (Bass) und Jürgen Rosenthal (Schlagzeug) die neuen Musiker. Im Frühjahr 1974 rockte die Gruppe hinter der amerikanischen Sängerin Mama Lion, außerdem standen sie vor Edgar Broughton und Dr. Hook auf deutschen Konzert-Bühnen und musizierten im Februar in der Essener Grugahalle. Nachdem die POPFOTO-Leser sie zur «vielversprechendsten Gruppe» wählten, legte RCA im Herbst 1974 ihre LP «Fly To The Rainbow» vor. Darauf vernahm POP «erstklassig arrangierte und produzierte Rock-Titel, wie man sie in dieser kompakten Form bisher auf keiner deutschen LP-Produktion gehört hat». Zum Jahresende zogen sie mit dem Alt-Rocker Casey Jones («Don't Haha»), durch Europa.

Nach einer ersten Tournee durch Frankreich und Belgien spielte «Deutschlands beste Heavyrock-Band» (HÖRZU) im Vorprogramm der Sweet auf deren Deutschland- und Europatournee im Frühjahr

1975. Die Band erhielt 250 Mark pro Auftritt und war auf einen Zuschuß der Plattenfirma angewiesen. Auf «In Trance», ihrem dritten Album, setzte die Gruppe konsequent ihren Hardrock-Weg fort, was ihr ausgezeichnete Plattenumsätze aber zumeist abschätzige Medienkritik einbrachte. «In Trance» wurde das bestverkaufte RCA-Album in Japan.

Im Oktober 1975 hielt sich Scorpions – mit dem Belgier Rudy Lenners am Schlagzeug – zwei Wochen in England auf; es folgten Konzerte in Österreich, Belgien und Deutschland. Die Leser von POPFOTO wählten sie in Pop-Poll '75 zur besten deutschen Live-Gruppe.

Ihre zweite England-Tournee absolvierte die Band (mit 30 Konzerten) im April 1976. Deutschen Konzertbesuchern stellten sie sich im Vorprogramm von Kiss vor.

Daß Scorpions mit Attributen wie «Deutschlands wildeste und beste Rockband» (BRAVO) nicht zu Unrecht bedacht wurde, unterstrich die Gruppe während ihrer Auftritte beim «A Summer-Festival» in Offenburg (Juni), einem Open-Air-Festival in Rottweil (28. 8.) und in der Berliner Deutschlandhalle (31. 8.). Im September 1976 folgte eine Europatournee mit Konzerten in England, Österreich, Holland, Belgien, Luxemburg und der Schweiz.

Aufsehen erregte die Hülle ihres Albums «Virgin Killer», die ein nacktes 10jähriges Mädchen hinter einer an der Vagina zerbrochenen Glasscheibe zeigt. Die fragwürdige Gestaltung mußte in der Schweiz mit schwarzem Kunststoff verdeckt werden; für den amerikanischen Markt wurde die Hülle geändert. Klaus Meine: «Hätten wir ein älteres Mädchen genommen, wäre uns unterstellt worden, wir wollten unsere Platte mit Sex verkaufen». Im Titelsong beklagt die Band – entgegen der optischen Vermarktung – den Verlust der «Unschuld» im Umfeld der Medien, durch politische Machenschaften und Atombomben-Träumereien. «Die zwei Lead-Gitarristen führen ihren Sturmlauf mit der gleichen Aggression an», kommentierte RECORD WORLD, «wie einst bei Uriah Heep und Deep Purple».

In der POP «Hammerwahl 76» wurde Scorpions zur beliebtesten deutschen Gruppe gewählt. Noch überzeugender fiel der Pop-Poll der deutschen Zeitschrift MUSIKER aus: «Beste Gruppe», «Beste Livegruppe», «Virgin Killer» – «LP des Jahres», Klaus Meine – «Sänger des Jahres», Ulli Roth – «Gitarrist des Jahres».

Nach einer Untersuchung der Zeitschrift POPFOTO waren die Scorpions im Bewertungszeitraum 1. 2. 76–31. 3. 77 mit 156 Konzerten die fleißigste deutsche Rockband.

Nach einer Deutschland-Tournee im Januar 1977 gastierte die Band im Februar erneut in England. Während der Aufnahmen zum Album «Taken By Force» erkrankte der Schlagzeuger Rudy Lenners und wurde im September 1977 durch Herman Rarebell ersetzt. Rarebell, in Deutschland geboren, war zuletzt Session-Musiker in England. 1972 gründete er seine eigene Band Talk, die aus zwei Steppenwolf-Musikern und den letzten → Randy Pie-Sänger Peter French bestand. Auf «Taken By Force» entdeckte der NEW MUSICAL EXPRESS» nicht mehr als vierzig öde Minuten mit üblichem Heavyrock». Für «Taken By Force» und «Virgin Killer» erhielt die Gruppe aus Japan den «Bestseller-Award».

Scorpions wurde auch in den 77er Poll-Ergebnissen von POP und POPFOTO als beliebteste deutsche Gruppe genannt. Auf einer Japan-Tournee im April 1978 wurde Scorpions in Tokio, Nagoya und Osaka bei fünf Konzerten von 12 000 Besuchern frenetisch gefeiert. Die Band trat in der japanischen TV-Show «Pop» auf. Konzertmitschnitte aus Tokio fanden für das Doppelalbum «Tokio Tapes» Verwendung, dessen «peitschende Rhythmen das Weltklasse-Format der Hannoveraner vorführten» (MUSIK JOKER). «Rockpop» stellte die Gruppe am 24. Juni 1978 vor. Danach verließ der Gitarrist Ulrich Roth die Band. Im Zuge einer Anzeige im MELODY MAKER («Suchen Heavy-Gitarristen für weltweite Aktivitäten») testete die Gruppe 140 englische Musiker, entschied sich aber für den → Lady-Gitarristen Matthias Jabs. Mit Jabs traten die Scorpions bei den Open-Air-Festivals in Ulm (26. 8.) und Saarbrücken (3. 9.) auf.

Die Band gehört mit mehr als 250. 000 in Deutschland verkauften Langspielplatten zu den erfolgreichsten deutschen Rockgruppen.

LONESOME CROW (Febr. 1972 – Brain 40 023)
Michael Schenker (Lead-Gitarre), Klaus Meine (Gesang), Rudolf Schenker (Gitarre), Wolfgang Dziony (Schlagzeug), Lothar Heimberg (Bass)

FLY TO THE RAINBOW (Sept. 1974 – RCA PPL 1-4 025)
Rudolf Schenker (Gitarre, Gesang), Ulrich Roth (Lead-Gitarre, Gesang), Klaus Meine (Lead-Gesang), Jürgen Rosenthal (Schlagzeug), Francis Buchholz (Bass)

IN TRANCE (Okt. 1975 – RCA PPL 1-4 128)
Klaus Meine (Gesang), Ulrich Roth (Gitarre, Gesang), Rudolf Schenker (Gitarre), Francis Buchholz (Bass), Rudy Lenners (Schlagzeug) + Achim Kirschning (Keyboards).

VIRGIN KILLER (Nov. 1976 – RCA PPL 1-4 225)
Klaus Meine (Gesang), Ulrich Roth (Gitarre, Gesang), Rudolf Schenker (Gitarre), Francis Buchholz (Bass), Rudy Lenners (Schlagzeug).

TAKEN BY FORCE (Dez. 1977 – RCA PL 28 309)
Klaus Meine (Gesang), Ulrich Roth (Gitarre), Rudolf Schenker (Gitarre), Francis Buchholz (Bass), Herman Rarebell (Schlagzeug, Percussion).

TOKIO TAPES (Aug. 1978 – RCA CL 28 331)
Doppelalbum. Klaus Meine (Gesang), Ulrich Roth (Gitarre), Rudolf Schenker (Gitarre), Francis Buchholz (Bass), Herman Rarebell (Schlagzeug).

Rudolf Schenker, Ginsterweg 1, 3011 Laatzen, 05 11/82 27 11

Second Movement

Dieter Ungelenk, Gesang, Gitarre, (30. 12. 1958, Coburg)
Bernd Wich, Gitarre (16. 9 1950, Kronach)
Siggi Zeidler, Keyboards (21. 1. 1955, Roßfeld)
Manfred Greiner, Bass, Synthesizer (13. 3. 1952, Neustadt)
Matthias Helk, Schlagzeug, Percussion (25. 12. 1951, Coburg)

Als The O.N.E. spielten Harald Kesselhack (Gesang), Manfred Greiner (Bass) und Matthias Helk (Schlagzeug) 1967 in Coburg Troggs-, Beatles- und Rolling Stones-Titel nach.

Kesselhack, Greiner und Helk bildeten auch das Gerüst für die Band Second Movement, die als Oktett (Gesang, Gitarre, Piano, Bass, Schlagzeug, Trompete, Posaune, Saxofon) am 7. November 1971 ihr Debüt gab. Vom US-Soldaten Jack ‹Y›, der während seiner Vietnam-Dienstzeit seine Freunde in der Heimat verliert und dem Rauschgift verfällt, handelt ihre Rock-Oper «Jack Y», die von der Band erstmals am 26. 12. 1973 aufgeführt wurde. Mit den Kompositionen des Organisten Siggi Zeidler und des Gitarristen Thomas Möckl bestückten sie ihr in eigener Regie produziertes Album «Blind Man's Mirror». Die in 700 Exemplaren gepreßte und im Eigenvertrieb verkaufte LP mit «konzertanten Melodie-Rock mit klassischem Touch» (Selbstdarstellung) hat ihre Höhepunkte in der feinen und gefühlvollen Instrumentalarbeit.

1977 ersetzte Bernd Wich den Gitarristen Thomas Möckl. 1978 schied das Gründungsmitglied Harald Kesselhack aus und machte für Dieter Ungelenk Platz.

BLIND MAN'S MIRROR (Aug. 1976 – Castle Records CAS 1 003)
Harald Kesselhack (Gesang), Siggi Zeidler (Keyboards), Thomas Möckl (Gitarre), Manfred Greiner (Bass), Matthias Helk (Schlagzeug), Manni Bierbach (Saxofon, Flöte).

Matthias Helk, Lauterer Str. 27, 8630 Coburg, 09561/6 90 90

JANIS JOPLIN
heißt eine von 20 informativen und packend geschriebenen Special-Stories aus dem Buch
ROCK GIANTS.
(250 Seiten, Fotos, kompl. Discografie, DM 12,80)
EIN BUCH VON TAURUS PRESS

Shaa Khan

Klaus Grandt, Gesang (21. 8. 1954, Duisburg)
Heiner Waldmann, Gesang, Gitarre (13. 5. 1950, Duisburg)
Horst Schlechtriemen, Keyboards (7. 2. 1953, Oberhausen)
Jochen Gutermuth, Bass (20. 11. 1953, Duisburg)
Walter Kaulhausen, Schlagzeug (10. 8. 1952, Duisburg)

Als Walter Kaulhausen und Roland Soltysiak 1970 über einen Gruppennamen für ihr Hardrock-Programm nachdachten, kam ihnen Shaa Khan in den Sinn. Auch Jochen Gutermuth, der 1971 zu Shaa Khan kam, muß man zu denen zählen, die die Entwicklung der Band maßgeblich bestimmt haben. Durch die Teilnahme an den Jazzkursen der Akademie Remscheid tendierten die Duisburger von Deep Purple- und Led Zeppelin- Werken zu eigenen Jazz-Rock-Kompositionen. In den Jahren 1973 und 1974 ging Shaa Khan als Vorgruppe von Earth & Fire, Ufo und Nektar auf westdeutsche Bühnen. Erst 1976, als nacheinander Heiner Waldmann, Horst Schlechtriemen und Klaus Grandt gefunden wurden, entwickelte Shaa Khan das Konzept für ihr heutiges Programm, das sie als «Gentle Rock» bezeichnen.

Ihr Debüt-Album «The World Will End On Friday» zeigt, daß auch Shaa Khan, ebenso wie → Jane und → Eloy, zu mystischen Themen und schwerfälligen Klangbildern neigt.

Im Auftrag des Duisburger Jugendtheaters schrieb und spielte Shaa Khan die Musik zu dem Theaterstück «Nicht nur für die Schule».

THE WORLD WILL END ON FRIDAY (Mai 1978 – Sky 015)
Roland Soltysiak (Gitarre), Jochen Gutermuth (Bass), Horst Schlechtriemen (Keyboards), Walter Kaulhausen (Schlagzeug), Heiner Waldmann (Gesang, Gitarre), Klaus Grandt (Gesang, Percussion).

Walter Kaulhausen, Köhnenstr. 18, 4100 Duisburg, 0203/2 19 74

JEFFERSON AIRPLANE
heißt eine von 20 informativen und packend geschriebenen Special-Stories aus dem Buch
ROCK GIANTS.
(250 Seiten, Fotos, kompl. Discografie, DM 12,80)
EIN BUCH VON TAURUS PRESS

Snowball

Eddy Tailor, Gesang (27. 12. 1941, Norfolk/USA)
Frank Diez, Gitarre (2. 11. 1950, Berlin)
Kristian Schultze, Keyboards (21. 1. 1945, Frankfurt/Oder)
Dave King, Bass (7. 9. 1953, Lexington/USA)
Curt Cress, Schlagzeug (11. 8. 1952, Schlierbach)

Am 7. 7. 77 beschlossen der Ex-Passport-Schlagzeuger Curt Cress und der Studiomusiker Dave King, zukünftig gemeinsam auf die Bühne zu gehen.

Curt Cress blies zunächst Trompete, mit elf Jahren begann er zu trommeln. 1965 wurde er Schlagzeuger der Hanauer Band Last, danach bestimmte er bei Inspiration Six den Rhythmus. Mit 17 Jahren nahm er als Mitglied von Orange Peel seine erste Langspielplatte auf. Gleichzeitig verfeinerte er sein Handwerk an der Frankfurter Musikhochschule im Fach Klassisches Schlagzeug. In der Jazz-Rock-Formation Emergency traf Cress u. a. auf den Gitarristen Frank Diez. Nach einem kurzen → Atlantis-Abstecher wurde Curt Cress Anfang 1973 → Passport-Mitglied. Hier kam Deutschlands bester und vielseitigster Schleugzeuger zu Sessions mit Spitzenmusikern der Jazz- und Rock-Szene. Synchron mit den Passport-Erfolgen stieg auch Cress' internationale Anerkennung. Im Mai 1977 verließ er Passport – zusammen mit Wolfgang Schmid, der später die Band → Head, Heart & Hands formierte. Curt Cress ist auch auf den Plattenproduktionen von → Joachim Kühn, → Epsilon, → Tiger B. Smith, → Marius Müller-Westernhagen, → Triumvirat, → Lucifer's Friend und → Udo Lindenberg zu hören. 1975 legte er mit dem Titel «Curt Cress Clan» seine erste Solo-Platte vor.

Dave King studierte Kontrabaß und spielte zunächst Gitarre, bis er sich zu einem der gefragtesten Studio-Bassisten entwickelte. King spielte u. a. mit → Embryo, Niagara, → Eberhard Schoener, → Peter Maffay und → Caro.

Ab September 1977 begann Kristian Schultze mit Cress und King an dem neuen Gruppen-Konzept zu arbeiten, das einen Monat später als Snowball gestartet wurde.

Kristian Schultze studierte an der Berliner Musikhochschule Komposition und Klavier, wurde Pianist bei den Spree City Stompers und der Storyville Jazz Band. 1967 schrieb er sich an der Jazz Akademie Graz ein. Schultze wurde Hauspianist des Münchner Jazz-Lokals «Domicile» und schrieb Filmmusiken («Zur Sache Schätzchen»). Mit dem eigenen Trio The Bridge nahm er 1972 seine erste Langspielplatte auf («Overdrive»). Über die Space Rangers Orbit Company kam er Mitte 1973 zu Passport. Schultze verließ die Doldinger-Band im April 1977. Snowball war komplett, als im Oktober 1977 der Engländer

Kennzeichen D

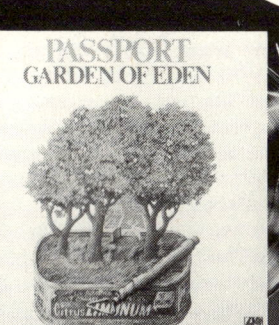

Passport · Garden Of Eden

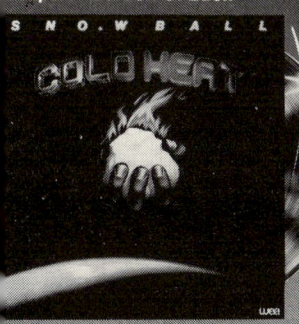

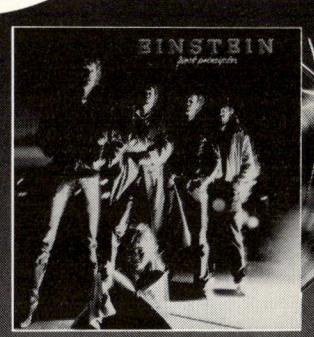

Einstein · First Principles

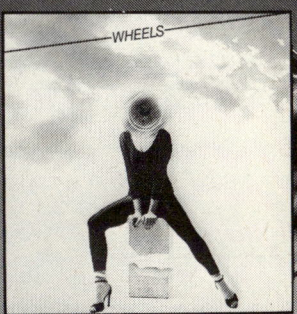

Snowball · Cold Heat

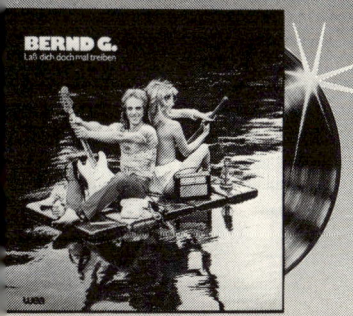

Wheels

Bernd G. · Laß Dich doch mal treiben

wea SCHALLPLATTEN & MUSICASSETTEN
Von der WEA Musik GmbH · Eine Warner Communications Gesellschaft

Roye Albrighton nach München kam. Albrighton spielte zuvor sieben Jahre (1969-1976) bei Nektar.

Bereits einen Monat später war Snowball im Studio, um Cress- und King-Kompositionen für das Debüt-Album «Defroster» einzuspielen. Aus dem Stand gelang ihnen ein funky Jazz-Rock-Album erster Güteklasse, das die großen technischen und handwerklichen Fähigkeiten jedes Musikers erkennen läßt. Auf 60 Konzerten stellte sich Snowball zwischen Dezember 1977 und Mai 1978 deutschen Zuhörern vor. Dazu gehörte ein Konzert beim «Festival der Jugend» (Pfingsten), ein Auftritt in der «Rockpop»-Nacht am 31. 3. 78, und Gastspiele im Vorprogramm der Gruppe Foreigner (April 1978).

Roye Albrighton verließ die Band im Mai 1978. Drei Monate später fand Curt Cress in Frank Diez den geeigneten Gitarristen. Frank Diez schrieb an einigen Kapiteln deutscher Rockgeschichte mit: Er musizierte bei → Ihre Kinder, → Karthago, Emergency, → Atlantis, → Randy Pie und → Peter Maffay. 1975 nahm Frank Diez mit Peter Bischoff (später → Munich) die Langspielplatte «Diez & Bischof» auf.

Mit dem Sänger Edward «Eddy» Taylor konsolidierte sich Snowball im September 1978. Taylor erwarb seine Blues-Erfahrungen bei T.Bone Walker, Big Mama Thornton, Big Joe Williams, Champion Jack Dupree und Memphis Slim.

CURT CRESS CLAN (Okt. 1975 – Atlantic ATL 50 079)
Curt Cress (Schlagzeug, Percussion), Dave King (Bass), Volker Kriegel (Gitarre), Kristian Schultze (Keyboards), Ack van Rooyen (Flügelhorn).

DEFROSTER (März 1978 – Atlantic ATL 50 463)
Curt Cress (Schlagzeug, Percussion), Dave King (Bass, Synthesizer), Kristian Schultze (Keyboards), Roye Albrighton (Gitarre, Gesang).

Rainbow Concerts, Burgstr. 80, 6000 Frankfurt 60, 0611/44 10 02

Sparifankal

Carl-Ludwig Reichert, Gesang, Gitarre (17. 6. 1946, Ingolstadt)
Tillmann Obermaier, Gesang, Gitarre (23. 10. 1948, München)
Stefan Liedtke, Gitarre, Maultrommel (15. 5. 1954, München)

Sparifankal, was auf bayrisch ‹Kleiner Teufel› bedeutet, gibt es seit dem Frühjahr 1972, als die Autodidakten Carl-Ludwig Reichert (Gitarre, Gesang), Tillmann Obermaier (Gitarre, Gesang) und Jan Dosch (Bass) erstmals auf Instrumenten zu üben begannen. Die ersten Auftritte, «die musikalisch sicher furchtbar waren» (Dosch) folgten im Sommer 1972. Mit Florian Laber integrierte die Gruppe einen weiteren Bassisten. Ein Schlagzeuger fand sich erst drei Jahre später.

«Vom Konzept her», so Carl-Ludwig Reichert, «ist Sparifankal nicht ausschließlich eine Rockgruppe, sondern ebenso im sozialpädagogischen und sozial-politischen Medienbereich aktiv». Da alle Vier das musizieren nur als Hobby betreiben, trugen sie ihre «Rübelmusik» zu Selbstkosten auf Kinderfesten, Jugendfeten und in psychatrischen Anstalten vor. Gelegentlich verteilten sie am Ende ihres Auftritts (ohnehin nur eine Art Improvisationsmusik) ihre Instrumente und forderten die Zuhörer zum agieren auf. Sparifankal trug die «im schönsten Dialekt gesungenen Gstanzln» (NÜRNBERGER NACHRICHTEN) zusammen mit → Jack Grunsky auf dem Konzert für «Wounded Knee» (April 1974), der RAN-Fete in Recklinghausen, beim UZ-Pressefest und im Jugendmagazin «Kätschup» vor. Reichert: «Unsere Sprache ist bayrisch. Sie eignet sich zum Singen wesentlich besser als die Hochsprache. Sie ist differenzierter, wenn es darum geht, Gefühle und Erfahrungen auszudrücken, aber auch direkter und konkreter, sinnlicher vor allem, wenn wir auf Realitäten hinweisen wollen».

Das zwischenzeitliche Experiment, Frauen in die Band zu integrieren, wurde aufgegeben, denn «wir waren musikalisch schon zu weit fortgeschritten» (Obermaier). Zum Jahresbeginn 1975 verstärkte sich Sparifankal durch den Schlagzeuger Günther Sonderwald.

Ein Live-Mitschnitt von Februar-Konzerten 1976 führte zu dem Album «Bayern-Rock», «eine Musik voller Apokalypse und Zärtlichkeit. Ihre Lieder geben sinnliche Erfahrungen wieder, handeln von tatsächlich erlebten Wünschen und Versagungen, schreien ohnmächtige Wut und einen dennoch nicht zu vernichtenden Lebenswillen heraus» (SOUNDS).

Nach musikalischen Meinungsverschiedenheiten trennte sich Carl-Ludwig Reichert im April 1975 von der Band, die – mit geschliffenerem musikalischen Angebot – noch ein Jahr weiterarbeitete. Ende 1976 löste sich Sparifankal auf.

Mit neuem Konzept und neuen Liedern starteten Carl-Ludwig Reichert, Tillmann Obermaier und Stefan Liedtke im Winter 1977/78. Auf ausschließlich akustischen Instrumenten wie Posthorn, Brummtopf, Dulcimer und Maultrommel wandten sie sich mit dem Programm «Huraxdax Drudenhax» einer «neuen bayrischen Folklore» zu, die bereits zum Start am 17. Juni 1978 begeisterten Zuspruch fand.

BAYERN-ROCK (April 1976 – Schneeball 000)
Carl-Ludwig Reichert (Gesang, Gitarre, Posthorn), Florian Laber (Bass, Gesang), Günther Sonderwald (Schlagzeug, Triangel), Jan Dosch (Bass, Gitarre, Okarina, Gesang), Tillmann Obermaier (Gesang, Dulcimer, Gitarre, Sulna).

Sparifankal, Leitnerhof, Illbach 46, 8261 Pleiskirchen, 08635/4 83

Steffens, Dirk

Dirk Steffens, am 20. Mai 1950 in Mölln geboren, studierte am Hamburger Konservatorium Gitarre und Klavier. Zudem spielte er von 1969 bis 1971 in der Gruppe Beathovens. 1971 gründete er die eigene Band Pennywonder, zu der auch Thomas Kukuck, Jürgen Ehlert und Enrico Lombardi gehörten. Im Juli 1973 wurde Dirk Steffens Mitglied von → Birth Control. Aus familiären Gründen verließ er die populäre Hardrockband im Januar 1974 und arbeitete als Gitarrenlehrer und Studiomusiker.

Im Herbst 1975 begann Steffens mit der Produktion seiner ersten Solo-LP «The Seventh Step», für die er den Schotten Ian Cussick (ein kurzfristiges Mitglied von → Lucifer's Friend) und den Hamburger Rolf Köhler (Mitglied von → To Be) gewann. Das Album gehört zu den unterbewertesten aber gelungensten deutschen Hard- und Heavy-Rock-Produktionen.

Auch die Steffens-Titel der zweiten Langspielplatte sind zumeist autobiografische Äußerungen des sensiblen Gitarristen, der mit «Tollhouse» ein ausgezeichnetes Rockwerk arrangiert und produziert hat.

THE SEVENTH STEP (Okt. 1976 – Nova 6.22 478)
Dirk Steffens (Gitarre), Ian Cussick (Bass, Gesang), Rolf Köhler (Schlagzeug, Gesang), Rainer Baumann (Gitarre).

TOLLHOUSE (Mai 1978 – Nova 6.23 430)
Dirk Steffens (Gitarre), Ian Cussick (Gesang), Peter Weihe (Gitarre), Rolf Köhler (Bass, Gesang), Peter Franken (Schlagzeug, Percussion) + Jean Jacques Kravetz (Keyboards), Herb Geller (Saxofon), Bob Lanese (Trompete), Hans-Uwe Reimers (Saxofon).

Dirk Steffens, Am Tangstedter Forst 26, 2000 Norderstedt, 040/5 22 65 65

CROSBY, STILLS, NASH & YOUNG
heißt eine von 20 informativen und packend geschriebenen Special-Stories aus dem Buch
ROCK GIANTS.
(250 Seiten, Fotos, kompl. Discografie, DM 12,80)
EIN BUCH VON TAURUS PRESS

Straight Shooter

Georg Buschmann, Gesang (8. 4. 1948, Krefeld)
Günther Striepling, Gitarre (21. 1. 1951, Düsseldorf)
Hans Plankert, Keyboards (24. 1. 1955, Düsseldorf)
Roland Haase, Bass (3. 4. 1956, Düsseldorf)
Peter Kegler, Schlagzeug, Percussion (10. 7. 1951, Düsseldorf)

Straight Shooter ist die Band Georg Buschmanns, der auch an allen Texten und Melodien des Band-Repertoires maßgeblich beteiligt ist. Buschmann wuchs in Holland auf. Anfang der 60er Jahre spielte er mit Beatfreunden in Krefeld die angelsächsischen Hits nach. Der gelernte Installateur arbeitete auch als Bauarbeiter, LKW-Fahrer und kaufmännischer Angestellter. 1972 holte er auf dem Abendgymnasium sein Abitur nach und schrieb sich an der Kölner Universität für das Jura-Studium ein. 1971 beteiligte sich Georg Buschmann am Aufbau der Gruppe → Streetmark, die er Ende 1976 wieder verließ.

Für Straight Shooter (der Name stammt von einer LP der Gruppe Bad Company) fand er Anfang 1977 in Düsseldorf den Gitarristen Günther Striepling, den Organisten Hans Plankert, den Bassisten Roland Haase und den Schlagzeuger Peter Kegler.

Auf dem Debüt-Album «Get Straight», das mit «komponiertem, melodischem Hard-Rock» (Buschmann) gefüllt wurde, nimmt sich die Band u. a. der Oldies «Friday On My Mind» (Easybeats) und «Summer In The City» (Lovin' Spoonful) an. Trotz Buschmanns energiegeladenem Gesang (Vorbild: Roger Chapman) fehlt dem akzeptablen Erstlingswerk die Originalität; da geht ein «schwerer, schleppender Gruppensound straight in die Richtung eines völlig überladenen Uriah-Heep-Konzeptes» (SOUNDS).

GET STRAIGHT (Nov. 1978 – Sky 018)
Georg Buschmann (Gesang), Günther Striepling (Gitarre), Hans Plankert (Keyboards), Roland Haase (Bass), Peter Kegler (Schlagzeug, Percussion).

Georg Buschmann, Viktoriastr. 53, 4150 Krefeld, 02151/6 90 84

THE BYRDS
heißt eine von 20 informativen und packend geschriebenen Special-Stories aus dem Buch
ROCK GIANTS.
(250 Seiten, Fotos, kompl. Discografie, DM 12,80)
EIN BUCH VON TAURUS PRESS

Auch NEUBYSKY

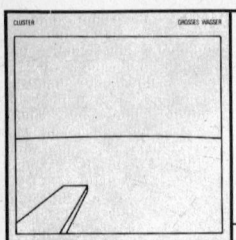

**CLUSTER
GROSSES WASSER**
Avanti, Prothese, Isodea, Breitengrad 20, Manchmal, Grosses Wasser
SKY 027

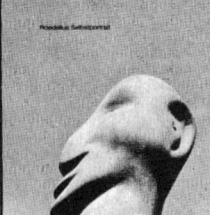

**ROEDELIUS
SELBSTPORTRAIT**
In Liebe dein, Girlande, Inselmoos, Fabelwein, Prinzregent, Kamee, Herold, Halmharfe, Arcona, Staunen im Fjo, Minne
SKY 0:

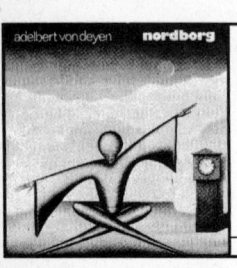

**ADELBERT
VON DEYEN
NORDBORG**
moonrise, iceland
SKY 029

**WOLFGANG RIECHMA
& STREETMARK**
passage, dreams, tomorrow, crazy notion (crazy notion, I like yo all day long), eileen, sea of melted lead
SKY 0:

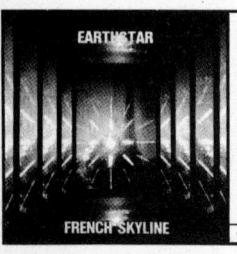

**EARTHSTAR
FRENCH SKYLINE**
latin sirens face the wall
part I sirens
part II the amazon
part III the flourishing illusion
splendored skies and angels
french sky lines suite
m.I. morning song
m.II. sources change, including "The Movement"
m.III. 3 demensional music
m.IV wind and sky symphony/reprise: morning song
SKY 031

**GÜNTHER SCHICKE
ÜBERFÄLLIG**
Puls, In der Zeit, Spricot Brandy II, Wanderer
SKY 0:

Super Sound · Maxi · Single NEUBYSKY

SKY 101 **Michael Rother** Katzenmusik
SKY 102 **Gebrüder Engel** Sie fangen wieder an
SKY 103 **Downliners Sect** Showbiz
SKY 104 **Streetmark** Lovers

natürlich auf
SKY-RECORDS im Vertrieb der Deutschen Austrophon Gmb
2840 Diepholz

Strassenjungs (aufgelöst)

Der Komponist Axel Klopprogge und der Texter Eckard Ziedrich konnten mit einem Demo-Band und der Idee für eine deutsche Punk-Band im Frühjahr 1977 die Plattenfirma CBS begeistern. Für die Band-Idee Straßenjungs ließen sich Holger Schmidt (Gitarre, Gesang), Karl-Heinz Traut (Schlagzeug), Alex Rodmann (Gitarre, Gesang) und Nils Selzer (Bass) anwerben, die sich nun Alexander Adrett, Willi Anstand, Karl Kraftlos und Mario Nett nannten. Schmidt und Traut spielten vordem in der Gruppe → Tiger B. Smith.

Der Retorten-Punk, der per Langspielplatte im Herbst 1977 in die Läden kam, sollte sich an dem Text- und Songmaterial englischer Punk-Gruppen orientieren. In ihren dreizehn Songtexten huldigten die Strassenjungs – der Kriminalität («Dann und wann so gegen vier kracht's auch mal beim Juwelier»), dem Alkohol-Konsum («Ich brauch' meinen Suff wie der Spießer den Puff») und vorallem dem uneingeschränkten Geschlechtsverkehr («Ich will nur das Eine zwischen deinen Beinen – ich mach' nicht auf Liebe, ich bin mehr für Triebe»). Solche Niedungen deutscher Formulierkunst und eine einfallslose Rockmusik fanden keine Käufer und Konzertveranstalter. So brachten es die Strassenjungs auf nur vier öffentliche Auftritte. In München, Frankfurt und Hamburg spielten sie im Vorprogramm der englischen Punk-Band Clash; am Heiligabend 1977 traten sie im Berliner Kant-Kino auf und bescherten dem Publikum ein Faß Freibier, Dauerlutscher und zweihundert Präservative.

Die Demontage des Themas Strassenjungs begann im Frühjahr 1978 mit dem Ausstieg des Gitarristen Alex Rodmann und setzte sich mit dem CBS-Verzicht auf eine Vertragsverlängerung fort.

DAUERLUTSCHER (Aug. 1977 - CBS 82 361)
Holger Schmidt (Gitarre, Gesang), Alex Rodmann (Gitarre, Gesang), Nils Selzer (Bass), Karl-Heinz Traut (Schlagzeug).

DAVID BOWIE
heißt eine von 20 informativen und packend geschriebenen Special-Stories aus dem Buch
ROCK GIANTS.
(250 Seiten, Fotos, kompl. Discografie, DM 12,80)
EIN BUCH VON TAURUS PRESS

Streetmark

Dorothea Raukes, Keyboards, Gesang (9. 8. 1957, Viersen)
Thomas Schreiber, Gitarre, Bass, Gesang (6. 7. 1954, Düsseldorf)
Bogdan Skowronek, Schlagzeug (25. 6 1957, Chorzow Batory/Polen)

1969, im «Woodstock-Jahr», hoben Thomas Schreiber, Hans Schweiß, Bernd Schreiber und Dorothea Raukes Streetmark aus der Taufe. Der ersehnte Plattenvertrag wurde ihnen sechs Jahre später von Sky-Records angeboten. Im Oktober 1975 fanden sich Thomas Schreiber (Gitarre), Hans Schweiß (Schlagzeug), Dorothea Raukes (Keyboards), Georg Buschmann (Gesang) und Wolfgang Westphal (Bass) im Studio ein, um die erste Langspielplatte aufzunehmen. (Der Rhythmusgitarrist Bernd Schreiber wechselte zwischenzeitlich ans Mischpult).

Streetmarks intelligente Musik, «eine Mischung aus barocken Orgelschnörkeln und coolen Jazzspielereien» (SOUNDS), fand Beifall und – trotz abschreckender Hüllengestaltung – Käufer. Eindrucksvoll ist ihre Fünf-Minuten-Version der Lennon/McCartney-Komposition «Eleanor Rigby».

Auch bei Streetmark wurden interne musikalische Meinungsverschiedenheiten deutlich. So trennte man sich im Spätsommer 1976 von Sänger und Bassist und stellte Wolfgang Riechmann und Manfred Knauff ein. Dieses Quintett nahm «Eileen», die zweite Langspielplatte, auf. Ihre «vollkommene Synthese aus Elementen des Electronic-Rock, der Klassik, Hard-Rock, Funk und sinfonischen Tonkollagen» (Selbstdarstellung) ist sicherlich nicht vollkommen (Gesang!) aber hörenswert.

1977 wechselte Streetmark noch einmal aus: Für → Wolfgang Riechmann und Hans Schweiß kamen der Düsseldorfer Winfried Kowallik und der Pole Bogdan Skowronek hinzu. In dieser Besetzung stellte sich die Band u. a. 1978 beim Festival der Wuppertaler Börse und im Mai bei den Sky-Festivals in Mainz und Ratingen vor. Im Sommer 1978 verließ Winfried Kowallik die Band in Richtung → Octopus. Danach wurde Jürgen Pluta als Gastmusiker geführt.

NORDLAND (Febr. 1976 – Sky 003)
Dorothea Raukes (Keyboards), Thomas Schreiber (Gitarre), Georg Buschmann (Gesang), Wolfgang Westpahl (Bass), Hans Schweiß (Schlagzeug).

EILEEN (Aug. 1977 – Sky 011)
Wolfgang Riechmann (Gesang, Synthesizer, Gitarre), Dorothea Raukes (Keyboards), Thomas Schreiber (Gitarre), Manfred Knauff (Bass), Hans Schweiß (Schlagzeug).

Ulrich Ginsberg, Speyerweg 30, 4000 Düsseldorf 1, 0211/77 44 82

Subway

Christopher Thornton, Gesang (7. 4. 1953, Bradford-on-Avon/Engl.)
Dieter Borchardt, Gitarre (25. 9. 1951, Lüneburg)
Ralph Tegeler, Gitarre (28. 9. 1949, Lüneburg)
Joachim Wernich, Bass (17. 6. 1949, Lüneburg)
Heinz Fode, Schlagzeug (11. 5. 1950, Uelzen)

«Man wundert sich», so der Pressetext der Plattenfirma, «daß die ehemaligen Muckhole Perkins auf dem langen Marsch durch die Provinzclubs den Plattenfirmen bislang verborgen blieben». Das änderte sich 1978, als der Produzent und Leinemann-Mitspieler Ulf Krüger die Gruppe in Subway umbenannte und in frischer Boutique-Kluft auf die Bühne stellte.

Als Subway stellten sich vor: Der gelernte Buchdrucker Christopher Thornton, in England aufgewachsen, seit 15 Jahren in Deutschland zu Hause. Thornton begann mit 14 Jahren bei der Gruppe Ham & Eggs zu singen. Dieter Borchardt, rockte zwischen 1968 und 1971 in Lüneburger Gruppen und ist ebenfalls seit 1972 Muckehole Perkins-Mitglied. Ralph Tegeler studierte zwei Semester Betriebswirtschaft, verdingte sich als Gelegenheitsarbeiter und spielte bis 1969 in drei Lüneburger Gruppen. Joachim «Falko» Wernich war Mitglied vom Gloryland Skiffle Team, den Normal Kings und einer italienischen Soulband bevor er 1971 zu Muckhole Perkins kam. Heinz Fode, gelernter Maschinenbauer, twistete mit der Band The Crackers und wurde, nach weiteren sieben Band-Tests, 1972 Mitglied von Muckhole Perkins.

Mit zehn Fremdkompositionen (u. a. von Don Nix, Leon Russell, Mel Tillis, Chuck Berry und den Rolling Stones) und zwei Eigenkompositionen bestückten sie ihr Album «Bring Back Rock & Roll», auf dem sie im Waschküchen-Sound früherer Rock-Aufnahmen «hölzern, wischi-waschi und gequält lustig» (MUSIK JOKER) am neuerlichen Rock'n'Roll Revival der späten siebziger Jahre teilhaben wollen.

«Das Nonplusultra», vermutet ROCKY richtig, «sind sie sicher nicht».

BRING BACK ROCK & ROLL (März 1978 - Metronome 60.121)
Christopher Thornton (Gesang), Dieter Borchardt (Gitarre, Gesang), Ralph Tegeler (Gitarre, Gesang), Joachim Wernich (Bass, Gesang), Heinz Fode (Schlagzeug, Percussion, Gesang).

Sonja Krüger, Grindelallee 88, 2000 Hamburg 13, 0 40/4 10 34 53

Tangerine Dream

Edgar Froese, Synthesizer, Gitarre (6. 6. 1944, Tilsit)
Chris Franke, Synthesizer, Mellotron (6. 4. 1953, Berlin)
Klaus Krieger, Schlagzeug, Percussion (13. 1. 1950, Berlin)

Edgar Froese studierte an der Berliner Akademie der Künste 4 Jahre lang Malerei und Grafik (und gestaltete später zusammen mit seiner Frau Monique alle Platten-Hüllen von Tangerine Dream). 1962 stellte er in Berlin seine erste Musikgruppe zusammen. Tangerine Dream wurde von Edgar Froese im September 1967 gegründet. Zu den Mitmusikern der ersten Stunde gehörten Volker Hombach (Geige, Flöte, Gesang), Kurt Herkenberg (Bass), Lanse Hapshash (Schlagzeug) und – zeitweise – der Sänger Charlie Prince; Edgar «Viking» Froese spielte Gitarre. Das erste Konzert mit «Musik, die damals als Underground bezeichnet wurde» (Froese), gab Tangerine Dream im Januar 1968 in der Mensa der Technischen Universität Berlin. Ein Konzert im Düsseldorfer «Creamcheese» kommentierte die RHEINISCHE POST mit dem Satz: «Unter der exotischen Bezeichnung ‹Tangerine Dream› (Orangentraum) spielten sie moderne Popmusik, genannt Psychodelic Rock.»

Am 26. 9. 1968 spielte Tangerine Dream auf einer der ersten deutschen Rockveranstaltungen, die unter dem Motto stand: «Deutschland erwacht. Popmusik aus deutschen Landen», u. a. mit → Amon Düül und → Guru Guru. Drei Tage später traten diese Bands auch anläßlich der «Internationalen Essener Song-Tage» in der Gruga-Halle auf.

Im Frühjahr 1969 löste Froese seine Band auf und spielte ein halbes Jahr lang nur gelegentlich in Session-Form. Mit → Klaus Schulze und Conny Schnitzler bildete Edgar Froese die zweite Tangerine Dream-Formation. Im Frühjahr 1970 legte Edgar Froese den Produzenten Rolf-Ulrich Kaiser und Peter Meisel (Ohr- und Pilz-Label) ein Demonstrations-Tonband vor und erhielt Plattenvertrag und Studiotermin. Das Ergebnis hieß «Electronic Meditation». Froese erklärte: «Die Platte soll ein Übergriff auf Außerkünstlerisches sein. Die akustische Darstellung eines Raumes zwischen Geburt und Tod; die Wärme im Wesenskern des Menschen; sein Verhältnis zum Leben nach dem Tod». Im September 1970 trennte sich Froese von seinen Partnern Schulze und Schnitzler. Während Conny Schnitzler kurz darauf seine eigene Band Eruption gründete, schloß sich Klaus Schulze → Ash Ra Tempel an. Mit den neuen Musikern Christoph Franke (Schlagzeug, später Sythesizer), der vordem Agitation Free angehörte, und Steve Schroyder (Orgel) gab Tangerine Dream im Oktober 1970 ein Flipper-Konzert in Kapfenberg für 1000 Zuhörer und österreichische Kameras. Dabei waren 6 Flipper-Automaten (u. a. «Gottliebe 4 Player Spin Wheel» und «4 Williams 4 Aces») an die Verstärker angeschlossen, die das Trio aussteuerte und zu denen es «elektronische Meditationen» improvisierte. Anfang 1971 nahm Tangerine Dream die zweite Langspielplatte «Alpha Centauri» auf, die nach Veröffentlichung in Japan, Frankreich und Amerika die Gruppe erstmals international bekannt werden ließ. Im SOUNDS Pop-Poll 1971/72 wurde «Alpha Centairi» zur «Langspielplatte des Jahres» gewählt. Dazu brachte Edgar Froese erstmals den Begriff ‹Kosmische Musik› ins Gespräch: «Die Bezeichnung ‹kosmisch› steht für die maximale Vorstellung der räumlichen Ausdruckskraft eines Tones. Wie beziehen unsere Inspirationen tatsächlich aus dem Kosmos. Wir wollen versuchen, mit dieser sogenannten ‹Kosmischen Musik› Vorgänge hörbar zu machen, die am Rande der wahrscheinlichen Vorstellungskraft des Menschen liegen.» – «Von diesem Augenblick an», so erklärte Hans-Peter Baumann, «sprang die Plattenfirma auf diese Phrase und gab auch ihren anderen Gruppen ein ‹kosmisches Design›.»

Steve Schroyder «flippte total aus» (Froese) und verließ im Februar 1971 die Band. Seinen Platz nahm drei Monate später Hans-Peter Baumann ein. «In den folgenden Monaten», erinnert sich Edgar Froese, der John Cage-, Varèse- und Stockhausen-Sympathisant, «machten wir wahrscheinlich den größten Sprung. Wir verkauften das Gros der Instrumente und schafften uns einen Synthesizer an.»

1972 nahm das avantgardistische Trio das Doppelalbum «Zeit» auf. Auch zu dessen Thema hatte Froese eine Philosophie parat: «Nach Parmenidas, der ein halbes Jahrhundert vor Christus Mitbegründer der Philosophenschule von Elea war, existierte die Zeit mit allen ihren Erscheinungen nur in den Köpfen der Menschen. Demnach verändert sich nichts, und es läßt sich nichts wahrnehmen.» Veränderungen nahm aber ZIG ZAG wahr: «‹Zeit› ist eine viel freudlosere LP als ‹Alpha Centauri›; von einer langsam sich bewegenden Grundlage breiten sich schöne elektronische Schauer aus. Sie erwecken die Vorstellung totaler Finsternis, unterbrochen von Krämpfen und sanften Bewegungen, und jede Vorstellung von Licht wird bald verscheucht.» Der WELT-Rezensent vernahm nur «nichtssagende kosmische Endlosmuster».

Friedrich Gulda lud Tangerine Dream im Juni 1972 zum Musik-Festival nach Ossiach (Österreich) ein, als einzige Rock-Gruppe neben Pink Floyd. Zu dem Fernseh-Film «Vampira» (der im November vom WDR ausgestrahlt wurde) lieferten sie eine vierzigminütige Filmmusik. Im SOUNDS Pop-Poll '72 wurde «Zeit» zur «Langspielplatte des Jahres» gewählt. In den Dezember- und Januar-Tagen war Tangerine Dream wieder im Studio, um «Atem», das vierte LP-Produkt, aufzunehmen. Bei dem quadrophonisch produzierten Album setzte Tangerine Dream wiederum Percussion ein. Während die «neuen Hörerlebnisse, die durch den veränderten Klang der Instrumente möglich werden» (Froese) in Deutschland als «zu steril verpackt und in ihrem hochfahrend esoterischen Geschmack» als «letztlich ungenießbar» (ROCK LEXIKON) empfunden wurden, erwärmten sich immer mehr Engländer, vor allem der Disc-Jockey John Peel, für die Arbeiten Tangerine Dream's. Weil sie sich auch von den deutschen Schallplattenfirmen als «Karnevals-Idioten» (Froese) eingestuft sahen, unterschrieben sie im Dezember 1973 einen Vertrag bei der englischen Firma Virgin. Drei Monate später kam unter deren Etikett ihr fünftes Album «Phaedra» heraus, das – vor allem durch erheblichen Promotion-Einsatz – in Großbritannien starke Beachtung fand. «Es ist eine erstaunliche Platte», kommentierte Gordon Fletcher im ROLLING STONE, «mit den heute effektivsten Ergebnissen am Synthesizer und Mellotron; es könnte die ungewöhnlichste Platte des Jahres werden». «Phaedra», das «ein sanftes Hinwegdämmern in ein Konglomerat kosmischer Klänge garantiert», wurde im April 1974 auf Platz neun der MELODY MAKER-LP-Charts notiert. «Tangerine Dream», druckte das englische Blatt, «hat sich in den letzten zwölf Monaten besser verkauft als alle anderen fremden Künstler, die Amerikaner eingeschlossen.» Am 16. Juni gab Tangerine Dream das erste englische Konzert im Londoner Victoria Palace, das bei den Zuhörern Assoziationen an «einen stetig fließenden Fluß mit leichten Biegungen hier und da» (MUSIC WEEK), «eine Band in einem gigantischen Flugzeug-Hangar» (NEW MUSICAL EXPRESS) und «eine paradiesische Welt, wo alles lieblich und leicht ist», auslöste. Genau solche individuellen Gedankenflüge möchte Tangerine Dream provozieren. Froese: «Die Leute denken, wir machen die Musik. Das ist nicht richtig. Der Zuhörer macht die Musik in seinem eigenen Kopf, wenn er uns zuhört.» Mitte des Jahres erschien – auf dem deutschen Brain-Label – Edgar Froeses Solo-Album «Aqua», die erste, mit einem von Gunther Brunschen (TU Berlin) entwickelten, Kunstkopf aufgenommenen Platte.» Die schönen elektronischen Klänge, die mal von rechts, mal von links kommen, während über dem Kopf jemand einen hypnotisierenden Rhythmus schlägt», stufte DISC als «höchst außergewöhnlich» ein. «Dabei klingt es meistens wie ständige «Phaedra»-Wiederholungen – vielleicht rückwärts gespielt», konterte der MELODY MAKER. Auf Veranlassung von Keith Michell sorgte Tangerine Dream für die akustische Ausstattung von «Ödipus Tyrannus», der klassischen Sophokles-Tragödie. Von August an war das Stück drei Monate lang im Chichester Festival Theatre zu sehen. Aber die Kombination von «klassischer Tragödie und zeitlosen Krautrockern funktionierte nicht sehr gut» (NEW MUSICAL EXPRESS). Tangerine Dream konzentrierte sich auch den Rest des Jahres 1974 vollends auf den lukrativen englischen Markt und gab nur 2 Konzerte in Deutschland (Berlin und Düsseldorf). Am 26. Oktober starteten sie im Londoner Rainbow eine 21-Tage-Tournee durch England, mit den optischen Zutaten eines «Video Synthesizers», und lösten ein «faszinierendes Erlebnis» (NEW MUSICAL EXPRESS) aus. Im Pop-Poll '74 des MELODY MAKER wurde Tangerine Dream zu den zehn hoffnungsvollsten Bands der Welt gezählt. Am 13. Dezember führte das Trio seine elektronischen Improvisationen (Froese: «Wir spielen nie ein Stück zweimal.») in der Kathedrale von Reims vor.

Ohne den kurzfristig ausgestiegenen Peter Baumann, dessen Platz von → Michael Hoenig eingenommen wurde, ging Tangerine Dream im März 1975 auf eine 10tägige Australien- und Neuseeland-Tournee. Das Trio kehrte mit der ersten Goldenen Schallplatte zurück; weitere folgten später in England und Frankreich. Als erste deutsche Rockformation ging Tangerine Dream (mit Michael Hoenig) vor 6 000 Zuhörern am 2. April auf die Bühne der Londoner Royal Albert Hall und beeindruckte als «führende Synthesizer-Gruppe der Welt» mit einem «hervorragenden Konzert» (MELODY MAKER). Am 25. April gab die Gruppe eines der seltenen Deutschland-Konzerte in der Münchner St. Benno Kirche.

«Rubicon», das sechste Album der Band, empfanden manche «so unmelodisch, daß ‹Autobahn› wie das Neil Diamond Songbuch klingt» (ROLLING STONE), andere vernahmen «bislang unentdeckte Welten der Musik» (CASH BOX). In England kletterte das Album bis in die ‹Top 10› der LP-Charts.

Erstaunlich differenziert stellte sich Edgar Froese auf seinem Solo-Album «Ypsilon In Malaysian Pale» vor. Die bei einem Asien-Besuch geschriebenen Kompositionen veranlaßten den MELODY MAKER zu der lyrischen Rezension: «Das ist, als wenn man aus der ewigen Dunkelheit des Dschungels in das pralle Sonnenlicht eines Strandes tritt – aus den Träumen der Nacht in die Realität des Tages».

Zu ähnlichen Assoziationen verhalf Tangerine Dream 14 000 Besuchern des Festivals «Orange 75», das am 16. August des nachts in einem römischen Amphitheater stattfand. Nach weiteren Frankreich-Daten, zu denen ein Gastspiel vor 30 000 Besuchern der «feté des l'humanite» gehörte, gab das Trio zwölf England-Konzerte. u. a. in der Coventry Cathedral, der Liverpool Cathedral und dem York Minster. Das letztere zählte der MELODY MAKER zu den «Konzerthöhepunkten des Jahres 1975». Spätestens nach einem Konzert im Deutschen Museum in München rechneten auch die Deutschen Tangerine Dream «zu den Schrittmachern der Zukunftsmusik» (SÜDDEUTSCHE ZEITUNG).

Ein Extrakt der Frankreich- und England-Tournee mündete in das Live-Album «Ricochet», das – wieder einmal – in ihrer Heimat auf Unverständnis traf: «Es geht nix los, die Spannung verpufft ungenutzt, der Hörer fühlt sich gebluff» (SOUNDS) und im Ausland als «eines der schönsten Alben des Jahres» (NEW MUSICAL EXPRESS) gefeiert wurde.

Frankreich, ohnehin aufgeschlossen für elektronische Klänge, applaudierte Tangerine Dream auf einer Januar-Tournee des Jahres 1976, zu der auch ein Konzert im Pariser «Palais du Sport» gehörte.

Danach folgten die ersten Spanien-Gastspiele. Unter dem Titel «Signale aus der Schwäbischen Straße» (Froeses Wohnort) drehte Wolfgang Kresse im Mai 1976 einen Film über Tangerine Dream, der später im Regionalfernsehen gezeigt wurde.

Nach Juni-Konzerten in Manchester, Brighton und London (Royal Albert Hall) ließ sich Tangerine Dream in der Berliner Philharmonie zum Thema «Electronic Space Rock & Orchestra» hören, eingebettet in eine Bach-Uraufführung und zeitgenössische Werke.

Mit «Macula Transfer» veröffentlichte Edgar Froese sein drittes Soloalbum, das er David Bowie und Iggy Stooge widmete. Die mit Flugnummern wie «Quantas 611» und «Os 452» gekennzeichneten Titel entstanden auf seinen Flugreisen der Jahre 1975 und 76. Das Gruppen-Album «Stratosfear», längst nicht so lyrisch und pastoral wie Froeses Soloarbeit, sondern «voller Klischees und Gimmicks» (MELODY MAKER), nahmen Froese, Franke und Baumann auf eine Europa-Tournee mit, die mit zehn Deutschland-Konzerten im Oktober begann und über Spanien, Frankreich, Schweiz bis nach England führte. Dabei demonstrierten sie ein vorallem für Rock-Konsumenten ungewohntes Konzert-Muster: Nahezu unbeweglich an ihren elektronischen Instrumenten sitzend, boten sie keine optischen Reize und verführten so ihre Zuhörer zu eigenen Gedankenflügen. Froese: «bei unseren Dingen erfolgt die Identifikation nicht unbedingt mit dem, der sie auslöst, sondern mit sich selbst, ein Feedback, das jeder mit sich selbst hat.».

«Die deutschen Synthesizer-Zauberer» (BILLBOARD) starteten am 23.März 1977 zu ihrer ersten USA-Reise mit 20 Konzertterminen und arbeiteten bei dieser Gelegenheit erstmals mit der Laserium Light-Show zusammen.

Für William Friedkin's Film «Sorcerer» spielte Tangerine Dream die Filmmusik ein und reiste zur Weltpremiere am 24. Juni 1977 nach Hollywood. Der von den Deutschen begeisterte Regisseur («French Connection» und «Der Exorcist») ließ wissen, daß «Film und Musik untrennbar sind».

Weitere erfolgreiche US-Konzerte im August 1977 unterstrichen ihren Status als international erfolgreichste deutsche Rockformation. Nach einem Auftritt im Greek Theatre, Los Angeles, schwärmte das amerikanische Fachblatt CASH BOX: «Das deutsche Avantgarde-Trio, das im Geiste Salvador Dalis die Türen der Musik weit aufstieß, begeisterte das Publikum mit einem der fesselndsten Konzerte dieses Sommers».

Die Begeisterung amerikanischer Konzertbesucher wird nachdrücklich mit dem Live-Album «Encore» belegt, einem «Klassiker in seinem Genre» (CASH BOX) von der «weltweit besten Elektronikband» (MUSIC WEEK).

Zum Jahresende 1977 verließ → Peter Baumann die Gruppe, um sich als Musiker und Produzent eigenen Projekten zu widmen. Edgar

Froese verpflichtete daraufhin den Engländer Steve Jolliffe (ein Ex-Mitglied von Steamhammer) und den Berliner Klaus Krieger. Das optisch und akustisch gewandelte Tangerine Dream-Gesicht demonstrierten die Vier auf dem zehnten Gruppen-Album «Cyclone». Mit Gesang(!), Flötenklängen und Schlagzeug-Rhythmen starteten sie den gewagten Versuch, die Schwebeklänge der Synthesizer in ein attraktives Umfeld zu legen. Der MELODY MAKER registrierte «das wahrscheinlich beste Album, das sie seit ‹Alpha Centauri› aufgenommen haben».

Entsprechend der Ansicht, «wir wollen einen neuen Sound ausprobieren und akustisches mit elektronischem vermischen; wir wollen in unserer Entwicklung nicht stehenbleiben, sondern neue Abenteuer wagen» (Froese), zeigte sich Tangerine Dream auf der im Februar 1978 gestarteten Europa-Tournee (Deutschland, Spanien, Frankreich, Belgien, England) mit Licht- und Laser-Show optisch attraktiv und konkurrierte in Aufwand (30 Roadies) und Ausstattung mit anderen internationalen Rockbands. Zweifelhaft blieb, ob optische Gags und die «neue Dimensionen» Schlagzeug und Gesang trotz kommerziellen Erfolges nicht ins künstlerische Abseits führen. Nach Froeses Solo-Album «Ages», das simpler und anspruchsloser als seine früheren Werke ausfiel, registrierte der NEW MUSICAL EXPRESS «einen wahren Tiefpunkt» und regte an, Froese möge seine Schritte «drastisch überdenken». Nach den England-Konzerten trennte sich die Band von Steve Jolliffe, der den Erfolg der Gruppe nicht verkraften konnte.

In der 17-teiligen Fernsehserie «All You Need Is Love» wurde von Tony Palmer (der auch den Film «Tangerine Dream At Coventry Cathedral» gedreht hat) als einziges deutsches Musikbeispiel die Berliner Elektronik-Rock-Band ins Bild gerückt. Tangerine Dream verkaufte weltweit mehr als 2 Millionen Langspielplatten.

ELECTRONIC MEDITATION (Juni 1970 – nicht lieferbar)

ALPHA CENTAURI (Mai 1971 – nicht lieferbar)
Chris Franke (Percussion, Flöte), Edgar Froese (Gitarre, Bass, Orgel, Gesang), Steve Schroyder (Orgel, Gesang) + Udo Dennebourg (Flöte), Roland Paulyck (Synthesizer)

ZEIT (Mai 1972 – Virgin 28987)
Doppelalbum. Chris Franke (Synthesizer, Zimbeln, Keyboard), Edgar Froese (Gitarre), Peter Baumann (Synthesizer, Orgel, Vibraphon) + Steve Schroyder (Orgel), Florian Fricke (Synthesizer), Christian Vallbracht (Cello), Jochen von Grumbkow (Cello), Hans Joachim Brüne (Cello), Johannes Lücke (Cello)

ATEM (Mai 1973 – nicht lieferbar)
Edgar Froese (Mellotron, Gitarre, Orgel, Gesang), Peter Baumann (Orgel, Synthesizer, Piano), Chris Franke (Orgel, Synthesizer, Percussion, Gesang)

ALPHA CENTAURI/ATEM (Virgin 28 990)
Doppelalbum. Enspricht den Original-Alben Alpha Centauri und Atem.

PHAEDRA (März 1974 – Virgin 87751 IT)
Edgar Froese (Mellotron, Bass, Synthesizer, Orgel), Chris Franke (Synthesizer, Keyboards), Peter Baumann (Orgel, E-Piano, Flöte, Synthesizer)

RUBICON (April 1975 – Virgin 88 754)
Edgar Froese (Synthesizer, Mellotron, Gitarre), Chris Franke (Synthesizer, Orgel, Piano), Peter Baumann (Synthesizer, Piano, Orgel).

RICOCHET (Nov. 1975 – Virgin 89 679)
Edgar Froese, Peter Baumann, Chris Franke.

STRATOSFEAR (Okt. 1976 – Virgin 28 146)
Edgar Froese (Synthesizer, Mellotron, Gitarre, Piano, Bass, Mundharmonika), Chris Franke (Synthesizer, Orgel, Percussion, Mellotron, Harpsichord), Peter Baumann (Synthesizer, Mellotron, Piano).

SORCERER (Juni 1977 – MCA 62. 085)
Edgar Froese (Gitarre, Piano, Mellotron, Synthesizer), Chris Franke (Synthesizer, Mellotron), Peter Baumann (Synthesizer, Piano, Mellotron).

ENCORE (Nov. 1977 – Virgin 25 495)
Edgar Froese (Gitarre, Mellotron, Piano, Synthesizer), Chris Franke (Mellotron, Synthesizer), Peter Baumann (Synthesizer, Piano, Mellotron).

CYCLONE (Febr. 1978 – Virgin 25 843)
Edgar Froese (Synthesizer, Mellotron, Gitarre), Chris Franke (Synthesizer, Mellotron), Steve Jolliffe (Gesang, Flöte, Synthesizer, Piano), Klaus Krieger (Schlagzeug, Percussion).

Edgar Froese:
AQUA (Juni 1974 – Brain 1053)
Edgar Froese + Chris Franke (Synthesizer)

MACULA TRANSFER (Sep. 1976 – Brain 60. 008)
Edgar Froese (alle Instrumente).

AGES (Jan. 1978 – Virgin 25 756)
Edgar Froese (alle Instrumente) + Klaus Krieger (Schlagzeug).

Edgar Froese, Schwäbische Str. 7, 1000 Berlin 30, 030/2 11 46 88

THE BEACH BOYS
heißt eine von 20 informativen und packend geschriebenen Special-Stories aus dem Buch
ROCK GIANTS.
(250 Seiten, Fotos, kompl. Discografie, DM 12,80)
EIN BUCH VON TAURUS PRESS

Tiger B. Smith

Die beiden Camberger Holger Schmidt und Karl-Heinz Traut musizieren schon seit 1967 zusammen. Davor spielte Schmidt in der Gruppe seines Bruders; Traut hatte bereits eine eigene Formation. Zusammen mit dem Bassisten Claus Meinhardt gründeten sie 1971 Second Life, lieferten bei Metronome eine gleichnamige Langspielplatte ab und ließen schließlich im Dezember 1972 «Tiger B. Smith» aufleben; sie «beschlossen, mit gesundem, trockenem, brüllendem Rhythm & Blues tierisch aufzuwarten» (Pressetext). Anfang 1973 nahm die Gruppe das Debüt-Album «Tiger Rock» auf. Das Trio stellte sich – in Tigerfelle gehüllt – in der Sendung «U-Labor» im Fernsehen vor. Der für die Fernsehshow samt Dompteur für 6000 DM angemietete Tiger durfte allerdings das Studio nicht betreten.

Neue Holger Schmidt-Kompositionen (mit den Texten des Realschullehrers Werner Henning) mündeten im Januar 1974 in die zweite Langspielplatte «We're The Tiger Bunch», für die Musiker wie Linda Fields (→ Rattles), Veit Marvos, Hanus Berka und Curt Cress (→ Snowball) ins Studio kamen. Nach einer Jugoslawien-Tournee im Juni 1974 trennte sich Holger «Tiger» Schmidt von Claus Meinhardt und holte sich aus Berlin Thomas Jauer als Jungtiger. Jauer spielte bei Alive & Well und Blackwater Park.

Das Trio Schmidt/Jauer/Traut gab 1975 das letzte Konzert als Tiger B. Smith. Danach arbeiteten Holger Schmidt und Karl-Heinz Traut als Studiomusiker um schließlich Anfang 1977 die Punk-Band → Strassenjungs zu gründen. Die Retorten-Punks existierten nur bis zum Weihnachtsfest 1977.

TIGER ROCK (März 1973 – nicht lieferbar)

WE'RE THE TIGER BUNCH (März 1974 – Bacillus BAC 2023)
Holger Schmidt (Lead-Gesang, Gitarre, Banjo, Harfe), Claus Meinhard (Bass), Karl-Heinz Traut (Schlagzeug, Percussion) + Linda Fields (Gesang), Rainer Marz (Gitarre, Gesang), Peter Trunk (Bass), Veit Marvos (Piano, E-Piano, Orgel, Moog Synthesizer), Hanus Berka (Saxofon, Flöte), Curt Cress (Schlagzeug)

Holger Schmidt, Mühlweg 3, 6277 Camberg, 0 64 34/82 05

TRAFFIC
heißt eine von 20 informativen und packend geschriebenen Special-Stories aus dem Buch
ROCK GIANTS.
(250 Seiten, Fotos, kompl. Discografie, DM 12,80)
EIN BUCH VON TAURUS PRESS

To Be

Peter Weihe, Gitarre (22. 10. 1955, Bremervörde)
Ede Brumund, Bass (2. 10. 1948, Stollhamm)
Lemmie Lembrecht, Schlagzeug, Percussion (29. 12. 1946, Hamburg)

Zur Jazz-Rock-Band To Be fanden sich 1973 der Gitarrist Peter Weihe, der Schlagzeuger Manfred Christian Lembrecht, der Bassist Ingo Kröger, der Pianist Claus-Robert Kruse und der Geiger Lorenz Westphal zusammen.

1975 verließen Kröger und Westphal die Band, die sich zukünftig mit Rolf Köhler (Bass) und Peter Franken (Schlagzeug) präsentierte. Dieses Quintett nahm im November 1976 das Debüt-Album «To Be» auf, ein positives Beispiel deutscher Jazz-Rock-Kultur.

Die letzten Club-Auftritte absolvierte To Be im Herbst 1977. Nur noch einmal – zum Brain-Festival am 26. 2. 78 in der Essener Grugahalle – kehrte To Be in der Besetzung Weihe, Köhler, Kruse, Franken und Lembrecht auf die Bühne zurück und präsentierte sich als «handwerklich professionellste Band des gesamten Festivals» (MUSIK JOKER).

Erst im Herbst 1978 hatte sich To Be gesundgeschrumpft. Peter Weihe und Lemmie Lembrecht stellten ihre Jazz-Rock-Kompositionen nun mit dem Ex-Motion-Bassisten Ede Brumund vor.

TO BE (April 1977 – Brain 60. 053)
Peter Weihe (Gitarre), Claus-Robert Kruse (Keyboards), Rolf Köhler (Bass), Peter Franken (Schlagzeug, Percussion), Lemmie Lembrecht (Schlagzeug, Percussion).

Peter Weihe, Am Tweitenfeld 62, 2140 Bremervörde, 0 47 61/29 35

Ton Steine Scherben

«Seit 1965 haben wir englisch gesungen», erinnert sich Ralph Möbius, «was jedoch unheimlich frustrierend war, weil die meisten Leute kein Englisch verstehen oder sich nicht die Mühe machen zuzuhören. Wir haben im Berliner Arbeiterviertel Kreuzberg gewohnt und wurden, weil wir selber Lehrlinge waren, von den gleichen Problemen berührt wie unser Publikum. Das hat die Sache vereinfacht.» Also sangen sie nur noch deutsch, packten handfeste politische Aussagen in die Texte und nannten sich – im Spätsommer 1970 – Ton Steine Scherben. Ralph Möbius, Ralph «Pfiffy Lanrue» Steitz, Kai Sichtermann und Wolfgang Seidel fielen durch Musik auf, «die jedoch nichts mit dem herkömmlichen Sinne des Wortes gemeinsam hat». Ihre erste Single «Macht kaputt, was Euch kaputt macht» – deren 3000 Stück sie selbst produzierten und vertrieben – war nach 14 Tagen vergriffen.

1970 ließen sie sich auch «das erste und das letztemal» durch professionelle Veranstalter für das Rock-Festival auf Fehmarn anwerben: «Abgesehen von Jimi Hendrix und ein paar bekannten Gruppen, die schon sechs Wochen vorher Geld und Vertrag in der Tasche hatten, haben die kleinen Gruppen, die Ordner und das ganze Personal kein Geld bekommen. Uns haben die Veranstalter, die kurz vor Ende des Konzerts mit der Kasse abgehauen sind, einen ungedeckten Scheck gegeben.» Ton Steine Scherben, als letzte auf der Fehmarner Bühne, spielten «Macht kaputt, was Euch kaputt macht». Daraufhin zündeten Enttäuschte das Organisationszentrum an.

Im Frühjahr 1971 veröffentlichte die Berliner Agitrockband ihre erste Langspielplatte «Warum geht es mir so dreckig», auf der sie sich mit dem Füllhorn des Wirtschaftswunders auseinandersetzen («Autos kaufen, Häuser kaufen, Möbel kaufen, wofür? – Macht kaputt, was euch kaputt macht»), die Monotonie des Arbeitsalltags beklagen («Soll ich die Papiere holen und machen, was ich will? Ich möchte endlich frei sein, aber wohin soll ich gehn?») und Perspektiven aufzeigen («Wenn wir wolln, stehn alle Räder still, wir haben keine Angst zu kämpfen, denn die Freiheit ist unser Ziel»).

Nach einer Tournee durch sechs Schweizer Städte wurde Ton Steine Scherben als «unerwünscht» nach Deutschland abgeschoben. Der Grund: Bei ihrem Abschluß-Konzert in Basel organisierte sich spontan eine Demonstration gegen die politische Justiz in der Schweiz.

Gegen Ende des Jahres 1971 wurde der Schlagzeuger Wolfgang Seidel von Jens Jordan abgelöst, außerdem das musikalische Spektrum der Gruppe durch den Saxofonisten Nikolaus «Nickel» Pallat und den Flötisten Jörg Schlotterer verbeitert. Pallat vertrat im Dezember 1971 die Gruppeninteressen bei einer WDR-Fernsehdiskussion, die unter dem Thema «Pop und Co – Die andere Musik zwischen Protest und Markt» stand. Die Diskussion, an der neben Pallat noch Conny Veit von → Gila, der Kritiker Wolfgang Hamm, der Musiksoziologe Heinz-Klaus Metzger und der Produzent Rolf-Ulrich Kaiser teilnahmen, gipfelte in einem Streitgespräch zwischen Pallat und Kaiser, das ersterer mit der Feststellung beendete: «Das Fernsehen macht hier so eine scheiß-liberale Sendung – und was passiert objektiv? An der Unterdrückung ändert sich nichts. Das Fernsehen ist ein Unterdrückungsinstrument in dieser Massengesellschaft. Wenn überhaupt noch was passieren soll hier, muß man sich gegen den Unterdrücker stellen.» Anschließend spaltete Pallat mit einem eingeschmuggelten Beil den Fernsehtisch.

Im Frühjahr 1972 wurde der Schlagzeuger Jens Jordan gegen Olaf Lietzau ausgewechselt. Ton Steine Scherben trat «überall dort auf, wo sich Kommunikationsmöglichkeiten ergaben» – die anschließende Diskussion wurde zum festen Bestandteil des Musik- und Dia-Vortrags. Auf den eigenen Veranstaltungen und in linken Plattengeschäften vertrieben sie auch ihre zweite LP «Keine Macht für Niemand».

Nach einer Sommertournee 1972 kriselte es in der Band, und der Schlagzeuger Olaf Lietzau setze sich mit dem Produzenten Klaus Schulz nach Hamburg ab. Nach einer Herbsttournee (mit dem Schlagzeuger Hans-Jürgen «Käpt'n» Hynding) ließ Ton Steine Scherben nichts mehr von sich hören, denn «die Sache war uns über den Kopf gewachsen. Unser Programm war eine völlig eingelaufene Sache, da war keine Spontanität mehr drin».

Im Frühjahr 1974 versuchten Ralph Möbius und die Getreuen Ralph Steitz und Nickel Pallat mit neuem Bassisten und Schlagzeuger ein Comeback und gaben im April ein Konzert im Berliner Audimax (wo sie in Samt und Seide auftraten und von 3000 Zuhörern ausgebuht wurden) und ein weiteres im Mai in Kiel (wo sie gefeiert wurden).

Zwischen Mai 1974 und April 1975 produzierte Ton Steine Scherben — nun mit 16 Personen — das dritte Album «Wenn die Nacht am tiefsten», auf dem sie sich durchwegs lyrischer («Sprichst du meine Sprache, kannst du mich verstehn. Unsere wilden Träume warten, laß sie uns fangen gehn»), weniger kämpferisch und bisweilen sogar resignierend («Und das Land, das ich suche, ist in weiter Ferne») präsentieren. «Unter deutschen Liedermachern», fand STEREO, «gehört diese zeit- und selbstkritische Lyrik jedenfalls zum besten. Die Rock-Begleitung dagegen wirkt ein bißchen hausbacken». Ton Steine Scherben gründete im April 1976 zusammen mit → Embryo und → Missus Beastly das Unternehmen «April» (jetzt «Schneeball»), das unter dem Slogan «Musik im Vertrieb der Musiker» auf einen Konzernanschluß verzichtet und in eigener Regie Platten der angeschlossenen Gruppen produziert und vertreibt.

Eines ihrer letzten Konzerte gab die Gruppe am 19. 11. 1976 im Hamburger Audimax. Der musikalische Vortrag währte nur wenige Minuten, dann entzündeten sich die Gemüter der Zuschauer an einem 3-köpfigen-«Schubiduba»-Mädchenchor und funktionierten das Konzert in eine Podiumsdiskussion über die gesellschaftliche Rolle der Frauen um.

Ton Steine Scherben, die es ablehnen, Auskünfte über ihre Arbeiten zu geben, schrieben in den folgenden Jahren an Film- und Theatermusiken und traten des öfteren mit der Theatergruppe Brühwarm auf. Titel wie «Immer wieder ficken» und «Boogie Anal» aus dem Brühwarm-Programm «Männercharme» spielte Ton Steine Scherben im Mai 1977 für die LP «Mannstoll» ein. «Im Verein mit den Scherben (die von komplizierten Rockstrukturen auch nicht viel halten) gurren und schnäbeln die schwulen Rollenfeinde, daß man stimmliche Unzulänglichkeiten glatt überhört» (SOUNDS).

WARUM GEHT ES MIR SO DRECKIG (März 1971 – Schneeball 008)

KEINE MACHT FÜR NIEMAND (Juni 1972 – Schneeball 007)
Doppelalbum

WENN DIE NACHT AM TIEFSTEN (Nov. 1975 – Trikont 3/L49)

MANNSTOLL (Sept. 1977 – Schneeball 006)

Ton Steine Scherben, 2262 Stadum-Fresenhagen, 0 46 62/48 17

Torfrock

Klaus Büchner, Gesang, Flöte (26. 3. 1948, Hamburg)
Raymond Voss, Gitarre, Bass, Gesang (11. 7. 1952)
Thomas Rieckmann, Bass, Gitarre, Gesang (26. 10. 1952)
Reinhard Heinrichs, Percussion, Mundharm., Gesang (3. 5. 1950)
Gunnar Kämmer, Schlagzeug, Marimbaphon (2. 9. 1953)

In der Silvesternacht 1974/75 trug Klaus Büchner Freunden auf der Gitarre den Song «Hey Joe» vor und verunzierte das Traditional mit plattdeutschen Textzeilen. Der Erfolg gab ihm zu denken.

Zunächst gründete er aber im Oktober 1975 mit Raymond Voss die Folk-Rock-Gruppe Basia, zu der nach und nach auch Reinhard Heinrichs, Gunnar Kämmer und Thomas Rieckmann stießen; (alle fünf spielten schon in der Formation Glashaus zusammen). Das Quintett arbeitete u. a. für das Hamburger Ernst-Deutsch-Theater und lieferte die Musik zur Shakespeare-Aufführung «Wie es euch gefällt».

Als die Gruppe am 28. 6. 1977 die Silvester-Erfahrungen aufgriff und im Studio mit der ersten Produktion des «Torfmoorholmer Gebrauchs-Rock» (Büchner) begann, nannte sie sich in Torfrock um. In plattdeutschen Versionen bekannter Pop- und Rock-Songs erinnerte sich Texter und Sänger Klaus Büchner an seinen 10-jährigen Dorf-Aufenthalt in Schleswig-Holstein. Zu dürftiger Instrumentierung erzählt und singt die Gruppe pointiert von der Schwerfälligkeit, Einfältigkeit und dem hintergründigen Humor der norddeutschen Küstenbewohner. Nach ungewöhnlich starkem Funkeinsatz im Norddeutschen Rundfunk und Fernsehauftritten in «Direkt» und «Kulturspiegel» avancierte Torfrock mit 80 000 verkauften Exemplaren der Debüt-LP «Dat matscht so schön!» zu den Spitzenverkäufern der deutschen Rockgruppen.

Auch auf dem Zweit-Album «Rata-Ta-Zong» – nun ausschließlich mit eigener Musik und zurückhaltenderem Gebrauch des Plattdeutschen – porträtiert und persifliert die Gruppe mit Geschick norddeutsche Dorfromantik («Tarzan vom Teer»), Seefahrer-Neuzeit («Die Butterfahrt»), Wikinger-Vergangenheit («Wikinger-Beerdigungen») und Fischer-Alltag («Watt?»).

DAT MATSCHT SO SCHÖN (Okt. 1977 – RCA PL 30 026)
Klaus Büchner (Gesang, Flöte), Reinhard Heinrichs (Percussion, Mundharmonika), Gunnar Kämmer (Schlagzeug, Percussion), Thomas Rieckmann (Bass), Raymond Voss (Gitarre)

RATA-TA-ZONG (Okt. 1978 – RCA PL 28 332)
Klaus Büchner (Gesang, Flöte, Krummhorn), Raymond Voss (Gitarre, Bass, Gesang), Gunnar Kämmer (Schlagzeug, Percussion, Marimbaphon), Reinhard Heinrichs (Percussion, Mundharmonika, Marimbaphon, Gesang), Thomas Rieckmann (Bass, Gitarre, Gesang)

Dieter Dombrowski, Roonstr. 8, 2000 Hamburg 20, 0 40/4 91 08 96

Tritonus

Peter K. Seiler, Keyboards (26. 10. 1953, Mannheim)
Rolf D. Schnapka, Bass, Gesang (15. 4. 1953)
Alf Schneider, Schlagzeug (20. 4. 1956)

Der nach klassischen Vorlagen komponierte Rock des Trios Emerson, Lake & Palmer war für den Absolventen des Mannheimer Konservatoriums Peter K. Seiler, den studierten Kontrabassisten Ronald Brand, sowie den Schlagzeuger Charlie Jöst Motivation, im Jahre 1972 die Gruppe Tritonus zu gründen.

(Tritonus ist lateinisch und bedeutet: Das im strengen Satz als unsanglich verpönte, aus drei Ganztönen bestehende Intervall der übermäßigen Quarte oder verminderten Quinte).

Am 21. 7. 1973 stellte sich Tritonus via Fernsehen erstmals einer größeren Öffentlichkeit vor. Beim SWF demonstrierte das Trio die von Peter K. Seiler geschriebene Symphonie für Gruppe und Orchester. Ein Jahr später erschien Seilers Solo-LP, die er zusammen mit Ronald Brand (Bass) und Gerd Köthe (Saxofon) aufnahm. «Keyboards And Friends» enthielt ausschließlich freie Kusik mit beziehungslosen Titeln, wie «Weinkarte Nr. 4».

Per Anzeige im MELODY MAKER suchte und fand Band-Chef Seiler in dem Ex-Titanic-Mann Eric Sigmann einen neuen Bassisten. Doch Sigmann kehrte noch im Herbst 1974 nach halbjähriger Tritonus-Zeit frustriert nach England zurück. Das Debüt-Album «Tritonus», dem die klare Linie und die treibende Kraft gegenüber dem Vorbild Emerson, Lake & Palmer abgeht, wurde von dem Trio Seiler/Brand/Jöst eingespielt. Diese Tritonus-Besetzung war auch in «Pop 75» zu sehen.

Mit dem neuen Schlagzeuger Bernhard Schuh stellte sich Tritonus im Februar 1976 im Schauspielhaus Bochum vor und ließ durch «konzertanten Rock mit klassischem Einschlag die Kammerspiele erbeben» (RUHR NACHRICHTEN). Deutlich verbessert zeigte sich Tritonus auf ihrem Zweit-Album «Between The Univers», bei dem nur ein unplazierter Gesang der feinen Keyboard- und Orgel-Arbeit abträglich ist.

«Die stärkste Tritonus-Besetzung» (Seiler) war am 23. 4. 1977 in der «Nachtmusik im WDR» und auf einer anschließenden Deutschland-Tournee zu hören: Peter K. Seiler (Keyboards), Rolf D. Schnapka (Bass) und Bernhard Schuh (Schlagzeug).

Tritonus-Chef Peter K. Seiler schrieb auch die Bühnenmusik zu dem Schauspiel «Aber warum gerade ich» (von Luigi Lunari); komponierte Titelmusiken für Kinderschallplatten; vertonte Porno-Filme und Science Fiction Hörspiele und war Co-Produzent der → Michael Bundt-LP «Just Landed Cosmic Kid».

Im Frühjahr 1978 wurde Alf Schneider neuer Tritonus-Schlagzeuger. Mit Schneider trat die Band als Gast im April 1978 im «Talentschuppen» des SWF und am 14. Oktober in der ZDF-Sendung «Rockpop» auf.

KEYBOARDS AND FRIENDS (1974 – nicht lieferbar)

TRITONUS (April 1975 – Acanta CC 22. 384)
Peter K. Seiler (Orgel, Piano, Synthesizer, Keyboards), Ronald Brand (Bass, Gesang, Gitarre, Percussion), Charlie Jöst (Schlagzeug, Percussion)

BETWEEN THE UNIVERS (Sept. 1976 – Acanta CC 22. 946)
Peter K. Seiler (Orgel, Piano, Synthesizer, Keyboards), Ronald Brand (Bass, Gesang, Gitarre), Bernhard Schuh (Schlagzeug, Percussion) + Geff Harrison (Gesang)

Peter K. Seiler, Im Lohr 17, 6800 Mannheim 23, 06 21/81 52 74

ERIC CLAPTON
heißt eine von 20 informativen und packend geschriebenen Special-Stories aus dem Buch
ROCK GIANTS.
(250 Seiten, Fotos, kompl. Discografie, DM 12,80)
EIN BUCH VON TAURUS PRESS

Triumvirat

David Hanselmann, Gesang (6. 4. 1952, Stuttgart)
Jürgen Fritz, Keyboards (12. 3. 1953, Leverkusen)
Werner Kopal, Bass (20. 3. 1956, Neuss)
Matthias Holtmann, Schlagzeug (23. 5. 1950, Kamen)

Hans-Jürgen Fritz (Orgel), Dick Frangenberg (Bass) und Hans Bathelt (Schlagzeug) starteten 1970 mit textlosem Klassik-Rock. Im Winter 1971 wechselte Triumvirat erstmals aus: Für Dick Frangenberg übernahm Hans Pape den Bass. Dieses Trio nahm im Januar 1972 das Debüt-Album «Mediterranean Tales» auf. Nachdem 1973 der Roadie und Soundmixer Helmut Köllen als festes Gruppen-Mitglied integriert wurde, trat Triumvirat als Quartett auf. Die Band gastierte beim Krefelder Deutsch-Rock-Festival (15./16. 9. 1973) und versuchte sich «als ein schlechter Abklatsch von Emerson, Lake & Palmer» (SOUNDS). Die wieder zum Triumvirat geschrumpfte Band (durch den Ausstieg Hans Papes) nahm zwischen Juni und Oktober 1973 das Album «Illusions On A Double Dimple» auf, das weitgehend auf den Kompositionen Hans-Jürgen Fritz', Student am Kölner Konservatorium, basierte. Am aufwendig produzierten Zweitwerk der Gruppe (160 Studio-Stunden) arbeiteten auch die Streicher des Kölner Opernhauses, die Bläser-Sektion der Kurt Edelhagen-Band und ein Background-Chor mit. «Jede Seite hat ein separates, geschlossenes Musik-Konzept», fand der ROLLING STONE, «das sich mehr oder weniger wie ‹Tarkus› anhört mit weniger technischem Feuerwerk und etwas mehr klassischer Konstruktion und Ausstattung.» Obwohl das Trio «nichts wirklich Neues» zu bieten hat, wurde ihr «präzises Zusammenspiel» (RECORD MIRROR), gelobt. Von September bis November 1974 hielt sich Triumvirat in den USA auf, absolvierte dort 40 Auftritte (zumeist im Vorprogramm von Fleetwood Mac) und erlebte den Aufstieg ihres Albums bis unter die «Top 40» der BILLBOARD-Charts.

Nach einer April-Europa-Tournee mit Grand Funk erschien «Spartacus», das dritte Album der Kölner Gruppe. Das Konzept-Album ist dem römischen Gladiator und Kriegsgefangenen Spartacus (71 v. Chr.) gewidmet, der als Anführer des 3. Sklavenaufstandes in die Geschichte einging. Der Schlagzeuger Hans «Bubu» Bathelt schrieb die Texte, während Jürgen «Porky» Fritz die Kompositionen kreierte. Das «clevere Album» (STREET LIFE), zwangsläufig an Werke von Emerson, Lake & Palmer erinnernd, hat zweifellos in den «Synthesizer-Passagen von Jürgen Fritz seine Höhepunkte» (BILLBOARD). Während «Spartacus» unter den Top 30 der LP-Charts des US-Fachblattes BILLBOARD landete, waren die Verkäufe in Deutschland so kläglich, daß es nicht zu einem Platz unter den 50 Langspielplatten-Favoriten reichte. Nicht zuletzt, «weil wir hier jahrelang ohne nennenswerten Erfolg gespielt haben» (J. Fritz) setzte sich das Triumvirat Fritz/Bathelt/Köllen im Juni 1975 wieder nach Amerika ab. Nach der zweiten USA-Tournee kehrte der Bassist Helmut Köllen frustriert der Band den Rücken und flog heim. Hier schloß er sich der Formation Jail an. Das Duo Fritz/Bathelt gab die Pläne eines ständigen Wohnsitzes in Los Angeles auf und kehrte kurz vor Jahresende nach Deutschland zurück. Dick Frangenberg, der schon in den ersten Triumvirat-Tagen dabei war, kehrte in die Gruppe (als Köllen-Ersatz) zurück.

Im Januar 1976 begann Triumvirat in Köln die Produktion der LP «Old Loves Die Hard», die bis zur Veröffentlichung den Rekord-Etat von DM 120 000,– verschlingen sollte. Per Anzeige im MELODY MAKER suchte Jürgen Fritz einen Sänger und fand ihn in dem ehemaligen Kenny-Mitglied Barry Palmer. Sechs neue, zumeist schwerblütige Klassik-Rock-Kompositionen zeugen auf «Old Loves Die Hard» vom Talent des Autors Jürgen Fritz. Die durchsichtig produzierte LP ist ein Langzeit-Rockwerk und ein weiteres Beispiel international konkurrenzfähiger deutscher Rock-Musik. Damit kam Triumvirat u. a. in Portugal auf Platz 1 der Hitlisten und durfte eine Goldene Schallplatte in Empfang nehmen. Mitte des Jahres setzte Jürgen Fritz («Seine Ego-Probleme hatten schon gigantische Ausmaße», MUSIK EXPRESS) kurzerhand seine Mitspieler vor die Tür und erklärte «Triumvirat ist nicht länger eine Band, sondern allein meine Sache, das Vehikel für meine Musik». Dafür erklärte sich Helmut Köllen bereit, künftig wieder für Triumvirat zu spielen. Als Gegenleistung half Jürgen Fritz bei Köllens erstem Solo-Album aus, das im Oktober und November 1976 entstand. Die Veröffentlichung der LP sollte Helmut Köllen nicht mehr erleben. Er starb am 3. Mai 1977 an den Auto-Abgasen, als er des Nachts bei geschlossener Garagentür ein Kasetten-Band abhörte. Köllens musikalischer Nachlaß, merkwürdigerweise «You Won't See Me» (Ihr werdet mich nicht sehen) betitelt, ist mit «zehn schönen, sanften Songs» (MUSIK JOKER) ausgestattet und ließ eine erfolgreiche Solo-Karriere erwarten.

Im Frühjahr 1977 zeichnete die Deutsche Phono-Akademie Triumvirat in der Sparte «Orchester/Ensemble national» mit dem Deutschen Schallplattenpreis aus. Rund sechs Monate arbeitete Jürgen Fritz mit seinen «Gästen» Curt Cress (Schlagzeug), Dieter Petereit (Bass) und Barry Palmer (Gesang) an dem neuen LP-Produkt «Pompeji». Allerdings sorgte der entlassene Schlagzeuger Hans Bathelt per Gerichtsbeschluß dafür, daß die LP nur unter dem Namen «New Triumvirat» erscheinen durfte. Das Werk widmet sich nur teilweise dem Thema Pompeji's (die Stadt am Fuße des Vesuvs wurde 79 n. Chr. verschüttet) und «ist mit kleinen Geschichtchen und Lebensweisheiten ausgefüllt» (MUSIK JOKER). Was hier als «Anti-Tip der Woche» (HAMBURGER MORGENPOST) kommentiert wurde, war dort «das nachhaltigste Werk der Gruppe (RECORD WORLD). Mit dem Glanzstück des Albums, dem Titel «The Hymn» kam New Triumvirat vor die

HARVEST ROCK made in Germany

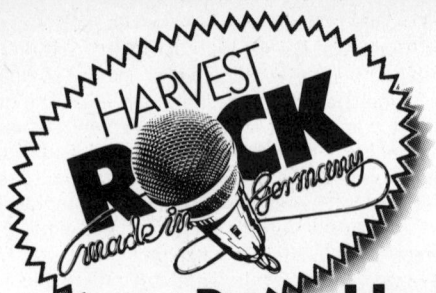

Deutschlands stärkstes Rock-Potential:

Can: Can
Die LP: 1C 066–45099

Eloy: Silent Cries And Mighty Echoes
Die LP: 1C 064–45269   Die MC: 1C 264–45269

Kraan: Flyday
Die LP: 1C 064–45210
Die MC: 1C 264–45210

Kraftwerk: Die Menschmaschine★
Die LP: 1C 058–32843   Die MC: 1C 258–32843

Lilac Angels: Hard To Be Free
Die LP: 1C 066–45056   Die MC: 1C 266–45056

Eberhard Schoener: Video Magic
Die LP: 1C 064–45234   Die MC: 1C 264–45234

Scorpions: Love Drive
Die LP: 1C 064–45275

Triumvirat: Triumvirat à la carte
Die LP: 1C 064–45184   Die MC: 1C 264–45184

Wintergarden: Wintergarden
Die LP: 1C 064–45265

EMI ELECTROLA
TONANGEBEND
HARVEST
KLING ★ KLANG

Fernsehkameras der Sendungen «Rockpop» und «Disco 78».

Während der Arbeiten am neuen, opulenten «A La Carte»-Rockwerk kristallisierte sich Mitte 1978 eine neue Triumvirat-Besetzung heraus: Jürgen Fritz (Keyboards), David Hanselmann (Gesang; früher bei → Message), Werner Kopal (Bass) und Matthias Holtmann (Schlagzeug).

Wurden die Grund-Playbacks im Kölner EMI-Studio produziert, so entstanden die Gesangsparts sowie alle Streicher-, Bläser- und Chor-Zutaten in den Capitol-Studios von Los Angeles. Die teure Rock-Kost (170 000,– Mark Produktionskosten) ist nicht mehr – wie frühere Alben – mit den Arbeiten von Emerson, Lake & Palmer vergleichbar. Auf «A La Carte» präsentiert sich Triumvirat befreit von Bombast und Schwermütigkeit und tendiert zu rhythmisch-leichtfüßigen Rockkompositionen mit gelegentlichen Musical-Anklängen.

Helmut Köllen:
YOU WON'T SEE ME (Okt. 1977 – Harvest 1 C 064–32 465)
Dieter Petereit (Bass), Matthias Holtmann (Schlagzeug), Jürgen Fritz (Keyboards), Helmut Köllen (Gitarre)

MEDITERRANEAN TALES (April 1972 – Harvest 1 C 062-29 441)
Hans Pape (Bass, Gesang), Hans Bathelt (Schlagzeug, Percussion), Hans-Jürgen Fritz (Orgel, E-Piano, Piano, Synthesizer, Percussion, Gesang)

ILLUSIONS ON A DOUBLE DIMPLE (Aug. 1974 – Harvest 1 C 062-29 491)
Helmut Köllen (Bass, Akustik-Gitarre, E-Gitarre, Gesang), Hans Bathelt (Percussion), Hans-Jürgen Fritz (Hammond-Orgel, Synthesizer, E-Piano, Piano, Gesang)

SPARTACUS (Mai 1975 – Harvest 1 C 062-29 567)
Helmut Köllen (Bass, Gitarre, Gesang), Hans Bathelt (Schlagzeug, Percussion), Jürgen Fritz (Orgel, Synthesizer, Klavier)

OLD LOVES DIE HARD (Juni 1976 – Hör Zu 1 C 062-29 622)
Barry Palmer (Gesang), Dick Frangenberg (Bass), Hans Bathelt (Percussion), Jürgen Fritz (Klavier, Orgel, Synthesizer)

POMPEJI (Okt. 1977 – Harvest 1 C 064-32 466)
Jürgen Fritz (Klavier, Orgel, Synthesizer, Klarinette), Curt Cress (Schlagzeug, Synthesizer, Percussion), Dieter Petereit (Gitarre), Barry Palmer (Gesang)

A LA CARTE (Dez. 1978 – Harvest 1 C 064-45 184)
David Hanselmann (Gesang), Jürgen Fritz (Keyboards), Werner Kopal (Bass), Matthias Holtmann (Schlagzeug) + Wolfgang Maus (Gitarre), Ed Carter (Gitarre), Malando Gassama (Percussion)

Jürgen Fritz, Lindenallee 2, 5060 Odenthal, 0 22 02/74 23

Truck Stop

Erich Doll, Gitarre, Banjo, Mandoline (31. 7. 1948, Kolbermoor)
Rainer Bach, Steelgitarre, Piano, Gesang (14. 12. 1947, Bielefeld)
Lucius Reichling, Geige, Gesang (8. 3. 1947, Berlin)
Cisco Berndt, Gitarre, Gesang (12. 12. 1942, Hamburg)
Uwe Lost, Bass, Gesang (19. 6. 1949, Hamburg)
Teddy Ibing, Schlagzeug (10. 8. 1948, Bergen a. d. Dumme)

In der «Blockhütte», einem kleinen Folklore-Club, der sich artfremd auf Hamburgs Großer Freiheit etabliert hat, trafen sich im Frühjahr 1972 der Geiger Burkhard «Lucius» Reichling, der Banjo-Spieler Erich Doll und der Gitarrist Günter «Cisco» Berndt und diskutierten über eine zukünftige musikalische Zusammenarbeit. Burkhard Reichling, der auf der Geige klassisch geschult wurde, leitete 1964–67 seine eigene Beat-Gruppe (bei der er Gitarre spielte). Während seines Psychologie-Studiums trat er solo oder mit dem Ulk-Spezialisten Eckart Kahlhofer mit irischer und amerikanischer Folklore in Hamburger Clubs auf. Erich Doll, ehemals Layouter bei KONKRET, holte sich in Amerika das Feeling für den Blue Grass-Sound und erprobte ihn in Frankfurter US-Army-Clubs. Cisco Berndt, gelernter Maurer, spielte schon 1959 in den Hamburger Teen-Lokalen Rock'n' Roll, zeitweise mit den Tonics und neben Paul Raven, der heute Gary Glitter heißt. Fünf Jahre lang, zwischen 1961 und '65, zog er mit seiner eigenen Gruppe Cisco And The Dynamites umher. Nach einem Zwischenspiel bei der Tanzkapelle Four Tops verdiente er sich 1968 bis 1972 bei den Nightshadows (ebenfalls mit Tanzmusik) sein Geld. Das Trio Reichling, Doll und Berndt komplettierte sich durch den Gitarristen Claus-Dieter Eckardt und den Schlagzeuger Wolfgang «Teddy» Ibing. Letzterer spielte zunächst in einer Schulband Dixieland und – zwischen 1968 und 1971 – Tanzmusik.

Im Sommer 1972 traten sie mit dem für eine deutsche Gruppe ungewöhnlichen Country-, Blue Grass- und Rock'n' Roll-Repertoire erstmals unter dem Namen Truck Stop in «Onkel Pö's Carnegie Hall» auf. In jenen Tagen gab es kleine Gagen (250–300,– DM pro Abend) und abfällige Bemerkungen.

Ende 1972 verließ Claus-Dieter Eckardt die Band, während der Saxofonist Eckart «Oschi» Hofmann, der ohnehin schon dann und wann mitgewirkt hatte, ebenso fest integriert wurde wie der Gitarrist Rainer Bach.

In einem geglückten Testkonzert brachten sie in Hamburg am 26. Januar 1974 mit einem «hanseatischen Western-Fest die ehrwürdige Musikhalle zum Kochen» (BILD). Mit ihrer «tierischen Mucke» (LÜBECKER NACHRICHTEN) agierten sie auch zehn Tage später bei James Lasts Party in der Hamburger Ernst-Merck-Halle. Danach folgten TV-Engagements für «Disco», «Musikladen», und «Starparade», die erste eigene Konzert-Tournee vom 2. bis 13. Mai 1974 durch 10 deutsche Städte, eine Vorprogramm-Einladung für Fats Domino's Deutschland-Auftritte und – vom 14. bis 28. September '74 – die Konzert-Beteiligung zu Gilbert O'Sullivan's Europa-Tournee. Auch ihre zweite LP, die sie selbstbewußt «Can't Stop Truck-Stop» betitelten, bewies, daß sie bisweilen «zündendere Rockabilly-Stücke improvisieren als die Masse der Nashville-Konkurrenz» (SPIEGEL).

Am dritten LP-Produkt «Keep On Truckin'», das im Oktober aufgenommen wurde, beteiligte sich auch Michael Reinecke. Der Multi-Instrumentalist und Co-Produzent Reinecke wurde mit seinem ersten Live-Auftritt am 26. Januar 1975 siebentes Truck Stop-Mitglied. Ende des Jahres '74 agierte die Band in einem in Italien gedrehten ZDF-Spielfilm, ließ sich in dem TV-Film «Musik Szene Hamburg» sehen und war Gast im «Studio B» (23. 12.). Am 4. Januar beteiligte sich Truck Stop neben amerikanischen, holländischen und belgischen Formationen am Country & Western-Festival in Utrecht. Mit «Rip It Up» sahen sie deutsche Fernsehzuschauer in «Disco 75» (1. 2.), mit drei Titeln stellten sie sich in der Sendung «Country & Western in Holland» (Juli 75) im holländischen Fernsehen vor.

Country- und Western-Fan Freddy Quinn integrierte die Hamburger in seine im Januar 1976 produzierte «Freddy Quinn»-Fernsehshow. Gestiegenes Selbstvertrauen demonstrierte die Band mit ihrer vierten LP «Truckin' On New Tracks», die nur noch drei Fremdkompositionen enthält.

Michael Reinecke und Eckart Hofmann verabschiedeten sich im Oktober 1976. Hofmann wurde Mitglied bei → Rudolf Rock und den → Dirty Dogs. Neuer Bassist wurde Rudolf «Stempel» Steinmetz.

Mit dem Entschluß, in deutscher Sprache zu singen und die Thematik ihrer Songs zwischen Autobahn und Altbier anzusiedeln, setzte sich Truck Stop eindeutig von den Plagiatoren amerikanischer Volksmusik ab und kam zu heimischen Hiterfolgen. Auf «Zu Hause» ihrer ersten deutschsprachigen Langspielplatte, vermittelten sie das umsatzträchtige «neue Country-Gefühl» (MUSIK JOKER). Die daraus ausgekoppelte Single «Ich möcht so gern Dave Dudley hör'n» kletterte Mitte 1978 bis auf Platz 20 der deutschen Hitparade und ging in mehr als 100 000 Exemplaren über die Ladentische.

Nach einer gemeinsamen Tournee mit Freddy Quinn (April 1978) verließ Rudolf Steinmetz die Gruppe, die bereits in «Disco» (12. 6.) den neuen Bassisten Uwe Lost vorstellte. Lost, der zuvor in der Showband Valendras spielte, beteiligte sich auch im Juli 1978 an der Produktion des Albums «Auf Achse», auf dem Truck Stop deutsche Texte über Jugendarbeitslosigkeit, Tourneestreß, Amerika-Sehnsucht und Liebesweh noch gelungener mit Country & Western-Rhythmen verbindet. Truck Stop, am 21. 9. 78 in der «Starparade» des ZDF, verabschiedete sich nach einem Konzert in der Hamburger Musikhalle (26. 12.) von Rainer Bach, der sein Staatsexamen als Zahnmediziner ablegte. Für Bach spielte der Däne Nils Tuxen.

TRUCK-STOP (Okt. 1973 – Telefunken 6.21 158)
Lucius Reichling (Geige, Gesang), Rainer Bach (Steelgitarre, Rhythmus-Gitarre, Piano, Gesang), Erich Doll (Lead-Gitarre, Banjo, Akustik-Gitarre), Cisco Berndt (Bass, Gesang), Eckart Hofmann (Tenorsaxofon, Altsaxofon, Flöte), Teddy Ibing (Schlagzeug)

CAN'T STOP TRUCK-STOP (Sept. 1974 – Telefunken 6.21 196)
Lucius Reichling (Geige, Gesang), Rainer Bach (Steelgitarre, Rhythmus-Gitarre, Dobro, Piano, Gesang), Erich Doll (Lead-Gitarre, Banjo, Akustik-Gitarre), Cisco Berndt (Bass, Gesang), Eckart Hofmann (Tenorsaxofon, Flöte), Teddy Ibing (Schlagzeug)

KEEP ON TRUCKIN' (Jan. 1975 – nicht lieferbar)

TRUCKIN' ON NEW TRACKS (März 1976 – Telefunken 6.22 407)
Cisco Berndt (Bass, Gesang), Lucius Reichling (Geige, Gesang), Teddy Ibing (Schlagzeug, Percussion), Eckart Hofmann (Flöte, Saxofon), Erich Doll (Gitarre, Banjo, Mandoline), Rainer Bach (Steelgitarre, Piano, Gesang), Michael Reinecke (Geige, Gitarre, Piano, Gesang)

HIGHWAY 59 (Telefunken 6.28 455)
Doppelalbum. Zusammenstellung aus Truck-Stop, Can't Stop Truck-Stop, Keep On Truckin' und Truckin' On New Tracks

LIVE (Telefunken 6.23 565)
Zusammenstellung.

ZU HAUSE (Okt. 1977 – Nature 60. 080)
Rainer Bach (Steelgitarre, Klavier, Gesang), Cisco Berndt (Gesang, Gitarre), Erich Doll (Gitarre, Banjo), Teddy Ibing (Schlagzeug, Percussion), Lucius Reichling (Geige, Gitarre, Gesang), Rudolf Steinmetz (Bass, Gitarre, Gesang)

AUF ACHSE (Sept. 1978 – Nature 60. 133)
Rainer Bach (Gesang, Steelgitarre, Klavier, Gesang), Cisco Berndt (Gesang, Gitarre), Erich Doll (Gitarre, Banjo, Mandoline), Teddy Ibing (Schlagzeug, Percussion), Uwe Lost (Gesang, Bass), Lucius Reichling (Gesang, Geige) + Nils Tuxen (Gitarre, Dobro)

Edition Joe Menke, Studio Maschen, 2105 Seevetal 3, 0 41 05/8 32 07

Volks-Musik (aufgelöst)

Volks-Musik war einmal Hotzenplotz. Am Anfang (ab Sommer 1969) spielten sie Rockmusik ohne Ambitionen, denn «für Polit-Rock fehlte uns damals sowohl die Erfahrung als auch der dazu nötige finanzielle Durchhalteatem». Als Hotzenplotz traten die Stuttgarter erstmals im Herbst 1969 im Berliner Sportpalast auf. Die Premiere der ersten «Polit-Rock-Show» fand am 12. 1. 1971 im Jugendhaus Mitte in Stuttgart statt. Mal mit, mal ohne Film kam Hotzenplotz «nicht nur mit einem ungewöhnlich einfallsreichen Sound daher, sondern darüber hinaus mit Texten, die mehr vermitteln als nur schön klingende, schick aufmüpfige Plattheiten» (FRANKFURTER RUNDSCHAU). Als die «Songs aus der Schau» als Platte vorlagen, erhob der Stuttgarter Thienemann-Verlag Einspruch und machte seinen Hotzenplotz-Alleinvertretungsanspruch geltend. Die 17. Zivilkammer des Stuttgarter Landgerichts entschied im August 1972 in diesem Sinne. Metzger: «Wir haben nachgedacht, was wir tun mit unserer Musik und für wen wir arbeiten. So sind wir auf ‹Volks-Musik› gekommen». Am 6. und 7. Oktober 1973 lief im Jugendzentrum Mannheim und Hammerschlag (bei Schorndorf) die Doppel-Premiere für das zweite Programm «Morgens um sieben – abends um acht» ab. Bevorzugtes Thema waren auch dabei Lehrlingsprobleme. Metzger: «Ich glaube, daß trotz Kino, Fernsehen, Radio und Zeitung das Bedürfnis der jungen Typen unheimlich groß ist, Informationen über sich zu erfahren.» Durch provokative Formulierungen – Textzeile: «Alle Räder stehen still, wenn der Arbeiter es will» – gehörten sie zu den «Politischen, die niemand haben will; die Massenmedien nicht, weil sie mit ‹linker› Agitation um die Bedrohung des Staates in seinen Grundfesten fürchten, und die Großveranstalter auch nicht, weil diese Bands einerseits keine größeren Besucherzahlen garantieren und andererseits die realitätsverschleiernde Atmosphäre (Love and Peace) der Konzerte kaputtmachen könnten» (SOUNDS). So agierten die fünf Volks-Musiker (der Gitarrist Hans-Dieter Sumpf war seit November '73 inaktiv) nur an Wochenenden in Jugendzentren, Lehrlingsgruppen und auf Gewerkschaftsveranstaltungen. «Wir haben den Eindruck», stellte Albrecht Metzger fest, «daß unsere Arbeit vor allem in den ländlichen Gebieten unheimlich wichtig ist. Die jungen Leute dort sind oft voneinander isoliert; sie suchen Zuflucht bei der Rockmusik; aber dieselbe Rockmusik wirft sie wieder genau da hin wovor sie geflohen sind: in die Isolation.»

«Zwar sind die Texte der Volks-Musik gut», gaben die NÜRNBERGER NACHRICHTEN zu bedenken, aber die Vermittlung zu den musikalischen Elementen gelingt kaum. Es handelt sich also eher um Theorie mit musikalischer Untermalung.»

SONGS AUS DER SCHAU (nicht lieferbar)

MORGENS UM 7, ABENDS UM 8 (Jan. 1974 – Pläne HO 1003)
Albrecht Metzger (Sprache, Gesang), Wolfgang Kallert (Bass, Gesang), Stefan Popovic (Schlagzeug, Gesang), Peter Schick (Gitarre, Orgel, Gesang), Hans-Dieter Sumpf (Gitarre, Gesang)

JIM MORRISON & THE DOORS

heißt eine von 20 informativen und packend geschriebenen Special-Stories aus dem Buch
ROCK GIANTS.
(250 Seiten, Fotos, kompl. Discografie, DM 12,80)
EIN BUCH VON TAURUS PRESS

Wallenstein

Kim Merz, Gesang (2. 2. 1953, Duisburg)
Pete Brough, Gitarre, Gesang (17. 12. 1955, London/England)
Michael Dommers, Gesang (22. 10. 1953, Viersen)
Jürgen Dollase, Keyboards, Gesang (16. 9. 1948, Oberhausen)
Terry Park, Bass (10. 3. 1954, Dülken)
Charly Terstappen, Schlagzeug, Percussion (26. 3. 1953, Bracht)

Im Spätherbst 1971 gründete der Kunststudent und klassisch trainierte Musiker Jürgen Dollase die Rock-Gruppe Blitzkrieg. Mit ihm rüsteten der amerikanische Gitarrist Bill Barone, der holländische Bassist Jerry Berkers und der deutsche Schlagzeuger Harald Großkopf auf.

Noch vor dem Jahresende 1971 spielte das westdeutsche Quartett die vier Themen der ersten Langspielplatte ein. Da eine (ältere) englische Band den Gruppen-Namen Blitzkrieg beanspruchte, entschied sich J. Dollase für den Album-Titel «Blitzkrieg» und den neuen Band-Namen Wallenstein, nach dem gleichnamigen Feldherrn aus dem 30jährigen Krieg. Zwar kam bei «Blitzkrieg» «manches schon von anderen Gruppen bekannt vor, das Ganze (war) aber virtuos gespielt und (zeigte), wozu die Rockmusik fähig ist, wenn andere Musikrichtungen (hier vorzugsweise Klassik bis zu den modernen Im- und Expressionisten) nicht nur collagenhaft eingebaut, sondern in den Kompositionen weiterverarbeitet werden» (SOUNDS). Dollase: «Ich schaffe aus dem ‹Geist der Klassik› eine Musik, die sich nur gelegentlich gewisser Formprinzipien der Musiktradition bedient.»

Im Frühsommer 1972 nahmen Dollase, Barone, Berkers und Großkopf «Mother Universe», das zweite Album, auf, für dessen Plattenhülle die Dollase-Großmutter abgelichtet wurde. Die französische Pop-Zeitschrift BEST kürte «Mother Universe» zur LP des Monats, mit der Begründung: «Die Musik von Wallenstein ist einmalig. Es gelingt ihnen, eine Synthese von reiner, melodischer Musik und hartem, brutalem Rock und unfaßbaren, an Wahnsinn grenzenden Empfindungen zu finden.»

Im Herbst 1972 löste sich der Bassist Jerry Berkers, der unter dem Titel «Unterwegs» eine eigene Platte veröffentlichte, von Wallenstein und trat nur noch solo auf. In den nächsten Monaten gastierte Wallenstein «mit der Show wie bei Alice Cooper – lackierte Fingernägel, geschminkte Gesichter» (Pressetext) als Trio in der Schweiz und in Frankreich. TV-Auftritte im französischen, österreichischen und schweizer Fernsehen schlossen sich an. Durch die Sendung «Klatschmohn» und ein 70minütiges WDR-Porträt wurde Wallenstein auch in der Bundesrepublik vorgestellt. Vom Mai bis zum August 1973 bediente Dieter Meier den Wallenstein-Bass; danach kam Jürgen Pluta in die Band. Im Juni wurde der Geiger Joachim Reiser als fünftes

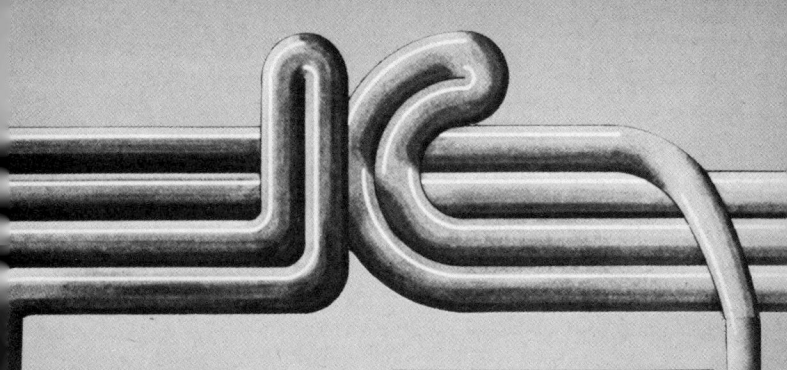

INNOVATIVE COMMUNICATION

IC heißt ein neues Label, gegründet von KLAUS SCHULZE.
"Innovative Communication" heißt das Schlagwort, das hinter "IC" steht.
"IC" wird aber auch "I See" (ich verstehe) ausgesprochen.
Innovativ, das meint eine musikalische Erneuerung.

KLAUS SCHULZE zur Aufgabe des Labels: "Die Einbeziehung neuer Klänge und Formen gehört ebenso dazu, wie die Förderung elektronisch produzierter Musik."

Die vielen guten Musiker überall auf dieser Welt, mit denen KLAUS SCHULZE in freundschaftlichem Kontakt steht, erlauben es dem IC Label, auch international interessante Künstler für sich zu gewinnen.

"Wir sind voller Ideen, wir haben daraus ein Konzept gemacht und verwirklichen es jetzt. In der WEA Musik haben wir endlich den richtigen Partner für unsere Ideen gefunden."

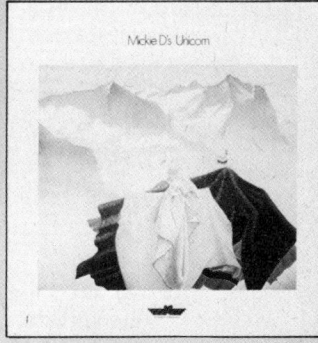

Mickie D's Unicorn IC 58 064

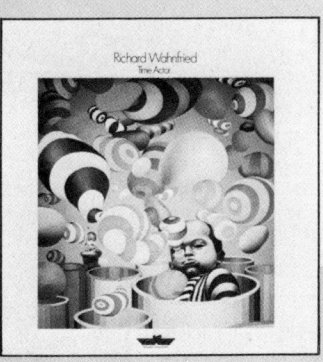

Richard Wahnfried "Time Actor" IC 58 065

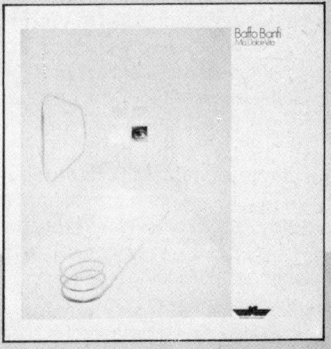

Baffo Banfi "Ma, Dolce Vita" IC 58 066

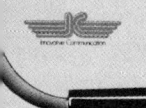

Von der WEA Musik GmbH
Eine Warner Communications Gesellschaft

Wallenstein-Mitglied integriert. Mit Pluta und Reiser spielte Wallenstein am 16. September 1973 auf dem German Rock Festival in Krefeld und «räumte mächtig ab» (POP). Noch im gleichen Jahr erschien «Cosmic Century», das dritte Wallenstein-Produkt und erste Werk des «Symphonischen Rock Orchesters».

Nach langer Besinnungszeit spielte Wallenstein als letzte Gruppe des Labels «Kosmische Musik» im Januar 1975 das Album «Stories, Songs & Symphonies» ein, mit dem Band-Chef Jürgen Dollase seine Programmusik-Idee zu verwirklichen suchte. Das Ergebnis, eine unharmonische Mischung aus Klassik, Jazz und Rock, fand keinen Anklang.

Mitte 1975 verließ der Gitarrist Bill Barone die Band in Richtung USA, und auch der Schlagzeuger Harald Großkopf (später gelegentlich Mitspieler von → Klaus Schulze) trennte sich von Wallenstein.

Mit den neuen Mitspielern Gerd Klöcker (Gitarre) und Nicky Gebhard (Schlagzeug) erschien Wallenstein im Herbst 1975 auf einer – sehr erfolgreichen – Frankreich-Tournee.

Im Frühjahr 1976 verabschiedete sich auch der Geiger Joachim Reiser. Danach wurde es wieder still um Wallenstein. Erst eine Herbsttournee – zu der auch ein gelungener Auftritt beim «First Dortmunder Rockdream Festival» (2. 10.) gehörte – brachte die Band wieder ins Gespräch.

Musikalisch neu gewandet stellten sich Jürgen Dollase (Keyboards), Gerd Klöcker (Gitarre), Jürgen Pluta (Bass) und Nicky Gebhard (Schlagzeug) vom 16. 4.–25. 6. auf einer Deutschland-Tournee vor, zu der auch ein Auftritt beim Deutschrock-Festival in Krefeld (Pfingsten) gehörte. Auf der gleichzeitig erschienenen LP «No More Love» (dem auf der Plattenhülle abgebildeten Paar fehlen jegliche Geschlechtsteile) stellte sich das Quartett befreit vom Pathos vergangener Tage vor, blieb aber «musikalisch mau» (MUSIK JOKER) und konzeptlos.

Nach einem Konzert in Hildesheim (26. Mai 1978) entließ Jürgen Dollase alle Mitspieler und bereitete mit neuen Musikern einen Richtungs- und Stilwandel vor. Mit Joachim «Kim» Merz (Gesang), Pete Brough (Gitarre), Michael Dommers (Gitarre), Terry Park (Bass) und Charly Terstappen (Schlagzeug) nahm er bereits Mitte 1978 zehn Eigenkompositionen auf, die mit den ‹kopflastigen› ersten vier Wallenstein-Produktionen nicht zu vergleichen sind. Die Langspielplatte «Charline» macht deutlich, daß sich Wallenstein für einen kommerzielleren Weg mit geradlinigem Rock, einfacher Melodieführung und mehrstimmigen Gesang entschieden hat.

Am 10. November stellte sich die neue Wallenstein-Besetzung mit dem aktuellen Pop-Rock-Repertoire erstmals öffentlich in der Mönchengladbacher Kaiser-Friedrich-Halle vor. Ihr Auftritt am 7. 12. beim Dortmunder «Sound & Music Festival» wurde vom WDR aufgezeichnet und in der «Rockpalast»-Sendereihe am 27. 12. 1978 ausgestrahlt.

BLITZKRIEG (April 1972 – nicht lieferbar)

MOTHER UNIVERSE (Nov. 1972 – nicht lieferbar)

COSMIC CENTURY (Nov. 1973 – nicht lieferbar)

STORIES, SONGS & SYMPHONIES (April 1975 – nicht lieferbar)

NO MORE LOVE (März 1977 – RCA PL 30010)
Jürgen Dollase (Keyboards, Gesang), Nicky Gebhard (Schlagzeug, Percussion, Gesang), Gerd Klöcker (Gitarre, Gesang), Jürgen Pluta (Bass, Gesang).

CHARLINE (Nov. 1978 – RCA PL 30045)
Jürgen Dollase (Keyboards, Gesang), Kim Merz (Gesang), Pete Brough (Gitarre, Gesang), Michael Dommers (Gitarre, Gesang), Charly Terstappen (Schlagzeug, Percussion), Terry Park (Bass).

Horst Pawlik, Dreiheisterweg 8, 4050 Mönchengladbach 1, 0 21 61/66 19 53

Weinhold, Jutta

(Jutta Weinhold Band)

Jutta Weinhold, Gesang (19. 10. 1951, Essenheim)
Rainer Baumann, Gitarre (29. 6. 1949, Hamburg)
Hans Christiansen, Gitarre (27. 3. 1950, Hamburg)
Klaus Henetsch, Keyboards (7. 5. 1954, Göttingen)
Paul Robin, Bass (26. 7. 1957, London)
Claus Koschnitzki, Schlagzeug (19. 9. 1953, Hamburg)

Mit 16 sang Jutta Weinhold, die Bauerntochter, in einer Schülerband, die unter dem Namen Special Voice in US-Clubs und auf Schulfeten Rock- und Blues-Nummern spielte. Nach der Industriekaufmann-Lehre wurde sie als Sheila ins «Hair»-Ensemble verpflichtet. Mit der Musical-Truppe war sie 1969/70 unterwegs, danach sang sie in den hiesigen «Jesus Christ Superstar»- und «Godspel»-Aufführungen. Mit der Münchner Rock-Band → Amon Düül II ging Jutta Weinhold 1972 auf eine Frankreich- und Deutschland-Tournee. 1974 erschienen von der «Pop-Amazone mit indischem Schönheitspunkt auf der Stirn» (Pressetext) die Pop-Singles «Cadillac» und «Feuer und Eis», die deutsche Version des Suzi Quatro-Hits «48 Crash». Trotz «Disco»-Auftritts war den Liedern kein Erfolg beschieden und die Interpretin wußte, «diese Musik willst du nicht mehr machen».

Vom Frühjahr bis zum Herbst 1975 reihte sich Jutta Weinhold – nun in Hamburg wohnhaft – bei der Kaftan Blues Band ein.

Talent-Scout → Udo Lindenberg stellte sie im Winter 1975 und Frühjahr 1976 auf seinen Deutschland-Tourneen vor. Mit den Lindenberg-Musikern Karl Allaut (Gitarre), Werner Grabowski (Gitarre),

Steffi Stephan (Bass) und Bertram Engel (Schlagzeug) gab sie erste Solo-Konzerte und nahm ihre Debüt-LP «Coming» auf. Danach feierte sie BRAVO als «heiße Rock-Röhre made in Germany» während POP das LP-Werk als «ein einziges Chaos aus Krach und überdrehtem Singsang» empfand.

Die Jutta Weinhold Band, zu der Rainer Baumann (Gitarre), Tom Garn (Bass), Hans Christiansen (Gitarre) und Sidharta Gautama (Schlagzeug) gehörten, stellte die Kompositionen «einer der originellsten und aggressivsten Interpretinnen der deutschen Damen-Rock-Riege» (MUSIK JOKER) live vor. Im Januar 1978 beteiligte sich Jutta Weinhold an der Fernseh-Jazz-Session «Hamburg meets Frankfurt» um dann (vom 10. 1.–28. 2.) auf der Lindenberg-Deutschlandtournee als deutsche «Rock-Lady» präsentiert zu werden.

Jutta Weinholds reizvolle Bühnenshow war vor eigener Band auch in der ersten ZDF Rocknacht (31. 3. 78) und in «Rockpop» (24. 6. 78) zu sehen. In der Talkshow «3 nach 9» durfte sie persönliches erzählen.

«Jutta Weinhold», ihre zweite Langspielplatte mit griffigen Rocksongs, profitierte eindeutig von der Mitarbeit des → Lucifer's Friend Quartetts Hesslein/Horns/Hecht/Bornholdt.

Nachdem Tom Garn und Sidharta Gautama zur JCT Band von → Caro abwanderten, stellte Jutta Weinhold Mitte 1978 eine neue Formation vor, zu der Paul Robin (Bass) und Claus Koschnitzki (Schlagzeug) gehören.

COMING (Jan. 1977 – Nova 6.22883)
Jutta Weinhold (Gesang), Karl Allaut (Gitarre), Werner Grabowski (Gitarre), Steffi Stephan (Bass), Bertram Engel (Schlagzeug) + Jean-Jacques Kravetz (Keyboards), Chris Klöber (Piano, Orgel), Rainer Baumann (Gitarre), Olaf Casalich (Percussion), Olaf Klüber (Saxophon).

JUTTA WEINHOLD (Juli 1978 – Nova 6.23481)
Jutta Weinhold (Gesang), Peter Hesslein (Gitarre), Dieter Horns (Bass), Herbert Bornholdt (Schlagzeug, Percussion), Peter Hecht (Piano), Rainer Baumann (Gitarre), Jürgen Schröder (Gitarre), Anselm Kluge (Bass), Claus-Robert Kruse (Piano), Hans-J. Rietenbach (Schlagzeug) + Orchester

Ralf Basten, Garbestraße 11, 2000 Hamburg 13, 0 40/45 06 31

THE WHO
heißt eine von 20 informativen und packend geschriebenen Special-Stories aus dem Buch
ROCK GIANTS.
(250 Seiten, Fotos, kompl. Discografie, DM 12,80)
EIN BUCH VON TAURUS PRESS

Wolfsmond

Jochen Lude Peters, Gesang, Gitarre (13. 1. 1953, Bremen)
George Meier, Gitarre, Gesang (9. 10. 1951, Bremerhaven)
Joseph Hess, Bass (9. 11. 1951, Bremen)
George Miller, Schlagzeug (2. 6. 1947, Bremerhaven)

Lude LaFayete alias Jochen Peters, früher bei der Gruppe Gash und zudem Rattles-Mitglied, trommelte im Herbst 1976 ein paar Bremer Freunde zusammen, die ihm helfen sollten, Selbstkomponiertes umzusetzen. Zu den Mitspielern der ersten Stunde gehörten der Rattles-Gitarrist George Meier (Gitarre), Rico Cristian (Gitarre), Joseph Hess (Bass) und Kai Stellmann (Schlagzeug). Diese Vier unterstützten Lude LaFayette auch Ende des Jahres bei der Produktion der ersten Langspielplatte, die «unprätentiös und unverkrampft» (SOUNDS) gelang und zu den stimmungsvollsten und wohl auch kommerziellsten deutschen Rock-Produktionen gezählt werden muß. Eindrucksvoll ist vor allem Jochen Peters' Songvortrag deutscher Texte, der ebenso wie → Udo Lindenberg und Sonny Hennig (→ Meistersinger & Ihre Kinder) einen eigenen Gesangstil entwickelt hat.

1977 war Wolfsmond zeitweise mit der Gruppe → Rattles identisch, als Jochen Lude Peters, George Meier, George Miller und Frank Mille auf der Bühne standen. Frank Mille, Produzent der Gruppe, machte 1978 wieder für den Bassisten Joseph Hess Platz. Nach einem «Disco»-Auftritt (im Frühjahr 1977) war Wolfsmond im April 1978 in einer der letzten «MOT»-Sendungen zu sehen. Wohl um nicht dem «Schlagergeschäft zugerechnet zu werden» (HAMBURGER ABENDBLATT) fiel die zweite Wolfsmond-LP «Radio Rock'n'Roll» zwar wesentlich rockiger aus, verwischte aber Jochen Peters' Gesangs- und Kompositionstalent, das sich vor allem in seinen Rock-Balladen voll entfaltet. In dem Spielfilm «Keiner kann was dafür», der sich mit dem Problem der Jugendarbeitslosigkeit beschäftigt und im Herbst 1978 in die Kinos kam, wurde Wolfsmond als Rockgruppe integriert.

LUDE LAFAYETTE'S WOLFSMOND (März 1977 – Bellaphon BLPS 3323)
Lude Lafayette (Gesang, Gitarre, Keyboards), George Meier (Gitarre, Gesang), Rico Cristian (Gitarre, Gesang), Joseph Hess (Bass), Kai Stellmann (Schlagzeug).

RADIO ROCK'N'ROLL (April 1978 – Bellaphon BLPS 3327)
Jochen Lude Peters (Gesang, Gitarre, Keyboards), George Meier (Gitarre, Gesang), Frank Mille (Bass), George Miller (Schlagzeug).

Frank Mille, Am Glockenberg, 2114 Hollenstedt, 0 41 65/8 00 07

Wynn, Michael

(Michael Wynn Band)

Michael Wynn, Gesang, Gitarre (18. 2. 1950, Gera)
Robert Musenbichler, Gitarre, Gesang (17. 1. 1955, Knittelfeld/Österr.)
Tommy Schmitt, Keyboards, Gesang (15. 9. 1955, Frankfurt)
Norbert Schmitt, Bass, Gesang (23. 6. 1953, Frankfurt)
Fritz Matzka, Schlagzeug, Percussion (31. 8. 1950, Graz/Österreich)

Michael Wynn spielte 1965 als Michael Winzkowski erstmals in einer Gruppe (Mots). Bei den Soul Messengers intonierte er Soul und Rhythm & Blues, bei den Marmelade Beat. Die Zeit des «wirklichen Musikmachens» begann für ihn 1968 bei den Details, die sich später Nosferatu nannten. Gegen Ende des Jahres schloß er sich Orange Peel an, zu der auch der Schlagzeuger Curt Cress (→ Snowball) gehörte. Im Oktober 1970 gründete Michael Winzkowski mit Freunden die Band → Epsilon. Die Gruppe gab 1976 ihren Geist auf.

1977 begann Winzkowski – inzwischen hauptberuflich an der Frankfurter Uniklinik im Bereich der Krebsforschung tätig – mit der Produktion eines Solo-Albums. Die mit Studio-Musikern eingespielte LP erhielt den Aufdruck der geplanten «Michael Wynn Band». Das Album «Queen Of The Night», ausgestattet mit packenden und melodischen Rock-Kompositionen, fand auch in Amerika Gefallen: BILLBOARD lobte Wynn's «enthusiastischen Gesang» und CASH BOX registrierte einen «energiegeladenen Rock'n'Roll, den man üblicherweise nicht mit europäischer Musik verbindet». Mit 60 000 verkauften Alben gelang ein Achtungserfolg auf dem amerikanischen Markt.

Die Band, die Michael Wynn erstmals am 3. Januar 1978 live präsentierte, bestand aus dem Gitarristen Robert Musenbichler, dem Schlagzeuger Fritz Matzka (beide spielten in der österreichischen Rockgruppe Magic), dem Organisten Thomas Schmitt und dem Bassisten Norbert Schmitt (die zusammen bei Paladyn spielten).

Nach «Disco»- und «Rockpop»-Auftritten begleitete die Michael Wynn Band (z. T. mit Bläsern) die Punkband Dr. Feelgood auf deren Deutschlandtournee. Auf der Bühne zeigte sich, daß Michael Wynn ein ausgezeichneter Sänger seiner englischsprachigen Songs ist und über das Charisma eines Rockstars verfügt.

Das im Herbst 1978 veröffentlichte Album «Ready To Fly», konsequent nach amerikanischen Markt-Forderungen konzipiert, ist mit vital-satten und eingängig-melodischen Rock-Nummern ausgestattet, die der Band einen Platz unter den erfolgreichsten deutschen Rockgruppen einbringen dürften.

QUEEN OF THE NIGHT (Aug. 1977 – Ariola 28964)
Michael Wynn (Gesang, Gitarre), Kurt Hauenstein (Bass, Orgel), Thomas Schmitt (Keyboards), Hartmut Pfannmüller (Schlagzeug), Johan Daansen (Gitarre), Achim Pfarr (Saxophon), Helmut Schick (Trompete, Flügelhorn), Christian Felke (Saxofon), Eric Simpson (Trompete), Rainer Marz (Gitarre).

READY TO FLY (Okt. 1978 – Ariola 26484)
Michael Wynn (Gesang, Gitarre), Robert Musenbichler (Gitarre, Gesang), Tommy Schmitt (Keyboards, Gesang), Norbert Schmitt (Bass, Gesang), Fritz Matzka (Schlagzeug, Percussion) + Johan Daansen (Gitarre), Achim Farr (Saxophon).

Reiner Pörtner, Friedrichstr. 31, 8000 München 40, 0 89/39 80 26

DAVID BOWIE
heißt eine von 20 informativen und packend
geschriebenen Special-Stories aus dem Buch
ROCK GIANTS.
(250 Seiten, Fotos, kompl. Discografie, DM 12,80)
EIN BUCH VON TAURUS PRESS

Wer war wann in der Hitparade?

Die Bücher **HIT BILANZ** und **HIT RECORDS** führen in alphabetischer Reihenfolge alle Hit-Interpreten auf. Dabei geben sie Auskunft über:

O Das Datum der Erstplazierung
O Die höchste Position
O Die Anzahl der Plazierungs-Wochen
O Die Anzahl der Plazierungs-Wochen innerhalb der „Top 10".
O Das Platten-Label

Die Bücher **HIT BILANZ** und **HIT RECORDS** führen in alphabetischer Reihenfolge alle Hit-Titel auf. Dabei geben sie Auskunft über deren Interpreten.

Bezug nur über: TAURUS PRESS, Hebbelstr. 8, 2000 Hamburg 76.

HIT RECORDS basiert auf den Charts der englischen Musikzeitschrift New Musical Express und verzeichnet alle 'Top 30' Single-Hits der Jahre 1966-1975. **HIT RECORDS** enthält Beiträge über die wichtigsten Ereignisse der Popmusik-Geschichte und die bekanntesten Interpreten der letzten 10 Jahre.
320 Seiten, DM 39,- (incl. Versand)

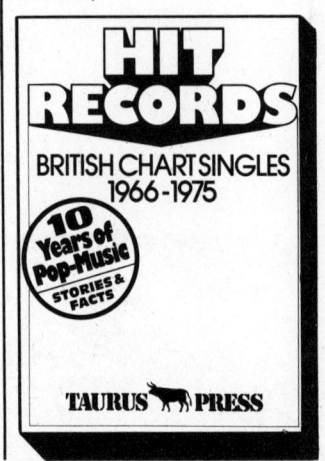

HIT RECORDS
BRITISH CHART SINGLES
1966-1975
10 Years of Pop-Music
STORIES & FACTS

TAURUS PRESS

In drei Hit-Lexika steht alles!

HIT BILANZ ist die erste und einzige Auswertung der deutschen Single-Hitparaden. **HIT BILANZ** verzeichnet mehr als 3000 Single-Titel, die in Deutschland von 1959-1976 gelistet wurden.

300 Seiten, DM 39,- (incl. Versand)

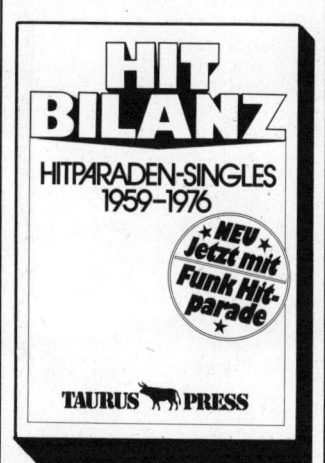

HIT BILANZ LP verzeichnet alle Langspielplatten, die sich in Deutschland von 1965 bis 1977 in den „Top 50" plazieren konnten.

HIT BILANZ LP registriert alle mit einer Goldenen Schallplatte ausgezeichneten Titel.

140 Seiten, DM 29,- (incl. Versand)

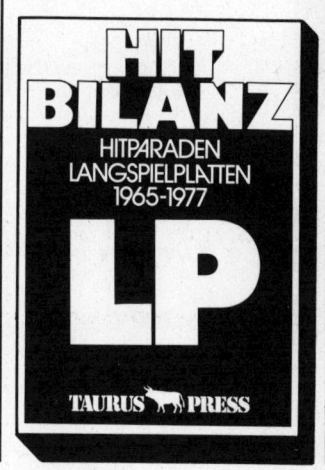

HIT BILANZ
HITPARADEN-SINGLES
1959-1976
★ NEU ★ Jetzt mit Funk Hitparade
TAURUS PRESS

HIT BILANZ
HITPARADEN
LANGSPIELPLATTEN
1965-1977
LP
TAURUS PRESS

ROCK + JAZZ FOLK + BLUES

8 HEISSE TIPS:

1. Siegfried Schmidt-Joos/Barry Graves
Rock-Lexikon
Aktualisiert und erweitert. 150 neue Biographien
6177/DM 9,80

2. Arnold Shaw
Rock'n' Roll
Die Stars, die Musik und die Mythen der 50er Jahre
7109/DM 7,80

3. Jörg Gülden/Klaus Humann (Hg.)
Rock Session
Magazin der populären Musik
Band 1: 7086/DM 7,80
Band 2: 7156/DM 7,80

4. Joachim-Ernst Berendt (Hg.)
Die Story des Jazz
Vom New Orleans zum Rock Jazz
7121/DM 7,80

5. Paul Oliver
Die Story des Blues
Worksong, Ragtime, Rhythm and Blues
7170/DM 8,80

6. Tibor Kneif
Sachlexikon Rockmusik
Instrumente, Stile, Techniken, Industrie und Geschichte
6223/DM 7,80

7. Georg Seeßlen/Bernt Kling
Unterhaltung.
Lexikon zur populären Kultur
Band 1: Western/Science-Fiction/Horror/Crime/Abenteuer
6209/DM 7,80
Band 2: Komik/Romanze/Heimat und Familie/Sport und Spiel/Sex 6210/DM 7,80

8. Karl Dallas/Robin Denselow/Dave Laing/Robert Shelton
Folksong
Von den Volksliedern zum Folkrock
7151/DM 6,80
(in Vorb.)

rororo

BEE GEES

Taschenbuch, 250 Seiten, 60 Fotos, komplette Discografie, DM 9,80

Ein Buch von
TAURUS PRESS

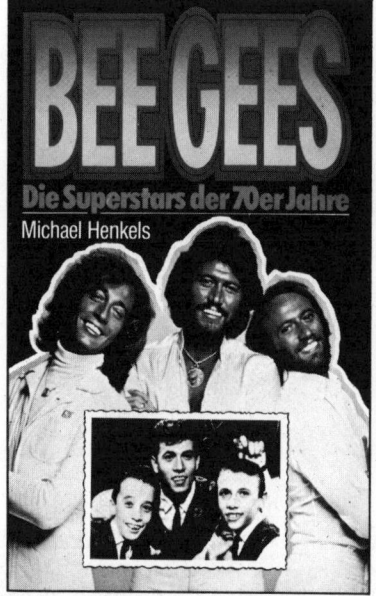

Von wenigen Pennies, die sie im Vorstadtkino Manchesters verdienten, bis zu millionenschweren Singlehits, von staubigen australischen Speedwaybahnen zur Luxusvilla im sonnigen Florida, von originellen Autoren zu Schauspielern in der Band des Sgt. Pepper und Weltrekordlern im Schallplattenverkaufen führt der ungewöhnliche, unvorhersehbare und konkurrenzlose Karriereweg der Brüder Barry, Robin und Maurice Gibb, die sich „Bee Gees" nennen. Daß die Steine im Weg dicke Brocken, nicht jeder Glanz von Gold und sie selbst nicht immer glücklich waren, beschreibt dieses Buch. Zitate aus nächster Umgebung, Fotos aus zwei Jahrzehnten, Plattenbesprechungen und bisher unbekannte Tatsachen machen es zur authentischen und umfassendsten Biographie der Superstars der 70er Jahre.

The Best Of Rock 'n' Roll Music

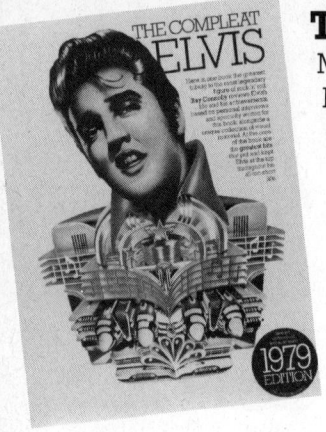

The Complete Elvis

Mit einem faszinierenden Bericht über Presleys Leben, einer Vielzahl großartiger Fotos, einer kompletten Elvis-Discographie und 76 seiner größten Hits für Piano/Vocal mit Akkordbezifferungen.
AM 11248

Rock 'n' Roll

4 Bände mit jeweils 25 Hits von Buddy Holly bis Elton John für Piano/Vocal mit Gitarrediagrammen und vollständigen Texten.
AM 12535/12543/12550/15355

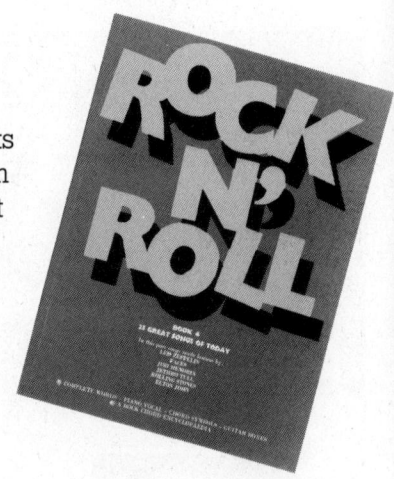

Zu beziehen durch alle Musikalien- und Buchhandlungen oder Bezugsquellennachweis durch:
Music Sales GmbH, Kölner Straße 199, 5000 Köln 90